薬事法令ハンドブック承認許可基準省令 第15版

（GVP, 構造設備規則, 医薬品・部外品・化粧品・再生医療品 GQP ／医薬品・部外品 GMP, 医薬品 GLP, GCP, GPSP ／医療機器・体診 QMS, 体制省令, 医療機器 GLP, GCP, GPSP）

薬事日報社

目　次

〈医療機器・体外診断薬〉

〈付録、索引〉

付録

編注　・本書の内容は、2024（令和 6）年 5 月 1 日現在。
・目次の［　］内の省令名称と柱の省令名称は略称。

法令の構成についての概要

1．法令や通達の意味など

法令	制定・改廃機関
憲法	国民投票
法律	国会
政令	内閣
省令	各省
告示	各省
条例	地方自治体議会

法律：国会の議決を経て制定。憲法、条約に次ぎ、政令、条例など他の法形式の上位にある。例＝「医薬品医療機器等法」
因みに、法令は、題名のほか、公布年と法令番号で特定する。例＝「医薬品医療機器等法（昭和35年法律第145号）」

政令：憲法及び法律の規定を実施するためのものと、法律の委任に基づくものがある。例＝「医薬品医療機器等法施行令」（しこうれい・せこうれい）

省令：各省大臣が法律又は政令の施行又はそれらの特別の委任に基づいて発する命令。厚生労働省令の例＝「医薬品医療機器等法施行規則」、「薬局等構造設備規則」、「医薬品、医薬部外品、化粧品、医療機器及び再生医療等製品の製造販売後安全管理の基準に関する省令」（ＧＶＰ省令）など

告示：公の機関がある事項を広く一般に知らせる行為。または法令を補うものとして定める事項。厚生労働省告示の例＝「医薬品医療機器等法第２条第８項の規定により厚生労働大臣が指定する特定保守管理医療機器」など

通知：各省庁等が都道府県や関係機関等に対して発出する所管の法令の解釈や運用、行政執行の方針等を示した文書。厚生労働省医薬食品局長通知の例：厚生労働省医薬食品局長から各都道府県知事宛て、平成26年11月21日薬食発1121第2号「医薬品の承認申請について」。法令の特定には制定年と法令番号が必要だが、通知の特定には発出年月日と通知番号が必要。

2．法律と政令、省令等の関係 （医薬品医療機器等法での例。｛　｝内は編注）

法律［法第13条第３項］：第１項の許可｛医薬品、医薬部外品、化粧品の製造業の許可｝は、３年を下らない**政令**で定める期間ごとにその更新を受けなければ、その期間の経過によつて、その効力を失う。

政令［施行令第10条］：法第13条第３項の政令で定める期間は、５年とする。ただし、薬局製造販売医薬品の製造に係る許可については、法第13条第

３項の政令で定める期間は、６年とする。

法律［法第６条］：医薬品を取り扱う場所であつて、第４条第１項の許可を受けた薬局でないものには、薬局の名称を付してはならない。ただし、**厚生労働省令**で定める場所については、この限りでない。
省令［施行規則第 10 条］：法第６条ただし書の規定により、薬局の名称を付することができる場所は、病院又は診療所の調剤所とする。

法律［法第 12 条の２第２号］：申請に係る医薬品、医薬部外品又は化粧品の製造販売後安全管理の方法が、**厚生労働省令**で定める基準に適合しないとき。
省令［平成 16 年厚生労働省告示第 135 号］：「医薬品、医薬部外品、化粧品、医療機器及び再生医療等製品の製造販売後安全管理の基準に関する省令」

法律［法第２条第８項］：この法律で「特定保守管理医療機器」とは、医療機器のうち、｛中略｝**厚生労働大臣が**薬事・食品衛生審議会の意見を聴いて**指定**するものをいう。
告示［平成 16 年厚生労働省告示第 297 号］：「医薬品医療機器等法第２条第８項の規定により厚生労働大臣が指定する特定保守管理医療機器」

３．法令条文の読み方　（医薬品医療機器等法での例）

項 ［第１項を示す１は表示されない］
↓
見出し→　（定義）
第２条　この法律で「医薬品」とは、次に掲げる物をいう。
号→　一　日本薬局方に収められている物
号→　二　人又は動物の疾病の診断、治療又は予防に使用されることが目的とされている物であつて［後略］
号→　三　［略］
項→　２　この法律で「医薬部外品」とは、次に掲げる物であつて人体に対する作用が緩和なものをいう。
［次に掲げる物略］

例えば、上記の下線部をいう場合は、「第２条第１項第１号（だいにじょうだいいっこうだいいちごう」。

（薬事日報社発行、薬事衛生研究会編「薬事関係法規・制度解説」より、一部改変）

医薬品、医薬部外品、化粧品、医療機器及び再生医療等製品の製造販売後安全管理の基準に関する省令

（平成16年9月22日 厚生労働省令第135号）

改正　平25：3/11厚労令26　平26：2/26厚労令13、7/30厚労令87　平27：3/26厚労令44
平29：7/31厚労令80、11/24厚労令124　令2：8/31厚労令155　令3：1/29厚労令15

薬事法（昭和三十五年法律第百四十五号）第十二条の二第二号の規定に基づき、医薬品、医薬部外品、化粧品及び医療機器の製造販売後安全管理の基準に関する省令を次のように定める。［編注：前文は省令公布時のまま］

医薬品、医薬部外品、化粧品、医療機器及び再生医療等製品の製造販売後安全管理の基準に関する省令

目次

第一章　総則

（趣旨）

第一条　この省令は、医薬品、医療機器等の品質、有効性及び安全性の確保等に関する法律（昭和三十五年法律第百四十五号。以下「法」という。）第十二条の二第一項第二号、第二十三条の二の二第一項第二号及び第二十三条の二十一第一項第二号に規定する製造販売後安全管理（以下「製造販売後安全管理」という。）に係る厚生労働省令で定める基準を定めるものとする。

（定義）

第二条　この省令で「安全管理情報」とは、医薬品、医薬部外品、化粧品、医療機器又は再生医療等製品（以下「医薬品等」という。）の品質、有効性及び安全性に関する事項その他医薬品等の適正な使用のために必要な情報をいう。

2　この省令で「安全確保業務」とは、製造販売後安全管理に関する業務のうち、安全管理情報の収集、検討及びその結果に基づく必要な措置（以下「安全確保措置」という。）に関する業務をいう。

3　この省令で「医薬品リスク管理」とは、安全確保業務のうち、医薬品（体外診断用医薬品を除く。以下同じ。）の製造販売業者が、安全性及び有効性に関し特に検討すべき事項を有する医薬品について、その安全性及び有効性に係る情報収集、調査、試験その他医薬品を使用することに伴うリスクの最小化を図るための活動を実施するとともに、その結果に基づく評価及びこれに基づく必要な措置を講ずることにより、当該医薬品の安全性及び有効性に係る適切なリスク管理を行うものであって、法第七十九条第一項の規定により法第十四条第一項又は第十九条の二第一項の規定による承認に条件として付されるものをいう。

4　この省令で「医療機器等リスク管理」とは、安全確保業務のうち、医療機器又は体外診断用医薬品の製造販売業者が、安全性及び有効性に関し特に検討すべき事項を有する医療機器又は体外診断用医薬品について、その安全性及び有効性に係る情報収集、調査、試験その他医療機器又は体外診断用医薬品を使用することに伴うリスクの最小化を図るための活動を実施するとともに、その結果に基づく評価及びこれに基づく必要な措置を講ずることにより、当該医療機器又は体外診断用医薬品の安全性及び有効性に係る適切なリスク管理を行うものであって、法第二十三条の二の五第十二項（法第二十三条の二の十七第五項において準用する場合を含む。）又は法第七十九条第一項の規定により法第二十三条の二の五第一項又は第二十三条の二の十七第一項の規定による承認に条件として付されるものをいう。

5　この省令で「医薬情報担当者」とは、医薬品の適正な使用に資するために、医療関係者を訪問すること等により安全管理情報を収集し、提供することを主な業務として行う者をいう。

6　この省令で「医療機器等情報担当者」とは、医療機器又は体外診断用医薬品の適正な使用に資するために、医療関係者を訪問すること等により安全管理情報を収集し、提供することを主な業務として行う者をいう。

7　この省令で「再生医療等製品情報担当者」とは、再生医療等製品の適正な使用に資するために、医療関係者を訪問すること等により安全管理情報を収集し、提供することを主な業務として行う者をいう。

8　この省令で「第一種製造販売業者」とは、法第四十九条第一項に規定する厚生労働大臣の指定する医薬品（以下「処方箋医薬品」という。）、高度管理医療機器又は再生医療等製品の製造販売業者をいう。

9　この省令で「第二種製造販売業者」とは、処方箋医薬品以外の医薬品、管理医療機器又は体外診断用医薬品の製造販売業者をいう。

10　この省令で「第三種製造販売業者」とは、医薬部外品、化粧品又は一般医療機器の製造販売業者をいう。

第二章　第一種製造販売業者の製造販売後安全管理の基準

（総括製造販売責任者の業務）

第三条　第一種製造販売業者は、次の各号に掲げる業務を法第十七条第二項に規定する医薬品等総括製造販売責任者、法第二十三条の二の十四第二項に規定する医療機器等総括製造販売責任者又は法第二十三条の三十四第二項に規定する再生医療等製品総括製造販売責任者（以下「総括製造販売責任者」と総称する。）に行わせなければならない。

一　次条第二項に規定する安全管理責任者を監督すること。

二　前号の安全管理責任者の意見を尊重すること。

三　第一号の安全管理責任者と品質保証責任者等（医薬品、医薬部外品、化粧品及び再生医療等製品の品質管理の基準に関する省令（平成十六年厚生労働省令第百三十六号）第四条第三項（同令第二十一条において準用する場合を含む。）及び第十七条に規定する品質保証責任者並びに医療機器及び体外診断用医薬品の製造管理及び品質管理の基準に関する省令（平成十六年厚生労働省令第百六十九号）第七十二条第一項（同令第七十二条の三第三項において準用する場合を含む。）に規定する国内品質業務運営責任者をいう。以下同じ。）その他の処方箋医薬品、高度管理医療機器又は再生医療等製品の製造販売に係る業務の責任者との密接な連携を図らせること。

四　第一種製造販売業者が医薬品リスク管理又は医療機器等リスク管理（以下「医薬品等リスク管理」という。）を行う場合にあっては、当該医薬品等リスク管理が適切に行われるよう、製造販売後調査等管理責任者（医薬品の製造販売後の調査及び試験の実施の基準に関する省令（平成十六年厚生労働省令第百七十一号）第四条第一項又は医療機器の製造販売後の調査及び試験の実施の基準に関する省令（平成十七年厚生労働省令第三十八号）第四条第一項に規定する製造販売後調査等管理責任者を言う。以下同じ。）との相互の密接な連携を図ること。

（安全確保業務に係る組織及び職員）

第四条　第一種製造販売業者は、次に掲げる要件を満たす安全確保業務の統括に係る部門（以下この章において「安全管理統括部門」という。）を置かなければならない。

一　総括製造販売責任者の監督下にあること。

二　安全確保業務（第四項の規定により安全管理責任者以外の者に行わせる業務を除く。）を適正かつ円滑に遂行しうる能力を有する人員を十分に有すること。

三　医薬品等の販売に係る部門その他安全確保業務の適正かつ円滑な遂行に支障を及ぼすおそれのある部門から独立していること。

2　第一種製造販売業者は、次に掲げる要件を満たす安全確保業務の責任者（以下この章において「安全管理責任者」という。）を置かなければならない。

一　安全管理統括部門の責任者であること。

二　安全確保業務その他これに類する業務に三年以上従事した者であること。

三　安全確保業務を適正かつ円滑に遂行しうる能力を有する者であること。

四　医薬品等の販売に係る部門に属する者でないことその他安全確保業務の適正かつ円滑な遂行に支障を及ぼすおそれがない者であること。

3　第一種製造販売業者は、次項に規定する場合を除き、安全管理責任者に安全確保業務を行わせなければならない。

4　第一種製造販売業者は、安全確保業務であって医薬品、医療機器等の品質、有効性及び安全性の確保等に関する法律施行規則（昭和三十六年厚生省令第一号。以下「規則」という。）第九十七条各号、第百十四条の五十九各号又は第百三十七条の五十九各号に掲げるものの全部又は一部を安全管理責任者以外の者に行わせる場合にあっては、当該業務を適正かつ円滑に遂行しうる能力を有する当該業務の実施に係る責任者（以下「安全管理実施責任者」という。）を置かなければならない。

（製造販売後安全管理業務手順書等）

第五条　第一種製造販売業者は、製造販売後安全管理を適正かつ円滑に行うため、次に掲げる手順を記載した製造販売後安全管理業務手順書を作成しなければならない。

一　安全管理情報の収集に関する手順

二　安全管理情報の検討及びその結果に基づく安全確保措置の立案に関する手順

三　安全確保措置の実施に関する手順

四　安全管理責任者から総括製造販売責任者への報告に関する手順

五　安全管理実施責任者から安全管理責任者への報告に関する手順

六　第一種製造販売業者が医薬品リスク管理を行う場合にあっては、医薬品等リスク管理に関する手順（第九条の二第一項第一号に規定する医薬品リスク管理計画書に基づき第十条第一項に規定する市販直後調査を行う場合は、当該市販直後調査に関する手順を含む。）

七　第一種製造販売業者が第十条の二において準用する第十条第一項に規定する市販直後調査を行う場合にあっては、市販直後調査に関する手順

八　自己点検に関する手順

九　製造販売後安全管理に関する業務に従事する者に対する教育訓練に関する手順

十　製造販売後安全管理に関する業務に係る記録の保存に関する手順

十一　品質保証責任者等その他の処方箋医薬品、高度管理医療機器又は再生医

療等製品の製造販売に係る業務の責任者との相互の連携に関する手順
十二　第一種製造販売業者が医薬品等リスク管理を行う場合にあっては、製造販売後調査等管理責任者との相互の連携に関する手順
十三　その他製造販売後安全管理に関する業務を適正かつ円滑に行うために必要な手順
2　第一種製造販売業者は、製造販売後安全管理に関する業務に従事する者の責務及び管理体制を文書により適切に定めなければならない。
3　第一種製造販売業者は、総括製造販売責任者又は安全管理責任者に、安全確保業務の適正かつ円滑な実施のために必要な事項を文書により定めさせなければならない。
4　第一種製造販売業者は、第一項の手順書又は第二項の文書を作成し、又は改訂したときは、当該手順書又は文書にその日付を記録し、これを保存しなければならない。
5　第一種製造販売業者は、総括製造販売責任者又は安全管理責任者が第三項の文書を作成し、又は改訂したときは、当該文書にその日付を記録させ、これを保存させなければならない。
6　第一種製造販売業者は、総括製造販売責任者がその業務を行う事務所に第一項の手順書、第二項及び第三項の文書並びにその取り扱う処方箋医薬品、高度管理医療機器又は再生医療等製品の安全性に関する文書その他安全確保業務に必要な文書（以下この章において「製造販売後安全管理業務手順書等」という。）を備え付けるとともに、安全確保業務を行うその他の事務所に製造販売後安全管理業務手順書等のうち、その事務所が担当する物に係るものの写しを備え付けなければならない。

（安全管理責任者の業務）

第六条　第一種製造販売業者は、製造販売後安全管理業務手順書等に基づき、次に掲げる業務を安全管理責任者に行わせなければならない。
一　安全確保業務を統括すること。
二　安全確保業務が適正かつ円滑に行われているか確認し、その記録を作成し、保存すること。
三　安全確保業務について必要があると認めるときは、総括製造販売責任者に対し文書により意見を述べ、その写しを保存すること。
四　第一種製造販売業者が医薬品等リスク管理を行う場合にあっては、当該医薬品等リスク管理が適切に行われるよう、製造販売後調査等管理責任者との相互の密接な連携を図ること。

（安全管理情報の収集）

第七条　第一種製造販売業者は、製造販売後安全管理業務手順書等に基づき、次

に掲げる安全管理情報を安全管理責任者又は安全管理実施責任者に収集させ、その記録を作成させなければならない。

一　医療関係者からの情報

二　学会報告、文献報告その他研究報告に関する情報

三　厚生労働省その他政府機関、都道府県及び独立行政法人医薬品医療機器総合機構からの情報

四　外国政府、外国法人等からの情報

五　他の製造販売業者等からの情報

六　その他安全管理情報

2　第一種製造販売業者は、安全管理実施責任者に前項に規定する業務を行わせる場合にあっては、安全管理実施責任者に前項の記録を文書により安全管理責任者へ報告させなければならない。

3　第一種製造販売業者は、安全管理責任者に前二項の規定により収集させ、又は報告させた記録を保存させなければならない。

（安全管理情報の検討及びその結果に基づく安全確保措置の立案）

第八条　第一種製造販売業者は、製造販売後安全管理業務手順書等に基づき、次に掲げる業務を安全管理責任者に行わせなければならない。

一　前条及び第十条の規定により収集した安全管理情報を遅滞なく検討し、その結果を記録すること。

二　前号の安全管理情報について、品質保証責任者等が把握する必要があると認められるものである場合にあっては、当該安全管理情報を品質保証責任者等に遅滞なく文書で提供すること。

三　第一号の検討の結果、必要があると認めるときは、廃棄、回収、販売の停止、添付文書又は注意事項等情報の変更、医薬情報担当者、医療機器等情報担当者又は再生医療等製品情報担当者による医療関係者への情報の提供又は法に基づく厚生労働大臣への報告その他の安全確保措置を立案すること。

四　前号の規定により立案した安全確保措置の案（以下この章において「安全確保措置案」という。）について、総括製造販売責任者に文書により報告し、その写しを保存すること。

2　第一種製造販売業者は、製造販売後安全管理業務手順書等に基づき、安全管理実施責任者に前項第一号の検討に必要な解析を行わせる場合にあっては、次に掲げる業務を安全管理責任者に行わせなければならない。

一　安全管理実施責任者にその実施につき文書により指示し、その写しを保存すること。

二　安全管理実施責任者にその記録を作成させ、文書により安全管理責任者へ報告させるとともに、これを保存すること。

（安全確保措置の実施）

第九条　第一種製造販売業者は、製造販売後安全管理業務手順書等に基づき、次に掲げる業務を総括製造販売責任者に行わせなければならない。

一　安全確保措置案を適正に評価し、安全確保措置を決定するとともに、それらの記録を作成し、保存すること。

二　安全確保措置を安全管理責任者に行わせる場合にあっては、その実施につき文書により指示し、これを保存させること。

三　安全確保措置を安全管理実施責任者に行わせる場合にあっては、その実施につき文書により指示するとともに、その写しを安全管理責任者に保存させること。

四　安全確保措置を安全管理実施責任者に行わせる場合にあっては、当該安全管理実施責任者にその記録を作成させ、文書により報告させるとともに、その写しを安全管理責任者に交付させること。

五　前号及び次項第四号の規定に基づく報告を確認し、必要な措置を決定すること。

2　第一種製造販売業者は、製造販売後安全管理業務手順書等に基づき、次に掲げる業務を安全管理責任者に行わせなければならない。

一　前項の規定による総括製造販売責任者の指示に基づき安全確保措置を行い、その記録を作成し、保存すること。

二　安全確保措置を安全管理実施責任者に行わせる場合にあっては、その実施につき文書により指示し、その写しを保存すること。

三　安全確保措置を安全管理実施責任者に行わせる場合にあっては、当該安全管理実施責任者にその記録を作成させ、文書により報告させるとともに、これを保存すること。

四　安全確保措置の実施の結果等について、総括製造販売責任者に文書により報告し、その写しを保存すること。

五　前項第四号の写しを保存すること。

3　第一種製造販売業者は、安全確保措置案のうち、あらかじめ製造販売後安全管理業務手順書等に定めるものについての第一項第一号に規定する業務を総括製造販売責任者に代えて安全管理責任者に行わせることができる。この場合にあっては、前二項に規定する業務について必要な事項をあらかじめ製造販売後安全管理業務手順書等に定めておかなければならない。

（医薬品リスク管理）

第九条の二　処方箋医薬品の製造販売業者は、医薬品リスク管理を行う場合にあっては、総括製造販売責任者又は安全管理責任者に次に掲げる業務を行わせなければならない。

一　その行う医薬品リスク管理ごとに、次に掲げる事項を記載した計画書（以

下「医薬品リスク管理計画書」という。）を作成すること。

イ　医薬品の安全性及び有効性に関し特に検討すべき事項

ロ　医薬品の安全性及び有効性に関する情報収集、調査又は試験の概要（処方箋医薬品の製造販売業者が製造販売後調査等（医薬品の製造販売後の調査及び試験の実施の基準に関する省令第二条第一項に規定する製造販売後調査等をいう。以下このロにおいて同じ。）を行う場合にあっては、当該製造販売後調査等の概要を含む。）

ハ　医薬品を使用することに伴うリスクの最小化を図るための活動の概要

ニ　医薬品リスク管理の実施状況及び評価を行う時期

ホ　その他必要な事項

二　医薬品リスク管理の実施のために必要があると認めるときは、医薬品リスク管理計画書を改訂すること。

三　医薬品リスク管理計画書を作成し、又は前号の規定により改訂した場合は、医薬品リスク管理計画書にその日付を記載し、これを保存すること。

2　処方箋医薬品の製造販売業者は、総括製造販売責任者がその業務を行う事務所に医薬品リスク管理計画書を備え付けるとともに、医薬品リスク管理を行うその他の事務所に医薬品リスク管理計画書に記載された事項のうち、その事務所が担当するものに係る写しを備え付けなければならない。

3　処方箋医薬品の製造販売業者は、製造販売後安全管理業務手順書等及び医薬品リスク管理計画書に基づき、安全管理責任者に医薬品リスク管理（医薬品の安全性及び有効性に係る調査及び試験の実施を除く。）を行わせるとともに、第一項に規定する業務のほか、次に掲げる業務を行わせなければならない。

一　医薬品リスク管理が適正かつ円滑に行われているかどうか確認すること。

二　医薬品リスク管理の実施に関する記録を作成し、これを保存すること。

4　処方箋医薬品の製造販売業者は、製造販売後安全管理業務手順書等及び医薬品リスク管理計画書に基づき、安全管理実施責任者に、医薬品リスク管理のうち規則第九十七条各号に掲げる業務を行わせる場合にあっては、安全管理実施責任者にその記録を作成させ、文書により安全管理責任者へ報告させるとともに、安全管理責任者にこれを保存させなければならない。

（医療機器等リスク管理）

第九条の三　高度管理医療機器の製造販売業者は、医療機器等リスク管理を行う場合にあっては、総括製造販売責任者又は安全管理責任者に次に掲げる業務を行わせなければならない。

一　その行う医療機器等リスク管理ごとに、次に掲げる事項を記載した計画書（以下「医療機器等リスク管理計画書」という。）を作成すること。

イ　医療機器の安全性及び有効性に関し特に検討すべき事項

ロ　医療機器の安全性及び有効性に関する情報収集、調査又は試験の概要（高度管理医療機器の製造販売業者が製造販売後調査等（医療機器の製造販売後の調査及び試験の実施の基準に関する省令第二条第一項に規定する製造販売後調査等をいう。以下このロにおいて同じ。）を行う場合にあっては、当該製造販売後調査等の概要を含む。）

ハ　医療機器を使用することに伴うリスクの最小化を図るための活動の概要

ニ　医療機器リスク管理の実施状況及び評価を行う時期

ホ　その他必要な事項

二　医療機器等リスク管理の実施のために必要があると認めるときは、医療機器リスク管理計画書を改訂すること。

三　医療機器等リスク管理計画書を作成し、又は前号の規定により改訂した場合は、医療機器等リスク管理計画書にその日付を記載し、これを保存すること。

2　高度管理医療機器の製造販売業者は、総括製造販売責任者がその業務を行う事務所に医療機器等リスク管理計画書を備え付けるとともに、医療機器等リスク管理を行うその他の事務所に医療機器等リスク管理計画書に記載された事項のうち、その事務所が担当するものに係る写しを備え付けなければならない。

3　高度管理医療機器の製造販売業者は、製造販売後安全管理業務手順書等及び医療機器等リスク管理計画書に基づき、安全管理責任者に医療機器等リスク管理（医療機器又は体外診断用医薬品の安全性及び有効性に係る調査及び試験の実施を除く。）を行わせるとともに、第一項に規定する業務のほか、次に掲げる業務を行わせなければならない。

一　医療機器等リスク管理が適正かつ円滑に行われているかどうか確認すること。

二　医療機器等リスク管理の実施に関する記録を作成し、これを保存すること。

4　高度管理医療機器の製造販売業者は、製造販売後安全管理業務手順書等及び医療機器等リスク管理計画書に基づき、安全管理実施責任者に、医療機器等リスク管理のうち規則第百十四条の五十九各号に掲げる業務を行わせる場合にあっては、安全管理実施責任者にその記録を作成させ、文書により安全管理責任者へ報告させるとともに、安全管理責任者にこれを保存させなければならない。

（市販直後調査）

第十条　処方箋医薬品の製造販売業者第一種製造販売業者は、市販直後調査（医薬品の販売を開始した後の六箇月間、診療において、医薬品の適正な使用を

促し、規則第二百二十八条の二十第一項第一号イ、ハ(1)から(5)まで及びト並びに第二号イに掲げる症例等の発生を迅速に把握するために行うものであって、医薬品リスク管理として行うものをいう。以下この条において同じ。)を行う場合にあっては、総括製造販売責任者又は安全管理責任者に次に掲げる業務を行わせなければならない。

一　その行う市販直後調査ごとに、医薬品リスク管理計画書に基づき、次に掲げる事項を記載した実施計画書（以下「市販直後調査実施計画書」という。）を作成すること。

イ　市販直後調査の目的

ロ　市販直後調査の方法

ハ　市販直後調査の実施期間

ニ　その他必要な事項

二　市販直後調査の実施のために必要があると認めるときは、市販直後調査実施計画書を改訂すること。

三　市販直後調査実施計画書を作成し、又は前号の規定により改訂した場合は、市販直後調査実施計画書にその日付を記載し、これを保存すること。

2　処方箋医薬品の製造販売業者は、総括製造販売責任者がその業務を行う事務所に市販直後調査実施計画書を備え付けるとともに、市販直後調査を行うその他の事務所にその写しを備え付けなければならない。

3　処方箋医薬品の製造販売業者は、製造販売後安全管理業務手順書等、医薬品リスク管理計画書及び市販直後調査実施計画書に基づき、安全管理責任者に市販直後調査を行わせるとともに、第一項に規定する業務のほか、次に掲げる業務を安全管理責任者に行わせなければならない。

一　市販直後調査が適正かつ円滑に行われているかどうか確認すること。

二　市販直後調査の実施に関する記録を作成し、これを保存すること。

4　処方箋医薬品の製造販売業者は、製造販売後安全管理業務手順書等、医薬品リスク管理計画書及び市販直後調査実施計画書に基づき、安全管理実施責任者に、市販直後調査のうち規則第九十七条各号に掲げる業務を行わせる場合にあっては、安全管理実施責任者にその記録を作成させ、文書により安全管理責任者へ報告させるとともに、安全管理責任者にこれを保存させなければならない。

（準用）

第十条の二　再生医療等製品の製造販売業者については、前条の規定を準用する。この場合において、前条第一項中「規則第二百二十八条の二十第一項第一号イ、ハ(1)から(5)まで及びト並びに第二号イ」とあるのは「規則第二百二十八条の二十第一項第一号ハ(1)から(5)まで並びに第四項第一号イ及びヘ並びに第二号

イ」と、「医薬品リスク管理として行う」とあるのは「法第二十三条の二十六第一項又は第七十九条第一項の規定により法第二十三条の二十五第一項又は第二十三条の三十七第一項の承認に条件として付される」と、同項第一号中「市販直後調査ごとに、医薬品リスク管理計画書に基づき」とあるのは「市販直後調査ごとに」と、同条第三項中「製造販売後安全管理業務手順書等、医薬品リスク管理計画書」とあるのは「製造販売後安全管理業務手順書等」と、同条第四項中「製造販売後安全管理業務手順書等、医薬品リスク管理計画書」とあるのは「製造販売後安全管理業務手順書等」と、「規則第九十七条各号」とあるのは「規則第百三十七条の五十九各号」と読み替えるものとする。

（自己点検）

第十一条　第一種製造販売業者は、製造販売後安全管理業務手順書等に基づき、あらかじめ指定した者に製造販売後安全管理に関する業務について定期的に自己点検を行わせなければならない。

2　第一種製造販売業者は、前項のあらかじめ指定した者が安全管理責任者であるときは、安全管理責任者に前項の自己点検の記録を作成させ、これを保存させなければならない。

3　第一種製造販売業者は、第一項のあらかじめ指定した者が安全管理責任者以外の者であるときは、当該者に第一項の自己点検の記録を作成させ、安全管理責任者に対して文書により報告させるとともに、これを安全管理責任者に保存させなければならない。

4　第一種製造販売業者は、安全管理責任者に自己点検の結果を第一種製造販売業者及び総括製造販売責任者に対して文書により報告させ、その写しを保存させなければならない。

5　第一種製造販売業者は、総括製造販売責任者に第一項の自己点検の結果に基づく製造販売後安全管理の改善の必要性について検討させ、その必要性があるときは、所要の措置を講じさせるとともに、その記録を作成させなければならない。

6　第一種製造販売業者は、安全管理責任者に前項の記録を保存させなければならない。

（製造販売後安全管理に関する業務に従事する者に対する教育訓練）

第十二条　第一種製造販売業者は、総括製造販売責任者に教育訓練計画を作成させ、保存させなければならない。

2　第一種製造販売業者は、製造販売後安全管理業務手順書等及び前項の教育訓練計画に基づき、あらかじめ指定した者に製造販売後安全管理に関する業務に従事する者に対して、製造販売後安全管理に関する教育訓練を計画的に行わせなければならない。

3　第一種製造販売業者は、前項のあらかじめ指定した者が安全管理責任者であるときは、安全管理責任者に前項の教育訓練の記録を作成させ、これを保存させなければならない。
4　第一種製造販売業者は、第二項のあらかじめ指定した者が安全管理責任者以外の者であるときは、当該者に第二項の教育訓練の記録を作成させ、安全管理責任者に対して文書により報告させるとともに、これを安全管理責任者に保存させなければならない。
5　第一種製造販売業者は、安全管理責任者に教育訓練の結果を総括製造販売責任者に対して文書により報告させ、その写しを保存させなければならない。

第三章　第二種製造販売業者の製造販売後安全管理の基準

（安全確保業務に係る組織及び職員）

第十三条　第二種製造販売業者は、安全確保業務を適正かつ円滑に遂行しうる能力を有する人員を十分に有しなければならない。
2　第二種製造販売業者は、次に掲げる要件を満たす安全確保業務の責任者（以下この章において「安全管理責任者」という。）を置かなければならない。
一　安全確保業務を適正かつ円滑に遂行しうる能力を有する者であること。
二　医薬品等の販売に係る部門に属する者でないことその他安全確保業務の適正かつ円滑な遂行に支障を及ぼすおそれがない者であること。
3　安全確保業務（安全管理責任者以外の者に行わせる業務を除く。）を行う部門は、医薬品等の販売に係る部門その他安全確保業務の適正かつ円滑な遂行に支障を及ぼすおそれのある部門から独立していなければならない。

（準用）

第十四条　第二種製造販売業者については、第三条、第五条から第十条まで（第五条第一項第五号及び第七号、第七条第二項、第八条第二項、第九条第二項第二号及び第三号、第九条の二第四項、第九条の三第四項並びに第十条第四項を除く。）、第十一条及び第十二条の規定を準用する。この場合において、第三条中「　、法第二十三条の二の十四第二項に規定する医療機器等総括製造販売責任者又は法第二十三条の三十四第二項に規定する再生医療等製品総括製造販売責任者」とあるのは「又は法第二十三条の二の十四第二項に規定する医療機器等総括製造販売責任者」と、同条第一号中「次条第二項」とあるのは「第十三条第二項」と、第五条第一項第六号中「第九条の二第一項第一号」とあるのは「第十四条において準用する第九条の二第一項第一号」と、「第十条第一項」とあるのは「第十四条において準用する第十条第一項」と、第七条第一項中「安全管理責任者又は安全管理実施責任者」とあるのは「安全管理責任者」と、同条第三項中「前二項」とあるのは「第一項」と、「収集

させ、又は報告させた」とあるのは「収集させた」と、第八条第一項第一号中「前条」とあるのは「第十四条において準用する前条」と、同項第三号中「　、医療機器等情報担当者又は再生医療等製品情報担当者」とあるのは「又は医療機器等情報担当者」と、第九条第一項中「安全管理実施責任者」とあるのは「安全管理責任者以外の者」と、第九条の三第一項第一号イ及びロ中「医療機器の安全性」とあるのは「医療機器又は体外診断用医薬品の安全性」と、同号ハ中「医療機器を」とあるのは「医療機器又は体外診断用医薬品を」と、同条第三項中「医療機器の安全性」とあるのは「医療機器又は体外診断用医薬品の安全性」と読み替えるものとする。

第四章　第三種製造販売業者の製造販売後安全管理の基準

（準用）

第十五条　第三種製造販売業者については、第三条、第六条から第九条まで及び第十三条（第七条第二項、第八条第二項並びに第九条第二項第二号及び第三号を除く。）の規定を準用する。この場合において、第三条中「　、法第二十三条の二の十四第二項に規定する医療機器等総括製造販売責任者又は法第二十三条の三十四第二項に規定する再生医療等製品総括製造販売責任者」とあるのは「又は法第二十三条の二の十四第二項に規定する医療機器等総括製造販売責任者」と、同条第一号中「次条第二項」とあるのは「第十五条において準用する第十三条第二項」と、第六条第一項中「製造販売後安全管理業務手順書等に基づき、次に」とあるのは「次に」と、第七条第一項中「製造販売後安全管理業務手順書等に基づき、次に」とあるのは「次に」と、「安全管理責任者又は安全管理実施責任者」とあるのは「安全管理責任者」と、同条第三項中「前二項」とあるのは「第一項」と、「収集させ、又は報告させた」とあるのは「収集させた」と、第八条第一項中「製造販売後安全管理業務手順書等に基づき、次に」とあるのは「次に」と、同項第一号中「前条及び第十条」とあるのは「第十五条において準用する前条」と、同項第三号中「　、医療機器等情報担当者又は再生医療等製品情報担当者」とあるのは「又は医療機器等情報担当者」と、第九条第一項中「製造販売後安全管理業務手順書等に基づき、次に」とあるのは「次に」と、「安全管理実施責任者」とあるのは「安全管理責任者以外の者」と、同条第二項中「製造販売後安全管理業務手順書等に基づき、次に」とあるのは「次に」と、同条第三項中「製造販売後安全管理業務手順書等」とあるのは「文書」と読み替えるものとする。

第五章　雑則

（安全確保業務に係る記録の保存）

第十六条　この省令の規定により保存することとされている文書その他の記録の保存期間は、当該記録を利用しなくなった日から五年間とする。ただし、次に掲げる記録の保存期間はそれぞれ当該各号に定める期間とする。

一　生物由来製品及び再生医療等製品（次号及び第三号に掲げるものを除く。）に係る記録　利用しなくなった日から十年間

二　特定生物由来製品及び法第六十八条の七第三項に規定する指定再生医療等製品に係る記録　利用しなくなった日から三十年間

三　特定保守管理医療機器及び規則第百十四条の五十五第一項に規定する設置管理医療機器（前号に掲げるものを除く。）に係る記録　利用しなくなった日から十五年間

四　第十一条（第十四条において準用する場合を含む。）に規定する自己点検及び第十二条（第十四条において準用する場合を含む。）に規定する教育訓練に係る記録　作成した日から五年間

2　製造販売業者は、この省令の規定にかかわらず、第五条（第十四条において準用する場合を含む。）に規定する製造販売後安全管理業務手順書等（以下この章において「製造販売後安全管理業務手順書等」という。）に基づき、この省令の規定により記録を保存しなければならないとされている者に代えて、製造販売業者が指定する者に、当該記録を保存させることができる。

附　則

この省令は、平成十七年四月一日から施行する。

附　則（令2・8・31厚労令155）抄

（施行期日）

第一条　この省令は、医薬品、医療機器等の品質、有効性及び安全性の確保等に関する法律等の一部を改正する法律（令和元年法律第六十三号）の施行の日（令和二年九月一日）から施行する。

附　則（令3・1・29厚労令15）抄

（施行期日）

第一条　この省令は、医薬品、医療機器等の品質、有効性及び安全性の確保等に関する法律等の一部を改正する法律（以下「改正法」という。）附則第一条第二号に規定する規定の施行の日（令和三年八月一日）から施行する。

薬局等構造設備規則（昭和36年2月1日 厚生省令第2号）

改正 前略 平26：2/10厚労令8、7/30厚労令87 平27：4/1厚労令80 平29：9/26厚労令97、10/5厚労令107 令元：6/28厚労令20 令2：8/31厚労令155 令3：1/29厚労令15

薬事法（昭和三十五年法律第百四十五号）第六条第一号（第二十六条第二項において準用する場合を含む。）、第十三条第二項第一号（第二十三条において準用する場合を含む。）、第二十八条第三項第一号及び第三十九条第二項の規定に基づき、薬局等構造設備規則を次のように定める。［編注：前文は省令公布時のまま］

薬局等構造設備規則

目次

第一章　薬局、医薬品の販売業、医療機器の販売業、貸与業及び修理業並びに再生医療等製品の販売業

（薬局の構造設備）

第一条　薬局の構造設備の基準は、次のとおりとする。

一　調剤された薬剤又は医薬品を購入し、又は譲り受けようとする者が容易に出入りできる構造であり、薬局であることがその外観から明らかであること。

二　換気が十分であり、かつ、清潔であること。

三　当該薬局以外の薬局又は店舗販売業の店舗の場所、常時居住する場所及び不潔な場所から明確に区別されていること。

四　面積は、おおむね一九・八平方メートル以上とし、薬局の業務を適切に行なうことができるものであること。

五　医薬品を通常陳列し、又は調剤された薬剤若しくは医薬品を交付する場所にあつては六〇ルツクス以上、調剤台の上にあつては一二〇ルツクス以上の明るさを有すること。

六　薬局製造販売医薬品（毒薬及び劇薬であるものを除く。以下同じ。）、要指導医薬品又は一般用医薬品を販売し、又は授与する薬局にあつては、開

店時間（医薬品、医療機器等の品質、有効性及び安全性の確保等に関する法律施行規則（昭和三十六年厚生省令第一号。以下「施行規則」という。）第十四条の三第一項に規定する開店時間をいう。以下同じ。）のうち、薬局製造販売医薬品、要指導医薬品又は一般用医薬品を販売し、又は授与しない時間がある場合には、薬局製造販売医薬品、要指導医薬品又は一般用医薬品を通常陳列し、又は交付する場所を閉鎖することができる構造のものであること。

七　冷暗貯蔵のための設備を有すること。

八　鍵のかかる貯蔵設備を有すること。

九　貯蔵設備を設ける区域が、他の区域から明確に区別されていること。

十　次に定めるところに適合する調剤室を有すること。

イ　六・六平方メートル以上の面積を有すること。

ロ　天井及び床は、板張り、コンクリート又はこれらに準ずるものであること。

ハ　調剤された薬剤若しくは医薬品を購入し、若しくは譲り受けようとする者又は調剤された薬剤若しくは医薬品を購入し、若しくは譲り受けた者若しくはこれらの者によつて購入され、若しくは譲り受けられた医薬品を使用する者が進入することができないよう必要な措置が採られていること。

ニ　薬剤師不在時間（施行規則第一条第二項第二号に規定する薬剤師不在時間をいう。）がある薬局にあつては、閉鎖することができる構造であること。

十の二　薬局製造販売医薬品を販売し、又は授与する薬局にあつては、次に定めるところに適合するものであること。

イ　薬局製造販売医薬品を陳列するために必要な陳列棚その他の設備（以下「陳列設備」という。）を有すること。

ロ　薬局製造販売医薬品を陳列する陳列設備から一・二メートル以内の範囲（以下「薬局製造販売医薬品陳列区画」という。）に医薬品を購入し、若しくは譲り受けようとする者又は医薬品を購入し、若しくは譲り受けた者若しくはこれらの者によつて購入され、若しくは譲り受けられた医薬品を使用する者が進入することができないよう必要な措置が採られていること。ただし、薬局製造販売医薬品を陳列しない場合又は鍵をかけた陳列設備その他医薬品を購入し、若しくは譲り受けようとする者若しくは医薬品を購入し、若しくは譲り受けた者若しくはこれらの者によつて購入され、若しくは譲り受けられた医薬品を使用する者が直接手の触れられない陳列設備に陳列する場合は、この限りでない。

ハ　開店時間のうち、薬局製造販売医薬品を販売し、又は授与しない時間がある場合には、薬局製造販売医薬品陳列区画を閉鎖することができる

構造のものであること。

十一　要指導医薬品を販売し、又は授与する薬局にあつては、次に定めるところに適合するものであること。

イ　要指導医薬品を陳列するために必要な陳列設備を有すること。

ロ　要指導医薬品を陳列する陳列設備から一・二メートル以内の範囲（以下「要指導医薬品陳列区画」という。）に医薬品を購入し、若しくは譲り受けようとする者又は医薬品を購入し、若しくは譲り受けた者若しくはこれらの者によつて購入され、若しくは譲り受けられた医薬品を使用する者が進入することができないよう必要な措置が採られていること。ただし、要指導医薬品を陳列しない場合又は鍵をかけた陳列設備その他医薬品を購入し、若しくは譲り受けようとする者若しくは医薬品を購入し、若しくは譲り受けた者若しくはこれらの者によつて購入され、若しくは譲り受けられた医薬品を使用する者が直接手の触れられない陳列設備に陳列する場合は、この限りでない。

ハ　開店時間のうち、要指導医薬品を販売し、又は授与しない時間がある場合には、要指導医薬品陳列区画を閉鎖することができる構造のものであること。

十二　第一類医薬品を販売し、又は授与する薬局にあつては、次に定めるところに適合するものであること。

イ　第一類医薬品を陳列するために必要な陳列設備を有すること。

ロ　第一類医薬品を陳列する陳列設備から一・二メートル以内の範囲（以下「第一類医薬品陳列区画」という。）に医薬品を購入し、若しくは譲り受けようとする者又は医薬品を購入し、若しくは譲り受けた者若しくはこれらの者によつて購入され、若しくは譲り受けられた医薬品を使用する者が進入することができないよう必要な措置が採られていること。ただし、第一類医薬品を陳列しない場合又は鍵をかけた陳列設備その他医薬品を購入し、若しくは譲り受けようとする者若しくは医薬品を購入し、若しくは譲り受けた者若しくはこれらの者によつて購入され、若しくは譲り受けられた医薬品を使用する者が直接手の触れられない陳列設備に陳列する場合は、この限りでない。

ハ　開店時間のうち、第一類医薬品を販売し、又は授与しない時間がある場合には、第一類医薬品陳列区画を閉鎖することができる構造のものであること。

十三　次に定めるところに適合する医薬品、医療機器等の品質、有効性及び安全性の確保等に関する法律（昭和三十五年法律第百四十五号。以下「法」という。）第九条の四第一項、第四項及び第五項、第三十六条の四第一項、第四項及び第五項並びに第三十六条の六第一項及び第四項に基づき情報を提供し、及び指導を行うための設備並びに法第三十六条の十第一項、第三

項及び第五項に基づき情報を提供するための設備を有すること。ただし、複数の設備を有する場合は、いずれかの設備が適合していれば足りるものとする。

イ　調剤室に近接する場所にあること。

ロ　薬局製造販売医薬品を陳列する場合には、薬局製造販売医薬品陳列区画の内部又は近接する場所にあること。

ハ　要指導医薬品を陳列する場合には、要指導医薬品陳列区画の内部又は近接する場所にあること。

ニ　第一類医薬品を陳列する場合には、第一類医薬品陳列区画の内部又は近接する場所にあること。

ホ　指定第二類医薬品（施行規則第一条第三項第五号に規定する指定第二類医薬品をいう。以下同じ。）を陳列する場合には、指定第二類医薬品を陳列する陳列設備から七メートル以内の範囲にあること。ただし、鍵をかけた陳列設備に陳列する場合又は指定第二類医薬品を陳列する陳列設備から一・二メートル以内の範囲に医薬品を購入し、若しくは譲り受けようとする者若しくは医薬品を購入し、若しくは譲り受けた者若しくはこれらの者によつて購入され、若しくは譲り受けられた医薬品を使用する者が進入することができないよう必要な措置が採られている場合は、この限りでない。

ヘ　二以上の階に医薬品を通常陳列し、又は交付する場所がある場合には、各階の医薬品を通常陳列し、又は交付する場所の内部にあること。

十四　次に掲げる調剤に必要な設備及び器具を備えていること。ただし、イからカまでに掲げる設備及び器具については、それぞれ同等以上の性質を有する設備及び器具を備えていれば足りるものとする。

イ　液量器

ロ　温度計（一〇〇度）

ハ　水浴

ニ　調剤台

ホ　軟膏板

ヘ　乳鉢（散剤用のもの）及び乳棒

ト　はかり（感量一〇ミリグラムのもの及び感量一〇〇ミリグラムのもの）

チ　ビーカー

リ　ふるい器

ヌ　へら（金属製のもの及び角製又はこれに類するもの）

ル　メスピペット

ヲ　メスフラスコ又はメスシリンダー

ワ　薬匙ひ（金属製のもの及び角製又はこれに類するもの）

カ　ロート

ヨ　調剤に必要な書籍（磁気デイスク（これに準ずる方法により一定の事項

を確実に記録しておくことができる物を含む。）をもつて調製するものを含む。以下同じ。）

十五　医薬品、医療機器等の品質、有効性及び安全性の確保等に関する法律施行令（昭和三十六年政令第十一号）第十条ただし書に規定する許可に係る薬局については、次に掲げる試験検査に必要な設備及び器具を備えていること。ただし、試験検査台については、調剤台を試験検査台として用いる場合であつて、試験検査及び調剤の双方に支障がないと認められるとき、ニ、ホ、ト及びリに掲げる設備及び器具については、施行規則第十二条第一項に規定する登録試験検査機関を利用して自己の責任において試験検査を行う場合であつて、支障がなく、かつ、やむを得ないと認められるときは、この限りでない。

イ　顕微鏡、ルーペ又は粉末X線回折装置

ロ　試験検査台

ハ　デシケーター

ニ　はかり（感量一ミリグラムのもの）

ホ　薄層クロマトグラフ装置

ヘ　比重計又は振動式密度計

ト　pH計

チ　ブンゼンバーナー又はアルコールランプ

リ　崩壊度試験器

ヌ　融点測定器

ル　試験検査に必要な書籍

十六　営業時間のうち、特定販売（施行規則第一条第二項第二号に規定する特定販売をいう。以下同じ。）のみを行う時間がある場合には、都道府県知事（その所在地が地域保健法（昭和二十二年法律第百一号）第五条第一項の政令で定める市（以下「保健所を設置する市」という。）又は特別区の区域にある場合においては、市長又は区長）又は厚生労働大臣が特定販売の実施方法に関する適切な監督を行うために必要な設備を備えていること。

2　放射性医薬品（放射性医薬品の製造及び取扱規則（昭和三十六年厚生省令第四号）第一条第一号に規定する放射性医薬品をいう。以下同じ。）を取り扱う薬局は、前項に定めるもののほか、次に定めるところに適合する貯蔵室を有しなければならない。ただし、厚生労働大臣が定める数量又は濃度以下の放射性医薬品を取り扱う場合は、この限りでない。

一　地崩れ及び浸水のおそれの少ない場所に設けられていること。

二　主要構造部等（建築基準法（昭和二十五年法律第二百一号）第二条第五号に規定する主要構造部並びに内部を区画する壁及び柱をいう。以下同　じ。）が耐火構造（同法第二条第七号に規定する耐火構造をいう。以下同じ。）であり、かつ、その開口部には、建築基準法施行令（昭和二十五年政令第三百

三十八号）第百十二条第一項に規定する特定防火設備に該当する防火戸（第九条第一項第三号において「防火戸」という。）が設けられていること。ただし、放射性医薬品を耐火性の構造の容器に入れて保管する場合は、この限りでない。

三　次の線量を、それぞれについて厚生労働大臣が定める線量限度以下とするために必要な遮蔽壁その他の遮蔽物が設けられていること。

イ　貯蔵室内の人が常時立ち入る場所において人が被曝するおそれのある放射線の線量

ロ　貯蔵室の境界における放射線の線量

四　人が常時出入りする出入口は、一箇所であること。

五　扉、蓋等外部に通ずる部分には、鍵その他閉鎖のための設備又は器具が設けられていること。

六　別表に定めるところにより、標識が付されていること。

七　放射性医薬品による汚染の広がりを防止するための設備又は器具が設けられていること。

3　放射性物質又は放射性物質によつて汚染された物の廃棄を行う薬局の廃棄設備の基準については、第九条第一項第四号の規定を準用する。この場合において、同号ニの（4）中「作業室、試験検査室」とあるのは「調剤室」と読み替えるものとする。

4　放射性医薬品を密封された状態でのみ取り扱う薬局において、放射性医薬品の容器又は被包の表面の線量率が厚生労働大臣が定める線量率を超える場合には、次に定めるところに適合する調剤室を有しなければならない。

一　第二項第一号、第二号、第四号、第五号及び第七号に定めるところに適合すること。

二　第二項第三号の基準に適合する遮蔽壁その他の遮蔽物が設けられていること。

5　放射性医薬品を密封されていない状態で取り扱う薬局の構造設備の基準については、第九条（第一項第三号及び第四号を除く。）の規定を準用する。この場合において、同条第一項中「第六条及び第七条」とあるのは「第一条第一項、第二項及び第三項」と、同項第二号中「放射性医薬品に係る製品の作業所」とあるのは「放射性医薬品を取り扱う薬局内の放射性物質を取り扱う場所」と、同号ホ中「作業室及び試験検査室」とあるのは「調剤室」と読み替えるものとする。

（店舗販売業の店舗の構造設備）

第二条　店舗販売業の店舗の構造設備の基準は、次のとおりとする。

一　医薬品を購入し、又は譲り受けようとする者が容易に出入りできる構造であり、店舗であることがその外観から明らかであること。

二　換気が十分であり、かつ、清潔であること。
三　当該店舗販売業以外の店舗販売業の店舗又は薬局の場所、常時居住する場所及び不潔な場所から明確に区別されていること。
四　面積は、おおむね一三・二平方メートル以上とし、店舗販売業の業務を適切に行なうことができるものであること。
五　医薬品を通常陳列し、又は交付する場所にあつては六〇ルツクス以上の明るさを有すること。
六　開店時間のうち、要指導医薬品又は一般用医薬品を販売し、又は授与しない時間がある場合には、要指導医薬品又は一般用医薬品を通常陳列し、又は交付する場所を閉鎖することができる構造のものであること。
七　冷暗貯蔵のための設備を有すること。ただし、冷暗貯蔵が必要な医薬品を取り扱わない場合は、この限りでない。
八　鍵のかかる貯蔵設備を有すること。ただし、毒薬を取り扱わない場合は、この限りでない。
九　貯蔵設備を設ける区域が、他の区域から明確に区別されていること。
十　要指導医薬品を販売し、又は授与する店舗にあつては、次に定めるところに適合するものであること。
　イ　要指導医薬品を陳列するために必要な陳列設備を有すること。
　ロ　要指導医薬品陳列区画に医薬品を購入し、若しくは譲り受けようとする者又は医薬品を購入し、若しくは譲り受けた者若しくはこれらの者によつて購入され、若しくは譲り受けられた医薬品を使用する者が進入することができないよう必要な措置が採られていること。ただし、要指導医薬品を陳列しない場合又は鍵をかけた陳列設備その他医薬品を購入し、若しくは譲り受けようとする者若しくは医薬品を購入し、若しくは譲り受けた者若しくはこれらの者によつて購入され、若しくは譲り受けられた医薬品を使用する者が直接手の触れられない陳列設備に陳列する場合は、この限りでない。
　ハ　開店時間のうち、要指導医薬品を販売し、又は授与しない時間がある場合には、要指導医薬品陳列区画を閉鎖することができる構造のものであること。
十一　第一類医薬品を販売し、又は授与する店舗にあつては、次に定めるところに適合するものであること。
　イ　第一類医薬品を陳列するために必要な陳列設備を有すること。
　ロ　第一類医薬品陳列区画に一般用医薬品を購入し、若しくは譲り受けようとする者又は一般用医薬品を購入し、若しくは譲り受けた者若しくはこれらの者によつて購入され、若しくは譲り受けられた一般用医薬品を使用する者が進入することができないよう必要な措置が採られていること。ただし、第一類医薬品を陳列しない場合又は鍵をかけた陳列設備その他一般用

医薬品を購入し、若しくは譲り受けようとする者若しくは一般用医薬品を購入し、若しくは譲り受けた者若しくはこれらの者によつて購入され、若しくは譲り受けられた一般用医薬品を使用する者が直接手の触れられない陳列設備に陳列する場合は、この限りでない。

ハ　開店時間のうち、第一類医薬品を販売し、又は授与しない時間がある場合には、第一類医薬品陳列区画を閉鎖することができる構造のものであること。

十二　次に定めるところに適合する法第三十六条の六第一項及び第四項に基づき情報を提供し、及び指導を行うための設備並びに法第三十六条の十第一項、第三項及び第五項に基づき情報を提供するための設備を有すること。ただし、複数の設備を有する場合は、いずれかの設備が適合していれば足りるものとする。

イ　要指導医薬品を陳列する場合には、要指導医薬品陳列区画の内部又は近接する場所にあること。

ロ　第一類医薬品を陳列する場合には、第一類医薬品陳列区画の内部又は近接する場所にあること。

ハ　指定第二類医薬品を陳列する場合には、指定第二類医薬品を陳列する陳列設備から七メートル以内の範囲にあること。ただし、鍵をかけた陳列設備に陳列する場合又は指定第二類医薬品を陳列する陳列設備から一・二メートル以内の範囲に一般用医薬品を購入し、若しくは譲り受けようとする者若しくは一般用医薬品を購入し、若しくは譲り受けた者若しくはこれらの者によつて購入され、若しくは譲り受けられた一般用医薬品を使用する者が進入することができないよう必要な措置が採られている場合は、この限りでない。

ニ　二以上の階に要指導医薬品又は一般用医薬品を通常陳列し、又は交付する場所がある場合には、各階の要指導医薬品又は一般用医薬品を通常陳列し、又は交付する場所の内部にあること。

十三　営業時間のうち、特定販売のみを行う時間がある場合には、都道府県知事（その店舗の所在地が保健所を設置する市又は特別区の区域にある場合においては、市長又は区長）又は厚生労働大臣が特定販売の実施方法に関する適切な監督を行うために必要な設備を備えていること。

（卸売販売業の営業所の構造設備）

第三条　卸売販売業の営業所の構造設備の基準は、次のとおりとする。

一　換気が十分であり、かつ、清潔であること。

二　当該卸売販売業以外の卸売販売業の営業所の場所、常時居住する場所及び不潔な場所から明確に区別されていること。

三　面積は、おおむね一〇〇平方メートル以上とし、卸売販売業の業務を適切

に行うことができるものであること。ただし、医薬品を衛生的に、かつ、安全に保管するのに支障がなく、かつ、やむを得ないと認められるときは、この限りでない。

四　医薬品を通常交付する場所は、六〇ルツクス以上の明るさを有すること。

五　冷暗貯蔵のための設備を有すること。ただし、冷暗貯蔵が必要な医薬品を取り扱わない場合は、この限りでない。

六　鍵のかかる貯蔵設備を有すること。ただし、毒薬を取り扱わない場合は、この限りでない。

七　貯蔵設備を設ける区域が、他の区域から明確に区別されていること。

2　放射性医薬品を取り扱う卸売販売業の営業所については、第一条第二項から第四項までの規定を準用する。この場合において、同条第三項及び第四項中「調剤室」とあるのは、「作業室」と読み替えるものとする。

（医療機器の販売業及び貸与業の営業所の構造設備）

第四条　高度管理医療機器又は特定保守管理医療機器の販売業及び貸与業並びに管理医療機器（特定保守管理医療機器を除く。）の販売業及び貸与業の営業所の構造設備の基準は、次のとおりとする。

一　採光、照明及び換気が適切であり、かつ、清潔であること。

二　常時居住する場所及び不潔な場所から明確に区別されていること。

三　取扱品目を衛生的に、かつ、安全に貯蔵するために必要な設備を有すること。

2　前項の規定は、医療機器プログラムの電気通信回線を通じた提供のみを行う営業所については、適用しない。

（医療機器の修理業の事業所の構造設備）

第五条　医療機器の修理業の事業所の構造設備の基準は、次のとおりとする。

一　構成部品等及び修理を行つた医療機器を衛生的かつ安全に保管するために必要な設備を有すること。

二　修理を行う医療機器の種類に応じ、構成部品等及び修理を行つた医療機器の試験検査に必要な設備及び器具を備えていること。ただし、当該製造業者の他の試験検査設備又は他の試験検査機関を利用して自己の責任において当該試験検査を行う場合であつて、支障がないと認められるときは、この限りでない。

三　修理を行うのに必要な設備及び器具を備えていること。

四　修理を行う場所は、次に定めるところに適合するものであること。

イ　採光、照明及び換気が適切であり、かつ、清潔であること。

ロ　常時居住する場所及び不潔な場所から明確に区別されていること。

ハ　作業を行うのに支障のない面積を有すること。

ニ　防じん、防湿、防虫及び防そのための設備を有すること。ただし、修理を行う医療機器により支障がないと認められる場合は、この限りでない。

ホ　床は、板張り、コンクリート又はこれらに準ずるものであること。ただし、修理を行う医療機器により作業の性質上やむを得ないと認められる場合は、この限りでない。

ヘ　廃水及び廃棄物の処理に要する設備又は器具を備えていること。

五　作業室内に備える作業台は、作業を円滑かつ適切に行うのに支障のないものであること。

（再生医療等製品の販売業の営業所の構造設備）

第五条の二　再生医療等製品の販売業の営業所の構造設備の基準は、次のとおりとする。

一　採光、照明及び換気が適切であり、かつ、清潔であること。

二　常時居住する場所及び不潔な場所から明確に区別されていること。

三　冷暗貯蔵のための設備を有すること。ただし、冷暗貯蔵が必要な再生医療等製品を取り扱わない場合は、この限りでない。

四　取扱品目を衛生的に、かつ、安全に貯蔵するために必要な設備を有すること。

第二章　医薬品等の製造業

第一節　医薬品の製造業

（一般区分の医薬品製造業者等の製造所の構造設備）

第六条　施行規則第二十五条第一項第四号の区分及び施行規則第三十五条第一項第四号の区分の製造業者及び医薬品等外国製造業者（法第十三条の三第一項に規定する医薬品等外国製造業者をいう。）（以下「医薬品製造業者等」と総称する。）の製造所の構造設備の基準は、次のとおりとする。

一　当該製造所の製品（製造の中間工程で造られたものであつて、以後の製造工程を経ることによつて製品となるもの（以下「中間製品」という。）を含む。以下同じ。）を製造するのに必要な設備及び器具を備えていること。

二　製品及び原料（以下「製品等」という。）並びに資材の混同及び汚染を防止し、円滑かつ適切な作業を行うのに支障のないよう配置されており、かつ、清掃及び保守が容易なものであること。

三　手洗設備、便所及び更衣を行う場所を有すること。

四　製造作業を行う場所（以下「作業所」という。）は、次に定めるところに適合するものであること。

イ　照明及び換気が適切であり、かつ、清潔であること。

ロ　常時居住する場所及び不潔な場所から明確に区別されていること。
ハ　作業を行うのに支障のない面積を有すること。
ニ　防じん、防虫及び防そのための構造又は設備を有すること。ただし、医薬品の製造の用に供されることが目的とされている原薬たる医薬品（以下「原薬」という。）に係る製品の最終の精製を行う前の製造工程を行う作業所であつて、当該製造工程の製造設備が密閉構造である場合においては、この限りでない。
ホ　廃水及び廃棄物の処理に要する設備又は器具を備えていること。
ヘ　製品等（法第十四条第二項第四号に規定する政令で定める医薬品に係る製品を除く。）により有毒ガスを取り扱う場合には、その処理に要する設備を有すること。

五　原薬に係る製品の作業所のうち、最終の精製以後の製造工程において、最終の精製を経た中間製品を容器へ充填及び閉塞するまでの作業を行う作業室及び原薬に係る製品以外の製品の作業所のうち、原料の秤量作業、製品の調製作業、充填作業又は閉塞作業を行う作業室は、次に定めるところに適合するものであること。
イ　屋外に直接面する出入口（非常口を除く。）がないこと。ただし、屋外からの汚染を防止するのに必要な構造及び設備を有している場合においては、この限りでない。
ロ　出入口及び窓は、閉鎖することができるものであること。
ハ　室内の排水設備は、作業室の汚染を防止するために必要な構造であること。
ニ　作業室の天井は、ごみの落ちるおそれのないような構造であること。
ホ　室内のパイプ、ダクト等の設備は、表面にごみがたまらないような構造であること。ただし、清掃が容易である場合においてはこの限りでない。

六　製品等及び資材を区分して、衛生的かつ安全に貯蔵するために必要な設備を有すること。

七　製品等及び資材の試験検査に必要な設備及び器具を備えていること。ただし、当該医薬品製造業者等の他の試験検査設備又は他の試験検査機関を利用して自己の責任において当該試験検査を行う場合であつて、支障がないと認められるときは、この限りでない。

（無菌医薬品区分の医薬品製造業者等の製造所の構造設備）

第七条　施行規則第二十五第一項第三号の区分及び施行規則第三十五条第一項第三号の区分の医薬品製造業者等の製造所の構造設備の基準は、前条に定めるもののほか、次のとおりとする。

一　作業所は、次に定めるところに適合するものであること。
イ　作業所のうち作業室又は作業管理区域（作業室及び廊下等から構成され

ていて、全体が同程度に清浄の維持ができるように管理される区域をいう。以下同じ。）は、温度及び湿度を維持管理できる構造及び設備を有すること。

ロ　原料の秤量作業（無菌原薬（無菌である原薬をいう。以下同じ。）に係る製品の作業所における作業を除く。）又は容器（無菌原薬に係る製品の作業所においては、滅菌のために行う調製作業以後の作業において用いるものに限る。）の洗浄作業を行う作業室は、防じんのため、密閉構造であること。

二　無菌原薬に係る製品の作業所のうち、滅菌のために行う調製作業以後の作業の作業室（調製条件によつて菌の増殖を抑制できる場合を除く。）及び無菌医薬品（無菌原薬を除く。）に係る製品の作業所のうち、薬剤の調製作業、充填作業又は閉塞作業を行う作業室又は作業管理区域は、次に定めるところに適合するものであること。

イ　天井、壁及び床の表面は、消毒液等による噴霧洗浄に耐えるものであること。

ロ　設備及び器具は、滅菌又は消毒が可能なものであること。

三　次に掲げる試験検査の設備及び器具を備えていること。この場合においては、前条第七号ただし書の規定を準用する。

イ　密封状態検査を行う必要がある場合には、密封状態検査の設備及び器具

ロ　異物検査の設備及び器具

ハ　製品等及び資材の理化学試験の設備及び器具

ニ　無菌試験の設備及び器具

ホ　発熱性物質試験を行う必要がある場合には、発熱性物質試験の設備及び器具

ヘ　生物学的試験を行う必要がある場合には、生物学的試験の設備及び器具

（特定生物由来医薬品等の医薬品製造業者等の製造所の構造設備）

第八条　法第二条第十一項に規定する特定生物由来製品たる医薬品、医薬品、医療機器等の品質、有効性及び安全性の確保等に関する法律施行令第八十条第二項第三号イに掲げる生物学的製剤（ロツトを構成しない血液製剤及び専ら疾病の診断に使用されることが目的とされている医薬品であつて、人体に直接使用されることのないものを除く。）、法第四十三条第一項の規定により厚生労働大臣の指定した医薬品、遺伝子組換え技術を応用して製造される医薬品、遺伝子組換え技術を応用して製造される医薬品を原料として使用する医薬品、人若しくは動物の細胞を培養する技術を応用して製造される医薬品、人若しくは動物の細胞を培養する技術を応用して製造される医薬品を原料として使用する医薬品又は細胞組織医薬品（以下「特定生物由来医薬品等」と総称する。）に係る製品の医薬品製造業者等の製造所の構造設備の基準は、第六条（無菌医薬品に

係る製品の製造を行う場合においては、前二条）に定めるもののほか、次のとおりとする。

一　特定生物由来医薬品等に係る製品の製造所（包装、表示又は保管のみを行う製造所を除く。）は、次に定めるところに適合するものであること。

イ　清浄区域（作業所のうち、原料の秤量作業を行う場所、薬剤の調製作業を行う場所及び洗浄後の容器が作業所内の空気に触れる場所をいう。以下この号において同じ。）及び無菌区域（作業所のうち、無菌化された薬剤又は滅菌された容器が作業所内の空気に触れる場所、薬剤の充填作業を行う場所、容器の閉塞作業を行う場所及び無菌試験等の無菌操作を行う場所をいう。以下この号において同じ。）は、次に定めるところに適合するものであること。

(1)　天井、壁及び床の表面は、なめらかでひび割れがなく、かつ、じんあいを発生しないものであること。また、清掃が容易で、消毒を行うことができるものであること。

(2)　排水設備は、有害な廃水による汚染を防止するために適切な構造のものであること。

ロ　清浄区域には、排水口を設置しないこと。ただし、次に定めるところに適合する場合であつて、やむを得ないと認められるときは、この限りでない。

(1)　排水口は、清掃が容易なトラツプ及び排水の逆流を防止するための装置を有するものであること。

(2)　トラツプは、消毒を行うことができる構造のものであること。

(3)　床の溝は、浅く清掃が容易なものであり、かつ、排水口を通じて、製造区域（培養、抽出及び精製作業、原料の秤量作業、容器の洗浄及び乾燥作業、薬剤の調製及び充填作業並びに容器の閉塞及び包装作業を行う場所並びに更衣を行う場所をいう。以下この号において同じ。）の外へ接続されていること。

ハ　無菌区域は、次に定めるところに適合するものであること。

(1)　排水口を設置しないこと。

(2)　流しを設置しないこと。

ニ　作業所のうち、動物又は微生物を用いる試験を行う区域及び特定生物由来医薬品等に係る製品の製造に必要のない動物組織又は微生物を取り扱う区域は、当該製品の製造を行う他の区域から明確に区別されており、かつ、空気処理システムが別系統にされていること。

ホ　作業所のうち、無菌操作を行う区域は、フイルターにより処理された清浄な空気を供し、かつ、適切な差圧管理を行うために必要な構造及び設備を有すること。

ヘ　作業所のうち、病原性を持つ微生物等を取り扱う区域は、適切な陰圧管

理を行うために必要な構造及び設備を有すること。

ト　作業所のうち、感染性を持つ微生物等を取り扱う区域は、当該区域で使用した器具の洗浄、消毒及び滅菌のための設備並びに廃液等の処理のための設備を有すること。

チ　作業所のうち、製造に使用する痘そう病原体、急性灰白髄炎病原体、有芽胞病原菌又は結核菌を取り扱う室及び器具器械は、製品の種類ごとに専用であること。

リ　空気処理システムは、次に定めるところに適合するものであること。

(1)　微生物等による製品等の汚染を防止するために適切な構造のものであること。

(2)　病原性を持つ微生物等を取り扱う場合においては、当該微生物等の空気拡散を防止するために適切な構造のものであること。

(3)　病原性を持つ微生物等を取り扱う区域から排出される空気を、高性能エアフイルターにより当該微生物等を除去した後に排出する構造のものであること。

(4)　病原性を持つ微生物等が漏出するおそれのある作業室から排出される空気を再循環させない構造のものであること。ただし、(3)に規定する構造により当該微生物等が十分除去されており、かつ、再循環させることがやむを得ないと認められるときは、この限りでない。

(5)　必要に応じて、作業室ごとに別系統にされていること。

ヌ　配管、バルブ及びベント・フイルターは、使用の目的に応じ、容易に清掃又は滅菌ができる構造のものであること。

ル　製造又は試験検査に使用する動物（ドナー動物を含む。以下「使用動物」という。）を管理する施設は、次に定めるところに適合するものであること。

(1)　使用動物を検査するための区域は、他の区域から隔離されていること。

(2)　害虫の侵入のおそれのない飼料の貯蔵設備を有していること。

(3)　製造に使用する動物の飼育室と試験検査に使用する動物の飼育室をそれぞれ有していること。

(4)　使用動物の飼育室は、他の区域と空気処理システムが別系統にされていること。ただし、野外での飼育が適当と認められる動物については、この限りでない。

(5)　使用動物に抗原等を接種する場合には、接種室を有していること。この場合、接種室は動物の剖検室と分離されていること。

ヲ　貯蔵設備は、恒温装置、自記温度計その他必要な計器を備えたものであること。

二　細胞組織医薬品（人又は動物の細胞又は組織から構成された医薬品（人の

血液及び人の血液から製造される成分から構成される医薬品を除く。）をいう。以下同じ。）に係る製品の製造所（包装、表示又は保管のみを行う製造所を除く。）は、前号に定めるもののほか、次に定めるところに適合するものであること。

イ　原料の受入れ、加工処理、製品の保管等を行う区域は、製品の製造を行う他の区域から区分されていること。

ロ　原料の受入れ、加工処理、製品の保管等を行う区域は、これらを行うために必要な構造及び設備を有すること。

2　特定生物由来医薬品等に係る製品の製造所（包装、表示又は保管のみを行う製造所に限る。）は、作業を適切に行うのに支障のない面積を有しなければならない。

（放射性医薬品区分の医薬品製造業者等の製造所の構造設備）

第九条　施行規則第二十五条第一項第二号の区分及び施行規則第三十五条第一項第二号の区分の医薬品製造業者等の製造所（包装、表示又は保管のみを行う製造所を除く。以下この項及び次項において同じ。）の構造設備の基準は、第六条及び第七条に定めるもののほか、次のとおりとする。

一　地崩れ及び浸水のおそれの少ない場所に設けられていること。

二　放射性医薬品に係る製品の作業所は、次に定めるところに適合するものであること。

イ　他の施設と明確に区別されていること。

ロ　主要構造部等が耐火構造であるか、又は不燃材料（建築基準法第二条第九号に規定する不燃材料をいう。以下同じ。）で造られていること。

ハ　次の線量を、それぞれについて厚生労働大臣が定める線量限度以下とするために必要な遮蔽壁その他の遮蔽物が設けられていること。

(1)　製造所内の人が常時立ち入る場所において人が被曝するおそれのある放射線の線量

(2)　製造所の境界及び製造所内の人が居住する区域における放射線の線量

ニ　人が常時出入りする出入口は、一箇所とすること。

ホ　次に定めるところに適合する作業室及び試験検査室（動物試験を行う場合には動物試験室を含む。以下同じ。）を有すること。

(1)　内部の壁、床その他放射性物質（放射性医薬品の製造及び取扱規則第一条第二号に規定する放射性物質をいう。以下同じ。）によつて汚染されるおそれのある部分は、突起物、くぼみ及び仕上げ材の目地等のすきまの少ない構造であること。

(2)　内部の壁、床その他放射性物質によつて汚染されるおそれのある部分の表面は、平滑であり、気体又は液体が浸透しにくく、かつ、腐食

しにくい材料で仕上げられていること。

(3) 放射性物質又は放射性物質によつて汚染された物で廃棄するものが飛散し、漏れ、しみ出、又は流れ出るおそれのない廃棄容器であつて、運搬及び廃棄を安全に行うことができるものを備えていること。

(4) フード、グローブボツクス等の気体状の放射性物質又は放射性物質によつて汚染された空気の広がりを防止する装置が排気設備に連結して設けられていること。

へ 次に定めるところに適合する汚染検査室（人体又は作業衣、履物、保護具等人体に着用している物の表面の放射性物質による汚染の検査及び除去を行う室をいう。以下同じ。）を有すること。ただし、厚生労働大臣が定める数量又は濃度以下の放射性物質を取り扱う場合は、この限りでない。

(1) 人が常時出入りする作業所の出入口の附近等放射性物質による汚染の検査及び除去を行うのに最も適した場所に設けられていること。

(2) ホの（1）及び（2）に定めるところに適合すること。

(3) 洗浄設備及び更衣設備が設けられており、かつ、汚染の検査のための放射線測定器及び汚染の除去に必要な器材が備えられていること。

(4) (3) に定める洗浄設備の排水管は、排水設備に連結されていること。

三 次に定めるところに適合する貯蔵設備を有すること。

イ 主要構造部等が耐火構造であり、かつ、その開口部に防火戸を有する貯蔵室又は耐火性の構造である貯蔵箱が設けられていること。

ロ 前号ハの基準に適合する遮蔽壁その他の遮蔽物が設けられていること。

ハ 人が常時出入りする出入口は、一箇所であること。

ニ 扉、蓋等外部に通ずる部分に、鍵その他閉鎖のための設備又は器具を有すること。

ホ 放射性医薬品を他の物と区別して保管するための鍵のかかる設備又は器具を備えていること。

へ 次に定めるところに適合する放射性物質を入れる容器が備えられていること。

(1) 容器の外における空気を汚染するおそれのある放射性物質を入れる容器にあつては、気密な構造であること。

(2) 液体状の放射性物質を入れる容器にあつては、液体がこぼれにくい構造であり、かつ、液体が浸透しにくい材料が用いられていること。

(3) 液体状又は固体状の放射性物質を入れる容器で、亀裂、破損等の事故の生ずるおそれのあるものにあつては、受皿、吸収材その他放射性物質による汚染の広がりを防止するための設備又は器具が設けられていること。

四 次に定めるところに適合する廃棄設備を有すること。

イ 他の施設と明確に区別されていること。

ロ　主要構造部等が耐火構造であるか、又は不燃材料で造られていること。

ハ　第二号ハの基準に適合する遮蔽壁その他の遮蔽物が設けられていること。

ニ　次に定めるところに適合する排気設備を有すること。ただし、厚生労働大臣が定める数量若しくは濃度以下の放射性物質を取り扱うとき、又は排気設備を設けることが、著しく、使用の目的を妨げ、若しくは作業の性質上困難である場合であつて、気体状の放射性物質を発生し、若しくは放射性物質によつて空気を汚染するおそれのないときは、この限りでない。

(1)　排気口における排気中の放射性物質の濃度を厚生労働大臣の定める濃度限度以下とする能力を有すること、又は排気監視設備を設けて排気中の放射性物質の濃度を監視することにより、製造所の境界（製造所の境界に隣接する区域に人がみだりに立ち入らないような措置を講じた場合には、その区域の境界とする。以下この号において同じ。）の外の空気中の放射性物質の濃度を厚生労働大臣が定める濃度限度以下とする能力を有すること。

(2)　気体が漏れにくい構造で、かつ、腐食しにくい材料が用いられていること。

(3)　故障が生じた場合において放射性物質によつて汚染された空気の広がりを急速に防止することができる装置が設けられていること。

(4)　作業室、試験検査室又は廃棄作業室（放射性物質又は放射性物質によつて汚染された物を、焼却した後その残渣さを焼却炉から搬出し、又はコンクリートその他の固型化材料により固型化（固型化するための処理を含む。以下同じ。）する作業を行う室をいう。以下同じ。）内の人が常時立ち入る場所における空気中の放射性物質の濃度を厚生労働大臣が定める濃度限度以下とする能力を有すること。

ホ　液体状の放射性物質又は放射性物質によつて汚染された液を浄化し、又は排水する場合には、次に定めるところに適合する排水設備を有すること。

(1)　排水口における排液中の放射性物質の濃度を厚生労働大臣の定め る濃度限度以下とする能力を有すること。又は排水監視設備を設けて排水中の放射性物質の濃度を監視することにより、製造所の境界における排水中の放射性物質の濃度を厚生労働大臣が定める濃度限度以下とする能力を有すること。

(2)　排液の漏れにくい構造で、排液が浸透しにくく、かつ、腐食しにくい材料が用いられていること。

(3)　排水浄化槽は、排液を採取することができる構造又は排液中における放射性物質の濃度を測定することができる構造であり、かつ、排液の流出を調節する装置が備えられていること。

(4)　排水浄化槽の上部の開口部は、蓋のできる構造であるか、又はその

周囲に柵その他の人がみだりに立ち入らないようにするための設備が備えられていること。

ヘ　ニの（1）又はホの（1）に規定する能力を有する排気設備又は排水設備を設けることが著しく困難な場合において、排気設備又は排水設備が製造所の境界の外の人が被曝する線量を厚生労働大臣が定める線量限度以下とする能力を有することにつき厚生労働大臣の承認を受けた場合においては、ニの（1）又はホの（1）の規定は適用しない。

ト　への承認を受けた排気設備又は排水設備が、当該承認に係る能力を有すると認められなくなつたときは、厚生労働大臣は当該承認を取り消すことができる。

チ　放射性物質又は放射性物質によつて汚染された物を焼却する場合には、ホの規定に適合する排気設備、第二号ホの（1）、（2）及び（4）の規定に適合する廃棄作業室、同号への（1）から（3）までの規定に適合する汚染検査室並びに次に定めるところに適合する焼却炉を有すること。

（1）　気体が漏れにくく、かつ、灰が飛散しにくい構造であること。

（2）　排気設備に連結されていること。

（3）　焼却残渣さの搬出口は、廃棄作業室に連結されていること。

リ　放射性物質又は放射性物質によつて汚染された物をコンクリートその他の固型化材料により固型化する場合には、ホの規定に適合する排気設備、第二号ホの（1）、（2）及び（4）の規定に適合する廃棄作業室、同号への（1）から（3）までの規定に適合する汚染検査室並びに次に定めるところに適合する固型化処理設備を有すること。

（1）　放射性物質又は放射性物質によつて汚染された物が漏れ、又はこぼれにくく、かつ、粉じんが飛散しにくい構造であること。

（2）　液体が浸透しにくく、かつ、腐食しにくい材料が用いられていること。

ヌ　放射性物質又は放射性物質によつて汚染された物を保管廃棄する場合には、次に定めるところに適合する保管廃棄設備を有すること。

（1）　外部と区画された構造であること。

（2）　扉、蓋等外部に通ずる部分には、鍵その他の閉鎖のための設備又は器具が設けられていること。

（3）　前号への規定に適合する容器（耐火性の構造のものに限る。）が備えられていること。

五　放射性医薬品の製造及び取扱規則第一条第三号に規定する管理区域の境界には、柵その他の人がみだりに立ち入らないようにするための施設が設けられていること。

2　厚生労働大臣が定める数量又は濃度以下の放射性物質のみを取り扱う場合にあつては、前項第一号、第二号ロからホまで、第三号イからニまで及びへ、第

四号並びに第五号の規定は、適用しない。

3　施行規則第二十五条第一項第二号の区分及び施行規則第三十五条第一項第二号の区分の医薬品製造業者等の製造所（包装、表示又は保管のみを行う製造所に限る。）の構造設備の基準は、前二項の規定（放射性医薬品の製造及び取扱規則第二条第三項第一号ただし書に規定する容器又は被包に係る物の包装、表示又は保管のみを行う場合においては第一項第二号ホ及び第四号ニ中作業室に関する規定を、当該医薬品製造業者等の他の試験検査設備又は他の試験検査機関を利用して自己の責任において当該試験検査を行う場合であつて支障がないと認められるときは第一項第二号ホ及び第四号ニ中試験検査室に関する規定を除く。）を準用する。

（包装等区分の医薬品製造業者等の製造所の構造設備）

第十条　施行規則第二十五条第一項第五号の区分及び施行規則第三十五条第一項第五号の区分の医薬品製造業者等の製造所の構造設備の基準は、次のとおりとする。

一　製品等及び資材を衛生的かつ安全に保管するために必要な構造及び設備を有すること。

二　作業を適切に行うのに支障のない面積を有すること。

三　製品等及び資材の試験検査に必要な設備及び器具を備えていること。ただし、当該医薬品製造業者等の他の試験検査設備又は他の試験検査機関を利用して自己の責任において当該試験検査を行う場合であつて、支障ないと認められるときは、この限りでない。

（薬局において医薬品を製造する場合の特例）

第十一条　薬局において、混和、溶解等の簡単な物理的操作により製造することができる医薬品（注射剤を除く。）を、第一条第一項に規定する薬局の構造設備及び器具をもつて製造することができ、その薬局の管理者がその製造に関し完全な管理をすることができる限度で、かつ、その薬局の業務の遂行に支障を生ずることのない限度の規模において製造する場合には、第六条の規定にかかわらず、第一条第一項に規定する基準をもつて当該医薬品の製造所の構造設備の基準とする。

第二節　医薬部外品の製造業

（一般区分の医薬部外品製造業者等の製造所の構造設備）

第十二条　施行規則第二十五条第二項第二号の区分及び施行規則第三十五条第二項第二号の区分の製造業者及び医薬品等外国製造業者（以下「医薬部外品製造業者等」という。）の製造所の構造設備の基準は、次のとおりとする。ただし、

法第十四条第二項第四号に規定する政令で定める医薬部外品にあつては、第六条の規定を準用する。

一　当該製造所の製品を製造するのに必要な設備及び器具を備えていること。

二　作業所は、次に定めるところに適合するものであること。

イ　照明及び換気が適切であり、かつ、清潔であること。

ロ　常時居住する場所及び不潔な場所から明確に区別されていること。

ハ　作業を行うのに支障のない面積を有すること。

ニ　防じん、防虫及び防そのための設備を有すること。

ホ　床は、板張り、コンクリート又はこれらに準ずるものであること。

ヘ　廃水及び廃棄物の処理に要する設備又は器具を備えていること。

ト　作業員の消毒のための設備を有すること。

チ　製造品目により有毒ガスを発生する場合には、その処理に要する設備を有すること。

三　作業所のうち、原料の秤量作業、医薬品の調製作業、充填作業又は閉塞作業を行う作業室は、次に定めるところに適合するものであること。

イ　作業室内に備える作業台は、作業を円滑かつ適切に行うのに支障のないものであること。

ロ　作業員以外の者の通路とならないように造られていること。ただし、当該作業室の作業員以外の者による医薬品への汚染のおそれがない場合は、この限りでない。

ハ　出入口及び窓は、閉鎖することができるものであること。

ニ　天井は、板張り、コンクリート又はこれらに準ずるものであり、かつ、ごみの落ちるおそれのないように張られていること。

ホ　床は、表面がなめらかですき間のないコンクリート、タイル、モルタル、板張り又はこれらのものと同じ程度に汚れを取ることができるものであること。

ヘ　室内のパイプ、ダクト等の設備は、その表面にごみがたまらないような構造のものであること。ただし、清掃が容易である場合は、この限りでない。

四　原料、資材及び製品を衛生的かつ安全に貯蔵するために必要な設備を有すること。

五　製品等及び資材の試験検査に必要な設備及び器具を備えていること。ただし、当該医薬部外品製造業者等の他の試験検査設備又は他の試験検査機関を利用して自己の責任において当該試験検査を行う場合であつて、支障がないと認められるときは、この限りでない。

（無菌医薬部外品区分の医薬部外品製造業者等の製造所の構造設備）

第十二条の二　施行規則第二十五条第二項第一号の区分及び施行規則第三十五条

第二項第一号の区分の医薬部外品製造業者等の製造所の構造設備の基準については、前条及び第七条（第六条に定めるものを除く。）の規定を準用する。

（包装等区分の医薬部外品製造業者等の製造所の構造設備）

第十二条の三　施行規則第二十五条第二項第三号の区分及び施行規則第三十五条第二項第三号の区分の医薬部外品製造業者等の製造所の構造設備の基準については、第十条の規定を準用する。

第三節　化粧品の製造業

（一般区分の化粧品製造業者の製造所の構造設備）

第十三条　施行規則第二十五条第三項第一号の区分の製造業者の製造所の構造設備の基準は、次のとおりとする。

一　当該製造所の製品を製造するのに必要な設備及び器具を備えていること。

二　作業所は、次に定めるところに適合するものであること。

イ　換気が適切であり、かつ、清潔であること。

ロ　常時居住する場所及び不潔な場所から明確に区別されていること。

ハ　作業を行うのに支障のない面積を有すること。

ニ　防じん、防虫及び防そのための設備又は構造を有すること。

ホ　床は、板張り、コンクリート又はこれらに準ずるものであること。

ヘ　廃水及び廃棄物の処理に要する設備又は器具を備えていること。

三　製品、原料及び資材を衛生的に、かつ、安全に貯蔵するために必要な設備を有すること。

四　製品等及び資材の試験検査に必要な設備及び器具を備えていること。ただし、当該製造業者の他の試験検査設備又は他の試験検査機関を利用して自己の責任において当該試験検査を行う場合であつて、支障がないと認められるときは、この限りでない。

（包装等区分の化粧品製造業者の製造所の構造設備）

第十三条の二　施行規則第二十五条第三項第二号の区分の製造業者の製造所の構造設備の基準については、第十条の規定を準用する。この場合において、同条第三号中「医薬品製造業者等」とあるのは「製造業者」と読み替えるものとする。

第四節　再生医療等製品の製造業

（再生医療等製品製造業者等の製造所の構造設備）

第十四条　施行規則第百三十七条の八第一号の区分及び施行規則第百三十七条の

十八第一号の区分の再生医療等製品の製造業者及び再生医療等製品外国製造業者（法第二十三条の二十四第一項に規定する再生医療等製品外国製造業者をいう。）（以下「再生医療等製品製造業者等」と総称する。）の製造所の構造設備の基準は、次のとおりとする。

一　当該製造所の製品を製造するのに必要な設備及び器具を備えていること。

二　製品等及び資材の混同及び汚染を防止し、円滑かつ適切な作業を行うのに支障のないよう配置されており、かつ、清掃及び保守が容易なものであること。

三　手洗設備及び更衣を行う場所その他必要な衛生設備を有すること。

四　原料の受入れ、製品の保管等を行う区域は、製品の製造を行う他の区域から区分されていること。

五　原料の受入れ、製品の保管等を行う区域は、これらを行うために必要な構造及び設備を有すること。

六　作業所は、次に定めるところに適合するものであること。

イ　照明及び換気が適切であり、かつ、清潔であること。

ロ　常時居住する場所及び不潔な場所から明確に区別されていること。

ハ　作業を行うのに支障のない面積を有すること。

ニ　防じん、防虫及び防そのための構造又は設備を有すること。

ホ　廃水及び廃棄物の処理に要する設備又は器具を備えていること。

ヘ　製品等により有毒ガスを取り扱う場合には、その処理に要する設備を有すること。

七　作業所のうち、作業室は、次に定めるところに適合するものであること。

イ　屋外に直接面する出入口（非常口を除く。）がないこと。ただし、屋外からの汚染を防止するのに必要な構造及び設備を有している場合においては、この限りでない。

ロ　出入口及び窓は、閉鎖することができるものであること。

ハ　室内の排水設備は、作業室の汚染を防止するために必要な構造であること。

ニ　作業室の天井は、ごみの落ちるおそれのないような構造であること。

ホ　室内のパイプ、ダクト等の設備は、表面にごみがたまらないような構造であること。ただし、清掃が容易である場合においてはこの限りでない。

八　作業所のうち作業室又は作業管理区域は、温度及び湿度（湿度については、その維持管理が必要である場合に限る。）を維持管理できる構造及び設備を有すること。

九　作業所のうち、清浄度管理区域（作業所のうち、製品等（無菌操作により取り扱う必要のあるものを除く。）の調製作業を行う場所及び滅菌される前の容器等が作業所内の空気に触れる場所をいう。以下同じ。）及び無菌操作等区域（作業所のうち、無菌操作により取り扱う必要のある製品等の調製作

業を行う場所、滅菌された容器等が作業所内の空気に触れる場所及び無菌試験等の無菌操作を行う場所をいう。以下同じ。）は、次に定めるところに適合するものであること。

イ　天井、壁及び床の表面は、なめらかでひび割れがなく、かつ、じんあいを発生しないものであること。また、清掃が容易で、消毒液等による噴霧洗浄に耐えるものであること。

ロ　設備及び器具は、滅菌又は消毒が可能なものであること。

ハ　排水設備は、有害な廃水による汚染を防止するために適切な構造のものであること。

ニ　清浄度管理区域には、排水口を設置しないこと。ただし、やむを得ないと認められる場合には、作業室の汚染を防止するために必要な構造であること。

ホ　無菌操作等区域は、次に定めるところに適合するものであること。

(1)　排水口を設置しないこと。

(2)　流しを設置しないこと。

十　作業所のうち、動物又は微生物を用いる試験を行う区域及び製品の製造に必要のない動物組織又は微生物を取り扱う区域は、当該製品の製造を行う他の区域から明確に区別されており、かつ、空気処理システムが別系統にされていること。

十一　作業所のうち、無菌操作を行う区域は、フイルターにより処理された清浄な空気を供し、かつ、適切な差圧管理を行うために必要な構造及び設備を有すること。

十二　作業所のうち、病原性を持つ微生物等を取り扱う区域は、適切な陰圧管理を行うために必要な構造及び設備を有すること。

十三　無菌操作等区域で使用した器具の洗浄、消毒及び滅菌のための設備並びに廃液等の処理のための設備を有すること。

十四　空気処理システムは、微生物等による製品等の汚染を防止するために適切な構造のものであること。

十五　配管、バルブ及びベント・フイルターは、使用の目的に応じ、容易に清掃又は滅菌ができる構造のものであること。

十六　使用動物を管理する施設は、次に定めるところに適合するものであること。

イ　使用動物を検査するための区域は、他の区域から隔離されていること。

ロ　害虫の侵入のおそれのない飼料の貯蔵設備を有していること。

ハ　製造に使用する動物の飼育室と試験検査に使用する動物の飼育室をそれぞれ有していること。

ニ　使用動物の飼育室は、他の区域と空気処理システムが別系統にされていること。ただし、野外での飼育が適当と認められる動物については、この

限りでない。

ホ　使用動物に抗原等を接種する場合には、接種室を有していること。この場合、接種室は動物の剖検室と分離されていること。

十七　製品等及び資材を区分して、衛生的かつ安全に貯蔵するために必要な設備を有すること。

十八　貯蔵設備は、恒温装置、温度計その他必要な計器を備えたものであること。

十九　次に掲げる試験検査の設備及び器具を備えていること。ただし、当該再生医療等製品製造業者等の他の試験検査設備又は他の試験検査機関を利用して自己の責任において当該試験検査を行う場合であつて、支障がないと認められるときは、この限りでない。

イ　密封状態検査を行う必要がある場合には、密封状態検査の設備及び器具

ロ　異物検査の設備及び器具

ハ　製品等及び資材の理化学試験の設備及び器具

ニ　無菌試験の設備及び器具

ホ　発熱性物質試験を行う必要がある場合には、発熱性物質試験の設備及び器具

ヘ　生物学的試験を行う必要がある場合には、生物学的試験の設備及び器具

（包装等区分の再生医療等製品製造業者等の製造所の構造設備）

第十五条　施行規則第百三十七条の八第二号の区分及び施行規則第百三十七条の十八第二号の区分の再生医療等製品製造業者等の製造所の構造設備の基準は、次のとおりとする。

一　製品等及び資材を衛生的かつ安全に保管するために必要な構造及び設備を有すること。

二　作業を適切に行うのに支障のない面積を有すること。

三　製品等及び資材の試験検査に必要な設備及び器具を備えていること。ただし、当該再生医療等製品製造業者等の他の試験検査設備又は他の試験検査機関を利用して自己の責任において当該試験検査を行う場合であつて、支障ないと認められるときは、この限りでない。

附　則　抄

（施行期日）

1　この省令は、薬事法の施行の日（昭和三十六年二月一日）から施行する。ただし、第四条の規定は、昭和三十六年八月一日から施行する。

（医薬品製造業者等登録基準等の廃止）

2　医薬品製造業者等登録基準（昭和二十四年二月厚生省告示第十八号）、昭和二十六年二月厚生省告示第二十八号（衛生材料の小分を業とする医薬品製造業

の登録基準を定める件）、昭和二十八年二月厚生省告示第三十七号（薬事法第五十二条の規定により注射剤製造業者の登録基準を定める件）及び放射性医薬品製造業者等登録基準（昭和三十四年八月厚生省告示第二百四十六号）は、廃止する。

附　則（平 17・4・1 厚労令 73）

この省令は、平成十七年四月一日から施行する。

附　則（平 21・2・6 厚労令 10）抄

改正：平 21/5/29 厚労令 114、平 29/10/5 厚労令 107

（施行期日）

第一条　この省令は、平成二十一年六月一日から施行する。［後略］

第三十二条　既存薬局開設者については、平成二十四年五月三十一日までの間は、この省令による改正後の薬局等構造設備規則（以下「新構造設備規則」という。）第一条の規定は、適用しない。

2　前項の規定により新構造設備規則第一条の規定を適用しないものとされた既存薬局開設者に関するこの省令による改正前の薬局等構造設備規則（以下「旧構造設備規則」という。）第一条の規定については、なおその効力を有する。この場合において、同条第一項第二号中「常時居住する場所」とあるのは「当該薬局以外の薬局又は店舗販売業の店舗の場所、常時居住する場所」と、同項第八号ヨ中「書籍」とあるのは「書籍（磁気デイスク（これに準ずる方法により一定の事項を確実に記録しておくことができる物を含む。）をもつて調製するものを含む。以下同じ。）」とする。

第三十三条　既存一般販売業者については、旧構造設備規則第二条第一項の規定は、なおその効力を有する。この場合において、同項第二号中「常時居住する場所」とあるのは「薬局又は店舗販売業の店舗の場所、常時居住する場所」と、同項第六号中「有すること」とあるのは「有すること。ただし、毒薬を取り扱わない場合は、この限りでない」とする。

第三十四条　既存薬種商等については、旧構造設備規則第三条の規定は、なおその効力を有する。この場合において、同条第二号中「常時居住する場所」とあるのは「薬局又は店舗販売業の店舗の場所、常時居住する場所」と、同条第六号中「有すること」とあるのは「有すること。ただし、毒薬を取り扱わない場合は、この限りでない」とする。

附　則（平 26・2・10 厚労令 8）

（施行期日）

第一条　この省令は、薬事法及び薬剤師法の一部を改正する法律（以下「改正法」という。）の施行の日（平成二十六年六月十二日）から施行する。

附　則（平26・7・30厚労令87）抄　改正：平26/11/21厚労令128

（施行期日）

第一条　この省令は、薬事法等の一部を改正する法律（以下「改正法」という。）の施行の日（平成二十六年十一月二十五日）から施行する。

附　則（平29・10・5厚労令107）

この省令は、平成三十年一月三十一日から施行する。

附　則（令2・8・31厚労令155）抄

（施行期日）

第一条　この省令は、医薬品、医療機器等の品質、有効性及び安全性の確保等に関する法律等の一部を改正する法律（令和元年法律第六十三号）の施行の日（令和二年九月一日）から施行する。

附　則（令3・1・29厚労令15）抄

（施行期日）

第一条　この省令は、医薬品、医療機器等の品質、有効性及び安全性の確保等に関する法律等の一部を改正する法律（以下「改正法」という。）附則第一条第二号に規定する規定の施行の日（令和三年八月一日）から施行する。

別表

標識	大きさ	標識を付ける箇所
産業標準化法（昭和二十四年法律第百八十五号）第二十条第一項の日本産業規格による放射能標識の上部に「貯蔵室」の文字を、下部に「許可なくして立ち入りを禁ず」の文字を記入すること。	放射能標識は、半径一〇センチメートル以上とすること。	貯蔵室の出入口又はその附近

医薬品、医薬部外品、化粧品及び再生医療等製品の品質管理の基準に関する省令

（平成16年9月22日 厚生労働省令第136号）

改正　平17：11/24厚労令164　平26：7/30厚労令87　R3：1/29厚労令15

薬事法（昭和三十五年法律第百四十五号）第十二条の二第一号の規定に基づき、医薬品、医薬部外品、化粧品及び医療機器の品質管理の基準に関する省令を次のように定める。［編注：前文は省令公布時のまま］

医薬品、医薬部外品、化粧品及び再生医療等製品の品質管理の基準に関する省令

目次

第一章　総則

（趣旨）

第一条　この省令は、医薬品、医療機器等の品質、有効性及び安全性の確保等に関する法律（昭和三十五年法律第百四十五号。以下「法」という。）第十二条の二第一項第一号及び第二十三条の二十一第一項第一号に規定する厚生労働省令で定める基準を定めるものとする。

（定義）

第二条　この省令で「品質管理業務」とは、医薬品（体外診断用医薬品及び原薬たる医薬品を除く。以下同じ。）、医薬部外品、化粧品又は再生医療等製品（以下「医薬品等」という。）の製造販売をするに当たり必要な製品（製造の中間工程で造られたものであって、以後の製造工程を経ることによって製品となるものを含む。以下同じ。）の品質を確保するために行う、医薬品等の市場への出荷の管理、製造業者、法第十三条の三第一項に規定する医薬品等外国製造業者、法第二十三条の二十四第一項に規定する再生医療等製品外国製造業者その他製造に関係する業務（試験検査等の業務を含む。）を行う者（以下「製造業者等」という。）に対する管理監督、品質等に関する情報及び品質不良等の処理、回収処理その他製品の品質の管理に必要な業務をいう。

2　この省令で「市場への出荷」とは、製造販売業者がその製造等（他に委託して製造をする場合を含み、他から委託を受けて製造をする場合を含まない。以下同じ。）をし、又は輸入した医薬品等を製造販売のために出荷することをいう。

3　この省令で「ロット」とは、一の製造期間内に一連の製造工程により均質性を有するように製造された製品の一群をいう。

4　この省令で「細胞組織医薬品」とは、人又は動物の細胞又は組織から構成された医薬品（人の血液及び人の血液から製造される成分から構成される医薬品を除く。）をいう。

第二章　医薬品の品質管理の基準

（医薬品等総括製造販売責任者）

第三条　医薬品の製造販売業者は、次の各号に掲げる業務を法第十七条第二項に規定する医薬品等総括製造販売責任者（以下「医薬品等総括製造販売責任者」という。）に行わせなければならない。

一　次条第三項に規定する品質保証責任者を監督すること。

二　第十一条第二項第二号に規定するほか、前号の品質保証責任者からの報告等に基づき、所要の措置を決定し、その実施を次条第二項に規定する品質保証部門その他品質管理業務に関係する部門又は責任者に指示すること。

三　第一号の品質保証責任者の意見を尊重すること。

四　第二号の品質保証部門と医薬品、医薬部外品、化粧品、医療機器及び再生医療等製品の製造販売後安全管理の基準に関する省令（平成十六年厚生労働省令第百三十五号。以下「製造販売後安全管理基準」という。）第四条第一項に規定する安全管理統括部門（法第四十九条第一項に規定する医薬品以外の医薬品にあっては、製造販売後安全管理基準第十三条第二項に規定する安全管理責任者。以下この章において「安全管理統括部門」という。）その他の品質管理業務に関係する部門との密接な連携を図らせること。

（品質管理業務に係る組織及び職員）

第四条　医薬品の製造販売業者は、品質管理業務を適正かつ円滑に遂行しうる能力を有する人員を十分に有しなければならない。

2　医薬品の製造販売業者は、品質管理業務の統括に係る部門として、次に掲げる要件を満たす品質保証部門（以下この章において「品質保証部門」という。）を置かなければならない。

一　医薬品等総括製造販売責任者の監督の下にあること。

二　品質保証部門における業務を適正かつ円滑に遂行しうる能力を有する人員を十分に有すること。

三　医薬品等又は医療機器の販売に係る部門その他品質管理業務の適正かつ円滑な遂行に影響を及ぼす部門から独立していること。

3　医薬品の製造販売業者は、次に掲げる要件を満たす品質管理業務の責任者（以下この章において「品質保証責任者」という。）を置かなければならない。

一　品質保証部門の責任者であること。

二　品質管理業務その他これに類する業務に三年以上従事した者であること。

三　品質管理業務を適正かつ円滑に遂行しうる能力を有する者であること。

四　医薬品等又は医療機器の販売に係る部門に属する者でないことその他品質管理業務の適正かつ円滑な遂行に支障を及ぼすおそれがない者であること。

4　医薬品の製造販売業者は、品質管理業務に従事する者（医薬品等総括製造販売責任者及び品質保証責任者を含む。以下同じ。）の責務及び管理体制を文書により適正に定めなければならない。

（品質標準書）

第五条　医薬品の製造販売業者は、医薬品の品目ごとに、製造販売承認事項その他品質に係る必要な事項を記載した文書（以下「品質標準書」という。）を作成しなければならない。

（品質管理業務の手順に関する文書）

第六条　医薬品の製造販売業者は、品質管理業務を適正かつ円滑に実施するため、次に掲げる手順に関する文書（以下この章において「品質管理業務手順書」という。）を作成しなければならない。

一　市場への出荷の管理に関する手順

二　適正な製造管理及び品質管理の確保に関する手順

三　品質等に関する情報及び品質不良等の処理に関する手順

四　回収処理に関する手順

五　自己点検に関する手順

六　教育訓練に関する手順

七　医薬品の貯蔵等の管理に関する手順

八　文書及び記録の管理に関する手順

九　安全管理統括部門その他の品質管理業務に関係する部門又は責任者との相互の連携に関する手順

十　その他品質管理業務を適正かつ円滑に実施するために必要な手順

2　医薬品の製造販売業者は、医薬品等総括製造販売責任者がその業務を行う事務所に前条に規定する品質標準書及び前項に規定する品質管理業務手順書（以下この章において「品質管理業務手順書等」という。）を備え付けるとともに、品質管理業務を行うその他の事務所にその写しを備え付けなければならない。

（製造業者等との取決め）

第七条　医薬品の製造販売業者は、製造業者等における製造管理及び品質管理の適正かつ円滑な実施を確保するため、製品の製造業者等と次に掲げる事項を取り決め、これを品質管理業務手順書等に記載しなければならない。

一　当該製造業者等における製造及びその他の製造に関係する業務（以下この条において「製造業務」という。）の範囲並びに当該製造業務に係る製造管理及び品質管理並びに出荷に関する手順

二　製造方法、試験検査方法等に関する技術的条件

三　当該製造業務が適正かつ円滑な製造管理及び品質管理の下で行われていることについての製造販売業者による定期的な確認

四　当該製品の運搬及び受渡し時における品質管理の方法

五　製造方法、試験検査方法等についての変更が当該製品の品質に影響を及ぼすと思われる場合の製造販売業者に対しての事前連絡の方法及び責任者

六　当該製品について得た情報のうち次に掲げるものについての製造販売業者に対する速やかな連絡の方法及び責任者

イ　当該製品に係る製造、輸入又は販売の中止、回収、廃棄その他保健衛生上の危害の発生又は拡大を防止するために講ぜられた措置に関する情報

ロ　その他当該製品の品質等に関する情報

七　その他必要な事項

（品質保証責任者の業務）

第八条　医薬品の製造販売業者は、品質管理業務手順書等に基づき、次に掲げる業務を品質保証責任者に行わせなければならない。

一　品質管理業務を統括すること。

二　品質管理業務が適正かつ円滑に行われていることを確認すること。

三　第九条第五項第三号ハ、第十条第二項第三号、第十一条第一項第四号並びに第二項第一号及び第五号、第十二条第二号並びに第十三条第二項の規定により総括製造販売責任者へ報告するもののほか、品質管理業務の遂行のために必要があると認めるときは、医薬品等総括製造販売責任者に文書により報告すること。

四　品質管理業務の実施に当たり、必要に応じ、製造業者等、販売業者、薬局開設者、病院及び診療所の開設者その他関係する者に対し、文書による連絡又は指示を行うこと。

（市場への出荷の管理）

第九条　医薬品の製造販売業者は、品質管理業務手順書等に基づき、製造管理及び品質管理の結果が適正に評価され、市場への出荷の可否の決定が適正かつ円滑に行われていることを確保するとともに、適正に当該決定が行われるまで医

薬品を市場へ出荷してはならない。

2　医薬品の製造販売業者は、品質管理業務手順書等に基づき、品質保証部門のあらかじめ指定した者又は当該製品の製造業者に、製造管理及び品質管理の結果を適正に評価させ、市場への出荷の可否の決定をロットごと（ロットを構成しない医薬品については製造番号ごと。以下同じ。）に行わせるとともに、その結果及び出荷先等市場への出荷に関する記録を作成させなければならない。

3　前項に定める市場への出荷の可否の決定等の業務を行う者は、当該業務を適正かつ円滑に遂行しうる能力を有する者でなければならない。

4　医薬品の製造販売業者は、品質保証責任者以外の者が市場への出荷の可否の決定を行う場合においては、その者に市場への出荷の可否の決定の結果等を品質保証責任者に対して文書により適正に報告させなければならない。

5　医薬品の製造販売業者が第二項に定める業務を製造業者に行わせる場合には、次の各号に掲げる事項によらなければならない。

一　あらかじめ、製造業者と次に掲げる事項を取り決めること。

イ　製造業者が行う市場への出荷の管理に関する手順

ロ　第二項の業務を行う者を当該製品の製造所の中からあらかじめ指定すること。

ハ　イに規定する手順からの逸脱等があった場合には、製造業者は速やかに品質保証責任者に対して文書により報告し、品質保証責任者の指示に基づき、市場への出荷の可否の決定及び市場への出荷を行うこと。

ニ　製造業者は、市場への出荷に係る業務が適正かつ円滑に実施されていることについて、製造販売業者による定期的な確認を受けること。

二　品質保証部門のあらかじめ指定した者に、前号ニに規定する確認及びその結果に関する記録の作成を適正に行わせること。

三　製造業者が行う市場への出荷に係る業務に関し、改善が必要な場合には、品質保証責任者に、次に掲げる業務を行わせること。

イ　当該製造業者に対して所要の措置を講じるよう文書により指示すること。

ロ　当該製造業者に対して当該措置の実施結果の報告を求め、その報告を適正に評価し、必要に応じてその製造所を実地に確認し、その結果に関する記録を作成すること。

ハ　ロの評価及び確認の結果を医薬品等総括製造販売責任者に対して文書により報告すること。

四　品質保証責任者以外の者に、第二号に規定する確認及び記録の作成を行わせる場合には、その者に、その結果を品質保証責任者に対して文書により報告させること。

6　医薬品の製造販売業者は、品質管理業務手順書等に基づき、市場への出荷の可否の決定を行う者に対し、適正かつ円滑に市場への出荷の可否の決定を行う

ために必要な当該医薬品に係る品質、有効性及び安全性に関する情報を適正に提供しなければならない。

（適正な製造管理及び品質管理の確保）

第十条　医薬品の製造販売業者は、品質管理業務手順書等に基づき、品質保証部門のあらかじめ指定した者に、次に掲げる業務を行わせなければならない。

一　当該製造業者等における製造管理及び品質管理が、法第十四条第二項第四号及び第十八条第三項の規定に基づき厚生労働省令で定める基準及び事項並びに第七条に規定する取決めに基づき適正かつ円滑に実施されていることを定期的に確認し、その結果に関する記録を作成すること。

二　品質保証責任者以外の者が前号に規定する確認及び記録の作成を行う場合においては、その結果を品質保証責任者に対して文書により報告すること。

2　医薬品の製造販売業者は、製造業者等の製造管理及び品質管理に関し、改善が必要な場合には、品質管理業務手順書等に基づき、品質保証責任者に、次に掲げる業務を行わせなければならない。

一　当該製造業者等に対して所要の措置を講じるよう文書により指示すること。

二　当該製造業者等に対して当該措置の実施結果の報告を求め、その報告を適正に評価し、必要に応じてその製造所等を実地に確認し、その結果に関する記録を作成すること。

三　前号の評価及び確認の結果を医薬品等総括製造販売責任者に対して文書により報告すること。

3　医薬品の製造販売業者は、品質に影響を与えるおそれのある製造方法、試験検査方法等の変更について製造業者等から連絡を受けたときは、品質管理業務手順書等に基づき、品質保証部門のあらかじめ指定した者に次に掲げる業務を行わせなければならない。

一　製造業者等からの連絡の内容を評価し、当該変更が製品の品質に重大な影響を与えないことを確認し、必要に応じてその製造所等における製造管理及び品質管理が適正かつ円滑に実施されていることを実地に確認し、その結果に関する記録を作成すること。

二　品質保証責任者以外の者が前号に規定する評価及び確認を行う場合には、その結果を品質保証責任者に対して文書により報告すること。

4　医薬品の製造販売業者は、前項第一号に規定する評価の結果、当該変更が製品の品質に重大な影響を与えるおそれがある場合には、品質管理業務手順書等に基づき、品質保証責任者に速やかに当該製造業者等に対して改善等所要の措置を講じるよう文書により指示させなければならない。

5　医薬品の製造販売業者は、適正かつ円滑な製造管理及び品質管理の実施に必要な品質に関する情報を製造業者等に提供しなければならない。

（品質等に関する情報及び品質不良等の処理）

第十一条　医薬品の製造販売業者は、医薬品に係る品質等に関する情報（以下この章において「品質情報」という。）を得たときは、品質管理業務手順書等に基づき、品質保証責任者に次に掲げる業務を行わせなければならない。

一　当該品質情報を検討し、医薬品の品質、有効性及び安全性に与える影響並びに人の健康に与える影響を適正に評価すること。

二　当該品質情報に係る事項の原因を究明すること。

三　前二号の評価又は究明の結果に基づき、品質管理業務又は製造業者等における製造管理及び品質管理に関し改善が必要な場合には、所要の措置を講じること。

四　前三号の情報の内容、評価の結果、原因究明の結果及び改善措置を記載した記録を作成し、医薬品等総括製造販売責任者に対して文書により速やかに報告すること。

五　第二号の究明又は第三号の改善措置のために、製造業者等に対し指示が必要な場合には、その指示を文書により行うとともに、製造業者等に対し文書による結果の報告を求め、それを適正に評価し、必要に応じてその製造所等の改善状況について実地に確認し、その結果に関する記録を作成すること。

六　当該品質情報のうち製造販売後安全管理基準第二条第二項に規定する安全確保措置（以下「安全確保措置」という。）に関する情報を安全管理統括部門に遅滞なく文書で提供すること。

2　医薬品の製造販売業者は、前項に規定する業務により、品質不良又はそのおそれが判明した場合には、品質管理業務手順書等に基づき、医薬品等総括製造販売責任者及び品質保証責任者に、次に掲げる業務を行わせなければならない。

一　品質保証責任者は、品質不良又はそのおそれに係る事項を速やかに医薬品等総括製造販売責任者に対して報告し、それを記録すること。

二　医薬品等総括製造販売責任者は、前号に規定する報告を受けたときは、速やかに、危害発生防止等のため回収等の所要の措置を決定し、品質保証責任者及びその他関係する部門に指示すること。

三　品質保証責任者は、前号の規定により医薬品等総括製造販売責任者の指示を受けたときは、速やかに所要の措置を講じること。

四　品質保証責任者は、前号の措置が適正かつ円滑に行われるよう、安全管理統括部門その他関係する部門との密接な連携を図ること。

五　品質保証責任者は、第三号の措置の実施の進捗状況及び結果について、医薬品等総括製造販売責任者に対して文書により報告すること。

（回収処理）

第十二条　医薬品の製造販売業者は、医薬品の回収を行うときは、品質管理業務

手順書等に基づき、品質保証責任者に次に掲げる業務を行わせなければならない。

一　回収した医薬品を区分して一定期間保管した後、適正に処理すること。

二　回収の内容を記載した記録を作成し、医薬品等総括製造販売責任者に対して文書により報告すること。

（自己点検）

第十三条　医薬品の製造販売業者は、品質管理業務手順書等に基づき、あらかじめ指定した者に次に掲げる業務を行わせなければならない。

一　品質管理業務について定期的に自己点検を行い、その結果の記録を作成すること。

二　品質保証責任者以外の者が当該業務を行う場合には、自己点検の結果を品質保証責任者に対して文書により報告すること。

2　医薬品の製造販売業者は、自己点検の結果に基づき、改善が必要な場合には、品質保証責任者に所要の措置を講じさせ、その記録を作成させるとともに、医薬品等総括製造販売責任者に対して当該措置の結果を文書により報告させなければならない。

（教育訓練）

第十四条　医薬品の製造販売業者は、あらかじめ指定した者に、品質管理業務に従事する者に対する教育訓練計画を作成させなければならない。

2　医薬品の製造販売業者は、品質管理業務手順書及び前項に規定する教育訓練計画に基づき、あらかじめ指定した者に次に掲げる業務を行わせなければならない。

一　品質管理業務に従事する者に対して、品質管理業務に関する教育訓練を計画的に実施し、その記録を作成すること。

二　品質保証責任者以外の者が当該業務を行う場合には、教育訓練の実施状況を品質保証責任者に対して文書により報告すること。

（医薬品の貯蔵等の管理）

第十五条　医薬品の製造販売業者が、その製造等をし、又は輸入した医薬品を製造販売の目的で貯蔵し、又は陳列する業務を行う場合には、次に掲げる事項を満たさなければならない。

一　当該業務に係る責任者を置くこと。

二　当該業務に従事する者（その責任者を含む。）は、次に掲げる事項を満たすこと。

イ　品質保証部門に属する者でないこと。

ロ　当該業務に必要な能力を有するとともに、必要な教育訓練を受けている

こと。
三　次に掲げる事項に適合する構造設備を医薬品等総括製造販売責任者が当該業務を行う事務所の所在地に有し、これを適正に維持管理すること。
イ　医薬品を衛生的に、かつ、安全に保管するために必要な設備を有すること。
ロ　作業を適正かつ円滑に行うために必要な面積を有すること。
ハ　放射性医薬品を取り扱う場合には、薬局等構造設備規則（昭和三十六年厚生省令第二号）第一条第二項、第三項及び第四項に規定する構造設備を有すること。この場合において、同条第三項及び第四項中「調剤室」とあるのは「作業室」と読み替えるものとする。
四　医薬品の出納等当該業務に係る記録を作成すること。

（文書及び記録の管理）

第十六条　医薬品の製造販売業者は、この章に規定する文書及び記録については、次に掲げる事項に従い管理しなければならない。
一　文書を作成し、又は改訂したときは、品質管理業務手順書に基づき、当該文書の承認、配布、保存等を行うこと。
二　品質管理業務手順書等を作成し、又は改訂したときは、当該品質管理業務手順書等にその日付を記載し、改訂に係る履歴を保存すること。
三　この章に規定する文書及び記録については、作成の日（品質管理業務手順書等については使用しなくなった日。以下同じ。）から次に掲げる期間保存すること。
イ　法第二条第十一項に規定する特定生物由来製品（以下「特定生物由来製品」という。）又は人の血液を原材料（製造に使用する原料又は材料（製造工程において使用されるものを含む。以下同じ。）の由来となるものをいう。以下同じ。）として製造される法第二条第十項に規定する生物由来製品（以下「人血液由来原料製品」という。）にあっては、その有効期間又は使用の期限（以下「有効期間」という。）に三十年を加算した期間
ロ　法第二条第十項に規定する生物由来製品（以下「生物由来製品」という。）又は細胞組織医薬品（イに掲げるものを除く。）にあっては、その有効期間に十年を加算した期間
ハ　生物由来製品又は細胞組織医薬品以外の医薬品にあっては、五年間（ただし、当該文書及び記録に係る医薬品の有効期間に一年を加算した期間が五年を超える場合には、有効期間に一年を加算した期間）
ニ　教育訓練に係る文書及び記録については、イ、ロ、ハの規定に掲げる期間に関わらず五年間

第三章　医薬部外品及び化粧品の品質管理の基準

（品質保証責任者の設置）

第十七条　医薬部外品及び化粧品（以下この章において「医薬部外品等」という。）の製造販売業者は、次に掲げる要件を満たす品質管理業務に係る責任者（以下この章において「品質保証責任者」という。）を置かなければならない。

一　品質管理業務を適正かつ円滑に遂行しうる能力を有する者であること。

二　医薬品等又は医療機器の販売に係る部門に属する者でないことその他品質管理業務の適正かつ円滑な遂行に支障を及ぼすおそれがない者であること。

（品質管理業務の手順に関する文書及び業務等）

第十八条　医薬部外品等の製造販売業者は、品質管理業務を適正かつ円滑に実施するため、次に掲げる手順に関する文書（以下この章において「品質管理業務手順書」という。）を作成しなければならない。

一　市場への出荷に係る記録の作成に関する手順

二　適正な製造管理及び品質管理の確保に関する手順

三　品質等に関する情報及び品質不良等の処理に関する手順

四　回収処理に関する手順

五　文書及び記録の管理に関する手順

六　その他必要な品質管理業務に関する手順

2　医薬部外品等の製造販売業者は、品質管理業務手順書に基づき、次に掲げる業務を行わなければならない。

一　市場への出荷に関する記録を作成すること。

二　製造販売しようとする医薬部外品等が製造業者等において適正かつ円滑に製造されたものであることを確認し、その記録を作成すること。

三　製品に係る品質等に関する情報を得たときは、当該情報に係る事項による人の健康に与える影響に関する評価、原因の究明を行い、改善が必要な場合は所要の措置を講じ、その記録を作成すること。

四　第三号の情報のうち安全確保措置に関する情報を製造販売後安全管理基準第十四条において準用する第十三条第二項に規定する安全管理責任者（以下この章において「安全管理責任者」という。）に遅滞なく文書で提供すること。

五　製造販売する医薬部外品等の品質不良又はそのおそれが判明した場合には、回収等所要の措置を速やかに実施し、その記録を作成すること。

六　その他必要な品質管理業務に関する業務

3　医薬部外品等の製造販売業者は、医薬品等総括製造販売責任者がその業務を行う事務所に品質管理業務手順書を備え付けるとともに、品質管理業務を行うその他の事務所にその写しを備え付けなければならない。

（準用）
第十九条　医薬部外品等の品質管理の基準については、第三条、第四条第一項、第八条並びに第十六条の規定を準用する。この場合において、第三条第一号中「次条第三項に規定する品質保証責任者」とあるのは「品質保証責任者」と、同条第二号中「第十一条第二項第二号に規定するほか、前号の品質保証責任者」とあるのは「品質保証責任者」と、「次条第二項に規定する品質保証部門」とあるのは「品質保証責任者」と、「部門又は責任者」とあるのは「業務の責任者」と、同条第三号中「第一号の品質保証責任者」とあるのは「品質保証責任者」と、同条第四号中「第二号の品質保証部門」とあるのは「品質保証責任者」と、「医薬品、医薬部外品、化粧品、医療機器及び再生医療等製品の製造販売後安全管理の基準に関する省令（平成十六年厚生労働省令第百三十五号。以下「製造販売後安全管理基準」という。）第四条第一項に規定する安全管理統括部門（法第四十九条第一項に規定する医薬品以外の医薬品にあっては、製造販売後安全管理基準第十三条第二項に規定する安全管理責任者。以下この章において「安全管理統括部門」という。）」とあるのは「安全管理責任者」と、「関係する部門」とあるのは「関係する業務の責任者」と、第八条中「品質管理業務手順書等」とあるのは「品質管理業務手順書」と、「第九条第五項第三号ハ、第十条第二項第三号、第十一条第一項第四号並びに第二項第一号及び第五号、第十二条第二号並びに第十三条第二項の規定により医薬品等総括製造販売責任者へ報告するもののほか、品質管理業務」とあるのは「品質管理業務」と、「　、販売業者、薬局開設者、病院及び診療所の開設者その他」とあるのは「その他」と、第十六条中「品質管理業務手順書等」とあるのは「品質管理業務手順書」と、同条第三号中「次に掲げる期間」とあるのは「五年間」と読み替えるものとする。

（厚生労働大臣が指定する医薬部外品の品質管理の基準の特例）
第二十条　医薬品、医療機器等の品質、有効性及び安全性の確保等に関する法律施行令（昭和三十六年政令第十一号）第二十条第二項の規定により製造管理又は品質管理に注意を要するものとして厚生労働大臣が指定する医薬部外品を製造販売しようとする場合には、前三条の規定にかかわらず、前章の規定を準用する。

第四章　再生医療等製品の品質管理の基準

第二十一条　再生医療等製品の品質管理の基準については、第二章（第十五条第三号ハ及び第十六条第三号ハを除く。）の規定を準用する。この場合において、第三条、第四条第二項及び第四項、第六条第二項、第八条第三号、第九条第五項第三号ハ、第十条第二項第三号、第十一条第一項第四号及び第二項、第十二

条第二号、第十三条第二項並びに第十五条第三号中「医薬品等総括製造販売責任者」とあるのは「再生医療等製品総括製造販売責任者」と、第三条中「法第十七条第二項に規定する」とあるのは「法第二十三条の三十四第二項に規定する」と、同条第四号中「法第四十九条第一項に規定する医薬品以外の医薬品にあっては、製造販売後安全管理基準第十三条第二項に規定する安全管理責任者。以下この章において「安全管理統括部門」という。」とあるのは「以下この章において「安全管理統括部門」という。」と、第八条第四号中「販売業者、薬局開設者」とあるのは「販売業者」と、第十条第一項第一号中「法第十四条第二項第四号及び第十八条第二項」とあるのは「法第二十三条の二十五第二項第四号及び第二十三条の三十五第二項」と、第十六条第一項第三号イ中「法第二条第十一項に規定する特定生物由来製品（以下「特定生物由来製品」という。）又は人の血液を原材料（製造に使用する原料又は材料（製造工程において使用されるものを含む。以下同じ。）の由来となるものをいう。以下同じ。）として製造される法第二条第十項に規定する生物由来製品（以下「人血液由来原料製品」という。)」とあるのは「法第六十八条の七第三項に規定する指定再生医療等製品」と、同号ロ中「法第二条第十項に規定する生物由来製品（以下「生物由来製品」という。）又は細胞組織医薬品」とあるのは「再生医療等製品」と読み替えるものとする。

附　則

この省令は、平成十七年四月一日から施行する。

附　則（平 17・11・24 厚労令 164）抄

この省令は、平成十七年一二月一日から施行する。

附　則（平 26・7・30 厚労令 87）抄

（施行期日）

第一条　この省令は、薬事法等の一部を改正する法律（以下「改正法」という。）の施行の日（平成二十六年十一月二十五日）から施行する。

附　則（令 3・1・29 厚労令 15）抄

（施行期日）

第一条　この省令は、医薬品、医療機器等の品質、有効性及び安全性の確保等に関する法律等の一部を改正する法律（以下「改正法」という。）附則第一条第二号に規定する規定の施行の日（令和三年八月一日）から施行する。

医薬品及び医薬部外品の製造管理及び品質管理の基準に関する省令

（平成16年12月24日 厚生労働省令第179号）

改正　平26：7/30厚労令87　令3：1/29厚労令15、4/28厚労令90

薬事法（昭和三十五年法律第百四十五号）第十四条第二項第四号及び第十九条の二第五項において準用する第十四条第二項第四号の規定に基づき、医薬品及び医薬部外品の製造管理及び品質管理規則（平成十一年厚生省令第十六号）の全部を改正する省令を次のように定める。［編注：前文は省令公布時のまま］

医薬品及び医薬部外品の製造管理及び品質管理の基準に関する省令

目次

第一章　総則

（趣旨）

第一条　この省令は、医薬品、医療機器等の品質、有効性及び安全性の確保等に関する法律（昭和三十五年法律第百四十五号。以下「法」という。）第十四条第二項第四号（第十九条の二第五項において準用する場合を含む。以下同じ。）に規定する厚生労働省令で定める基準を定めるものとする。

（定義）

第二条　この省令で「製品」とは、製造所の製造工程を経た物（製造の中間工程で造られたものであって、以後の製造工程を経ることによって製品となるもの

（以下「中間製品」という。）を含む。）をいう。
2　この省令で「最終製品」とは、製品のうち、医薬品、医薬部外品、化粧品及び再生医療等製品の品質管理の基準に関する省令（平成十六年厚生労働省令第百三十六号）第九条第二項（同令第二十条において準用する場合を含む。）の市場への出荷の可否の決定に供されるものをいう。
3　この省令で「資材」とは、製品の容器、被包及び表示物（添付文書を含む。以下同じ。）をいう。
4　この省令で「ロット」とは、一の製造期間内に一連の製造工程により均質性を有するように製造された製品及び原料（以下「製品等」という。）の一群をいう。
5　この省令で「参考品」とは、出荷した製品に不具合が生じた場合等、出荷後に製品の品質を再確認する必要が生じた場合に備えて保管する試験検査用の検体をいう。
6　この省令で「保存品」とは、最終製品のロットから採取された検体であって、流通している製品との同一性を確認するために使用されるものをいう。
7　この省令で「リテスト日」とは、製造された日から一定の期間を経過した製品が、当該期間を経過した日以降において、引き続き所定の規格に適合しているかどうか等について、改めて試験検査を行う必要があるものとして設定される日をいう。
8　この省令で「管理単位」とは、同一性が確認された資材の一群をいう。
9　この省令で「医薬品品質システム」とは、医薬品（体外診断用医薬品を除く。以下同じ。）に係る製品の製造業者及び法第十三条の三第一項に規定する医薬品等外国製造業者（以下「外国製造業者」という。）が当該製品の品質に関して管理監督を行うためのシステムをいう。
10　この省令で「品質リスクマネジメント」とは、医薬品に係る製品について、品質に好ましくない影響を及ぼす事象及びその発生確率（以下「品質リスク」という。）の特定、評価及び管理等を継続的に行うことをいう。
11　この省令で「安定性モニタリング」とは、定められた保管条件の下で、製品が有効期間若しくは使用の期限（以下単に「有効期間」という。）又はリテスト日までの期間にわたって規格に適合しているかどうかについて、継続的に確認することをいう。
12　この省令で「照査」とは、設定された目標を達成する上での妥当性及び有効性を判定することをいう。
13　この省令で「バリデーション」とは、製造所の構造設備並びに手順、工程その他の製造管理及び品質管理の方法（以下「製造手順等」という。）が期待される結果を与えることを検証し、これを文書とすることをいう。
14　この省令で「是正措置」とは、検知された不適合（この省令に規定する要

求事項等に適合しないことをいう。以下同じ。）その他の望ましくない状況の再発を防止するため、その原因となった状態を解消する措置をいう。

15　この省令で「予防措置」とは、生じ得る不適合その他の望ましくない状況の発生を未然に防止するため、その原因となり得る状態を解消する措置をいう。

16　この省令で「作業管理区域」とは、医薬品又は医薬部外品に係る製品の製造作業を行う場所（以下「作業所」という。）のうち、作業室、廊下等から構成されていて、全体が同程度に清浄の維持ができるように管理される場所をいう。

17　この省令で「清浄区域」とは、作業所のうち、原料の秤量作業を行う場所、薬剤の調製作業を行う場所及び洗浄後の容器が作業所内の空気に触れる場所をいう。

18　この省令で「無菌区域」とは、作業所のうち、無菌化された薬剤又は滅菌された容器が作業所内の空気に触れる場所、薬剤の充填作業を行う場所、容器の閉塞作業を行う場所及び無菌試験等の無菌操作を行う場所をいう。

19　この省令で「細胞組織医薬品」とは、人又は動物の細胞又は組織から構成された医薬品（人の血液及び人の血液から製造される成分から構成される医薬品を除く。）をいう。

20　この省令で「生物由来原料」とは、法第二条第十項に規定する生物由来製品たる医薬品（以下「生物由来医薬品」という。）に係る製品の製造に使用する生物（植物を除く。）に由来する原料をいう。

21　この省令で「ドナー」とは、細胞組織医薬品の原料となる細胞又は組織を提供する人（臓器の移植に関する法律（平成九年法律第百四号）第六条第二項に規定する脳死した者の身体に係るものを除く。）をいう。

22　この省令で「ドナースクリーニング」とは、ドナーについて、問診、検査等による診断を行い、細胞組織医薬品に係る製品の原料となる細胞又は組織を提供するにつき十分な適格性を有するかどうかを判定することをいう。

23　この省令で「ドナー動物」とは、細胞組織医薬品の原料となる細胞又は組織を提供する動物をいう。

24　この省令で「ドナー動物スクリーニング」とは、ドナー動物について、試験検査及び飼育管理を行い、細胞組織医薬品に係る製品の原料となる細胞又は組織を提供するにつき十分な適格性を有するかどうかを判定することをいう。

（適用の範囲）

第三条　法第十四条第一項に規定する医薬品又は医薬部外品の製造販売業者（法第十九条の二第四項に規定する選任外国製造医薬品等製造販売業者を含む。

以下同じ。）は、医薬品にあっては第二章、医薬部外品にあっては第三章の規定に基づき、医薬品又は医薬部外品に係る製品の製造業者及び外国製造業者（以下「製造業者等」と総称する。）に製造所における製造管理及び品質管理を行わせなければならない。

2　医薬品又は医薬部外品に係る製品の製造業者等は、医薬品にあっては第二章、医薬部外品にあっては第三章の規定に基づき、医薬品、医療機器等の品質、有効性及び安全性の確保等に関する法律施行規則（昭和三十六年厚生省令第一号。以下「施行規則」という。）第九十六条に規定する製造所における製品の製造管理及び品質管理を行わなければならない。

3　法第八十条第一項に規定する輸出用の医薬品又は医薬部外品に係る製品の製造業者は、医薬品にあっては第二章、医薬部外品にあっては第三章の規定に基づき、当該製品の製造所における製造管理及び品質管理を行わなければならない。

（承認事項の遵守）

第三条の二　法第十四条第一項に規定する医薬品又は医薬部外品に係る製品の製造業者等は、当該製品を法第十四条第一項若しくは同条第十五項（法第十九条の二第五項において準用する場合を含む。以下この条において同じ。）又は法第十九条の二第一項の承認を受けた事項（以下「承認事項」という。）に従って製造しなければならない。ただし、法第十四条第十五項の軽微な変更を行う場合においては、同条第十六項（法第十九条の二第五項において準用する場合を含む。）の規定による届出が行われるまでの間は、この限りでない。

第二章　医薬品製造業者等の製造所における製造管理及び品質管理

第一節　通則

（医薬品品質システム）

第三条の三　製造業者等は、実効性のある医薬品品質システムを構築するとともに、次に掲げる業務を行わなければならない。

一　製品品質を確保するための基本的な方針（以下「品質方針」という。）を文書により定め、当該文書に医薬品品質システムの手続等の構成要素を示すこと。

二　法第十七条第六項に規定する医薬品製造管理者及び法第六十八条の十六第一項に規定する生物由来製品の製造を管理する者（外国製造業者にあっては、法第十三条の三第一項の認定を受けた製造所の責任者又は当該外国製造業者があらかじめ指定した者）（以下「製造管理者」と総称する。）又

は第四条第三項第一号に規定する品質保証に係る業務を担当する組織に、品質方針に基づいた製造所における品質目標を、文書により定めさせること。

三　製造所において医薬品品質システムに関わる全ての組織及び職員に対し、品質方針及び品質目標を周知すること。

四　品質方針及び品質目標を達成するため、必要な資源（個人の有する知識及び技能並びに技術、設備その他の製造所における製造管理及び品質管理に活用される資源をいう。）を配分するとともに、定期的に医薬品品質システムを照査し、その結果に基づいて所要の措置を講ずること。

五　前二号の業務に係る記録を、あらかじめ指定した者に作成させ、これを保管させること。

（品質リスクマネジメント）

第三条の四　製造業者等は、品質リスクマネジメントを活用して医薬品品質システムを構築した上で、医薬品に係る製品について、製造所における製造管理及び品質管理を行わなければならない。

2　製造業者等は、あらかじめ指定した者に品質リスクマネジメントの実施の手続その他の必要な事項に係る文書及び記録を作成させ、これらを保管させなければならない。

（製造部門及び品質部門）

第四条　製造業者等は、製造所ごとに、製造管理者の監督の下に、製造管理に係る部門（以下「製造部門」という。）及び品質管理に係る部門（以下「品質部門」という。）を置かなければならない。

2　品質部門は、製造部門から独立していなければならない。

3　品質部門は、次に掲げる組織を置かなければならない。

一　品質保証に係る業務を担当する組織

二　試験検査（製造業者等の他の試験検査設備を利用し又は第十一条の五の規定に従って他に委託して自己の責任において行う試験検査であって、当該利用又は委託につき支障がないと認められるものを含む。以下この章において同じ。）に係る業務を担当する組織

（製造管理者）

第五条　製造管理者は、次に掲げる業務を行わなければならない。

一　品質方針及び品質目標を達成するため、製造所において、製造管理、品質保証及び試験検査に係る業務（以下「製造・品質関連業務」という。）が適正かつ円滑に行われるよう統括するとともに、医薬品品質システムが適

切に運用されるよう管理すること。

二　医薬品品質システムの運用状況を確認するとともに、その改善を要するかどうかについて製造業者等に対して文書により報告すること。

三　原料、資材及び製品の規格並びに製造手順等が承認事項と相違することのないよう、品質保証に係る業務を担当する組織に管理させること。

四　品質不良その他製品品質に重大な影響が及ぶおそれがある場合においては、所要の措置が速やかにとられていること及びその進捗(ちよ)状況を確認し、必要に応じ、改善等所要の措置をとるよう指示すること。

2　製造業者等は、製造管理者が業務を行うに当たって支障を生ずることがないようにしなければならない。

（職員）

第六条　製造業者等は、製造・品質関連業務を適正かつ円滑に実施しうる能力を有する責任者（以下この章において単に「責任者」という。）を、製造所の組織、規模及び業務の種類等に応じ、適切に置かなければならない。

2　製造業者等は、製造所の組織、規模及び業務の種類等に応じ、適切な人数の責任者を配置しなければならない。

3　製造業者等は、製造・品質関連業務を適切に実施しうる能力を有する人員を十分に確保しなければならない。

4　製造業者等は、製造・品質関連業務に従事する職員（製造管理者及び責任者を含む。）の責務及び管理体制を文書により適切に定めなければならない。

（医薬品製品標準書）

第七条　製造業者等は、医薬品に係る製品（中間製品を除く。）に関して次に掲げる事項について記載した文書（以下「医薬品製品標準書」という。）を当該製品の製造に係る製造所ごとに作成し、品質部門の承認を受け、当該製造所に適切に備え置かなければならない。

一　承認事項のうち、当該製造所における製造方法、規格及び試験方法その他の必要な事項

二　法第四十二条第一項の規定により定められた基準その他薬事に関する法令又はこれに基づく命令若しくは処分のうち品質に関する事項

三　製造手順（第一号の事項を除く。）

四　その他所要の事項

（手順書等）

第八条　製造業者等は、製造所ごとに、次に掲げる手順について記載した文書（以下「手順書」という。）を作成し、これを当該製造所に適切に備え置かな

ければならない。

一　構造設備及び職員の衛生管理に関する手順

二　製造工程、製造設備、原料、資材及び製品の管理に関する手順

三　試験検査設備及び検体の管理その他適切な試験検査の実施に必要な手順

四　安定性モニタリングに関する手順

五　製品品質の照査に関する手順

六　原料及び資材（以下「原料等」という。）の供給者の管理に関する手順

七　製造業者等の委託を受けて試験検査その他の製造・品質関連業務の一部を行う他の事業者（以下「外部委託業者」という。）の管理に関する手順

八　製造所からの出荷の管理に関する手順

九　バリデーションに関する手順

十　第十四条の変更の管理に関する手順

十一　第十五条の逸脱の管理に関する手順

十二　第十六条の品質情報及び品質不良等の処理に関する手順

十三　回収等の処理に関する手順

十四　自己点検に関する手順

十五　教育訓練に関する手順

十六　文書及び記録の作成、改訂及び保管に関する手順

十七　その他適正かつ円滑な製造・品質関連業務に必要な手順

2　製造業者等は、医薬品製品標準書及び手順書（以下この章において「手順書等」と総称する。）並びにこの章に規定する記録について、その信頼性を継続的に確保するため、第二十条第二項各号に掲げる業務の方法に関する事項を、文書により定めなければならない。

（交叉汚染の防止）

第八条の二　製造業者等は、医薬品に係る製品の交叉汚染を防止するため、製造手順等について所要の措置をとらなければならない。

（構造設備）

第九条　医薬品に係る製造所の構造設備は、次に定めるところに適合するものでなければならない。

一　手順書等に基づき、その用途に応じ適切に清掃及び保守が行われ、必要に応じ滅菌され、また、その記録が作成され、保管されていること。

二　製品等により有毒ガスを取り扱う場合においては、その処理に要する設備を有すること。

三　作業所のうち作業室は、製品の種類、剤形及び製造工程に応じ、じんあい又は微生物による汚染を防止するのに必要な構造及び設備を有しているこ

と。ただし、製造設備等の有する機能によりこれと同程度の効果を得られる場合においては、この限りでない。

四　作業所のうち、原料の秤量作業、製品の調製作業、充填作業又は閉塞作業を行う作業室は、当該作業室の職員以外の者の通路とならないように造られていること。ただし、当該作業室の職員以外の者による製品への汚染のおそれがない場合においては、この限りでない。

五　次に掲げる場合においては、製品等を取り扱う作業室（密閉容器に収められた製品等のみを取り扱う作業室及び製品等から採取された検体のみを取り扱う作業室を除く。次項において同じ。）を専用とし、かつ、空気処理システムを別系統にする等の当該製品等の漏出を防止する適切な措置がとられていること。

イ　飛散しやすく、微量で過敏症反応を示す製品等を取り扱う場合

ロ　交叉汚染することにより他の製品等に重大な影響が及ぶおそれのある製品等（強い薬理作用又は毒性を有するものを含む。）を取り扱う場合であって、交叉汚染を防止する適切な措置をとることができない場合

六　製品の製造に必要な質及び量の水（設備及び器具並びに容器の洗浄水を含む。）を供給する設備を有すること。

2　製品等を取り扱う作業室で、この省令が適用されない物品の製造作業を行ってはならない。ただし、あらかじめ検証された工程又は清浄化によって当該物品の成分を適切に不活化又は除去し、医薬品に係る製品との交叉汚染を防止する適切な措置をとる場合（次に掲げる場合を除く。）においては、この限りでない。

一　当該物品の製造作業において、飛散しやすく、微量で過敏症反応を示す物質を取り扱う場合

二　当該物品が人の身体に使用されることが目的とされていないものであって、かつ、その成分が強い薬理作用及び毒性を有しないことが明らかでない場合

（製造管理）

第十条　製造業者等は、製造部門に、手順書等に基づき、次に掲げる製造管理に係る業務を適切に行わせなければならない。

一　製造工程における指示事項、注意事項その他必要な事項を記載した文書（以下「製造指図書」という。）を作成し、これを保管すること。

二　製造部門の責任者が、製造指図書に基づき、製品の製造作業に従事する職員に対して当該作業を指示すること。

三　製造指図書に基づき、製品の製造作業を行うこと。また、ロットを構成する製品については、原則として、一の製造指図書に基づいて製造された

製品の一群が一のロットとなるよう製造作業を行うこと。

四　製造に関する記録をロットごと（ロットを構成しない製品等については製造番号ごと。第二十八条第一項を除き、以下同じ。）に作成し、これを保管すること。

五　製品等についてはロットごとに、資材については管理単位ごとに、それが適正である旨を確認するとともに、その結果に関する記録を作成し、これを保管すること。

六　製品等についてはロットごとに、資材については管理単位ごとに適正に保管し、出納を行うとともに、その記録を作成し、これを保管すること。

七　構造設備の清浄を確認し、その結果に関する記録を作成し、これを保管すること。

八　職員の衛生管理を行うとともに、その記録を作成し、これを保管すること。

九　構造設備を定期的に点検整備するとともに、その記録を作成し、これを保管すること。また、計器の校正を適切に行うとともに、その記録を作成し、これを保管すること。

十　製造、保管及び出納並びに衛生管理に関する記録により製造管理が適切に行われていることを確認し、その結果を品質保証に係る業務を担当する組織に対して文書により報告すること。

十一　その他製造管理のために必要な業務

（品質管理）

第十一条　製造業者等は、品質部門に、手順書等に基づき、次に掲げる品質保証及び試験検査に係る業務を計画的かつ適切に行わせなければならない。

一　製品等についてはロットごとに、資材については管理単位ごとに試験検査を行うのに必要な検体を採取するとともに、その記録を作成し、これを保管すること。

二　採取した検体及びその試験検査用の標準品を適切に保管すること。

三　品質部門の責任者が、原料、資材及び製品の試験検査に従事する職員に対して、当該作業につき文書により指示すること。

四　採取した検体について、前号の文書に基づき、製品等についてはロットごとに、資材については管理単位ごとに試験検査を行うとともに、その記録を作成し、これを保管すること。

五　最終製品（ロットを構成するものに限る。）について、ロットごとに所定の試験検査に必要な量の二倍以上の量を参考品として、製造された日から当該製品の有効期間に一年（放射性医薬品の最終製品にあっては、六月又は品質リスクマネジメントに基づく適切な日数）を加算した期間適切な保管条件の下で保管すること。また、その保存品を当該参考品と同期間保管

すること。

六　医薬品に係る製品の製造に使用した原料等のうち当該製品の品質に影響を及ぼすものについて、原料にあってはロットごとに所定の試験検査に必要な量の二倍以上の量を、資材にあっては管理単位ごとに所定の試験検査に必要な量を、それぞれ参考品として、当該製品の出荷を判定した日から二年間（放射性医薬品に係る製品の原料にあっては、当該原料の安定性に基づく適切な期間）適切な保管条件の下で保管すること。

七　試験検査に関する設備及び器具を定期的に点検整備するとともに、その記録を作成し、これを保管すること。また、試験検査に関する計器の校正を適切に行うとともに、その記録を作成し、これを保管すること。

八　第四号の試験検査の結果の判定を行い、その結果を製造部門に対して文書により報告すること。また、当該試験検査について、規格に適合しない結果となった場合においては、その原因を究明し、所要の是正措置及び予防措置をとるとともに、その記録を作成し、これを保管すること。

九　その他品質保証及び試験検査のために必要な業務

2　輸入先国における製造管理及び品質管理の基準並びにこれらの基準に対する適合性の確認に関する手続が我が国のものと同等であると認められる場合においては、製造業者は、輸入製品に係る前項第四号に規定する試験検査（外観検査を除く。）を、当該輸入製品について輸入先国の外国製造業者が行った試験検査の記録を確認することをもって代えることができる。この場合において、製造業者は、品質保証に係る業務を担当する組織に、次に掲げる業務を適切に行わせなければならない。

一　当該輸入製品が、当該外国製造業者の製造所において、適切な製造手順等により製造されていることを定期的に確認すること。

二　当該外国製造業者の製造所が、その国における製造管理及び品質管理に関する基準に適合していることを定期的に確認すること。

三　前二号の確認の記録を作成し、これを保管すること。

四　当該輸入製品について当該外国製造業者が行った試験検査の記録を確認するとともに、その確認の記録を作成し、これを保管すること。

3　製造業者等は、品質保証に係る業務を担当する組織に、手順書等に基づき、前条第十号の規定により製造部門から報告された製造管理に係る確認の結果をロットごとに確認させなければならない。

（安定性モニタリング）

第十一条の二　最終製品たる医薬品の製造業者等は、当該医薬品について、品質部門に、手順書等に基づき、次に掲げる安定性モニタリングに係る業務を計画的かつ適切に行わせなければならない。

一　品質リスクを特定し、評価を行った結果に基づいて、安定性モニタリングを行う医薬品を適切に選定し、必要量の検体を採取すること。
二　当該医薬品の規格のうち保存により影響を受けやすい項目及び当該規格に適合しない場合に当該医薬品の有効性又は安全性に影響を及ぼすと考えられる項目を、試験検査の項目として選定すること。
三　第一号の検体を保管し、前号の項目について、適切な間隔で試験検査を行うこと。
四　前号の試験検査の結果に基づき、当該医薬品の品質への影響を評価すること。
五　前各号の業務に係る記録を作成し、これを保管すること。

2　最終製品たる医薬品の製造業者等は、前項第四号の評価の結果から、当該医薬品の規格に適合しない場合又はそのおそれがある場合においては、当該医薬品に係る製造販売業者に対する速やかな連絡、医薬品の回収の判断に必要な情報の提供等、所要の措置をとるとともに、当該措置に係る記録を作成し、これを保管しなければならない。

（製品品質の照査）

第十一条の三　製造業者等は、品質保証に係る業務を担当する組織に、手順書等に基づき、次に掲げる業務を適切に行わせなければならない。
一　製造工程並びに原料、資材及び製品の規格の妥当性を検証することを目的として、定期的又は随時に、製品品質の照査を行うこと。
二　前号の照査の結果を製造管理者に対して文書により報告すること。

2　製造業者等は、前項第一号の照査の結果に基づき、製造管理若しくは品質管理に関して改善を要する場合又はバリデーションを行うことを要する場合においては、所要の措置をとるとともに、当該措置の記録を作成し、これを保管しなければならない。

（原料等の供給者の管理）

第十一条の四　製造業者等は、品質保証に係る業務を担当する組織に、手順書等に基づき、次に掲げる業務を適切に行わせなければならない。
一　原料等の品質の確保のために適切な規格を定めること。
二　原料等の供給者について、適格性を評価した上で選定すること。
三　原料等の製造管理及び品質管理が適切かつ円滑に行われているかどうかについて定期的に確認すること。
四　前三号の業務に係る記録を作成し、これを保管すること。

2　製造業者等は、原料等のうち製品品質に影響を及ぼすものについて、当該原料等の製造管理及び品質管理の方法に関してその供給者と文書により必要

な取決めを締結しなければならない。ただし、当該取決めが、当該原料等を使用する製品に係る製造販売業者又は法第十九条の二第一項の承認を受けた者と当該供給者との間において締結されている場合においては、この限りでない。

（外部委託業者の管理）

第十一条の五　製造業者等は、試験検査その他の製造・品質関連業務の一部（他の事業者に行わせることにつき支障がないと認められるものに限る。）を外部委託業者に委託する場合においては、当該外部委託業者と文書により必要な取決めを締結しなければならない。ただし、当該取決めが、当該製造・品質関連業務が行われる製品に係る製造販売業者又は法第十九条の二第一項の承認を受けた者と当該外部委託業者との間において締結されている場合においては、この限りでない（次項第一号において同じ。）。

2　製造業者等は、あらかじめ指定した者に、手順書等に基づき、次に掲げる業務を適切に行わせなければならない。

一　外部委託業者との取決めの締結に際して、当該外部委託業者の適性及び能力について確認すること。

二　外部委託業者が当該委託に係る製造・品質関連業務を適正かつ円滑に行っているかどうかについて定期的に確認するとともに、必要に応じて改善を求めること。

三　前二号の業務に係る記録を作成し、これを保管すること。

（製造所からの出荷の管理）

第十二条　製造業者等は、品質保証に係る業務を担当する組織に、手順書等に基づき、製造・品質関連業務が適切に行われたかどうかについてロットごとに適切に評価し、製品の製造所からの出荷の可否を決定する業務を行わせなければならない。

2　前項の業務を行う者は、当該業務を適正かつ円滑に実施しうる能力を有する者でなければならない。

3　製造業者等は、第一項の業務を行う者が当該業務を行うに当たって、支障が生ずることがないようにしなければならない。

4　製造業者等は、第一項の決定が適正に行われるまで製造所から製品を出荷してはならない。

（バリデーション）

第十三条　製造業者等は、あらかじめ指定した者に、手順書等に基づき、次に掲げる業務を行わせなければならない。

一　次に掲げる場合においてバリデーションを行うこと。
イ　当該製造所において新たに医薬品の製造を開始する場合
ロ　製造手順等について製品品質に大きな影響を及ぼす変更がある場合
ハ　その他製品の製造管理及び品質管理を適切に行うために必要と認められる場合
二　バリデーションの計画及び結果を、品質保証に係る業務を担当する組織に対して文書により報告すること。
2　製造業者等は、前項第一号のバリデーションの結果に基づき、製造管理又は品質管理に関し改善が必要な場合においては、所要の措置をとるとともに、当該措置の記録を作成し、これを保管しなければならない。

（変更の管理）

第十四条　製造業者等は、原料、資材若しくは製品の規格又は製造手順等について変更を行う場合においては、あらかじめ指定した者に、手順書等に基づき、次に掲げる業務を行わせなければならない。
一　当該変更による製品品質及び承認事項への影響を評価すること。
二　前号の評価の結果から、当該変更が製品品質若しくは承認事項に影響を及ぼす場合又はそのおそれがある場合には、当該変更に関連する製品に係る製造販売業者及び法第十九条の二第一項の承認を受けた者に対して連絡し、確認を受けること。
三　前二号の評価及び確認の結果に基づき、当該変更を行うことについて品質保証に係る業務を担当する組織の承認を受けること。
四　前号の承認を受けて変更を行うに際して、関連する文書の改訂、職員の教育訓練その他所要の措置をとること。
五　前各号の業務の実施状況を、品質保証に係る業務を担当する組織及び製造管理者に対して文書により報告すること。
六　前各号の業務に係る記録を作成し、これを保管すること。
2　前項の変更を行った製造業者等は、品質保証に係る業務を担当する組織に、手順書等に基づき、次に掲げる業務を行わせなければならない。
一　製品品質への影響を再確認し、当該変更の目的が達成されていることを確認するための評価を行うこと。
二　製品品質又は承認事項に影響を及ぼす変更を行った場合においては、当該製品に係る製造販売業者及び法第十九条の二第一項の承認を受けた者に対して連絡すること。
三　前二号の業務に係る記録を作成し、これを保管すること。

（逸脱の管理）

第十五条　製造業者等は、製造手順等からの逸脱（以下単に「逸脱」という。）が生じた場合においては、あらかじめ指定した者に、手順書等に基づき、次に掲げる業務を適切に行わせなければならない。

一　逸脱の内容を記録するとともに、逸脱したことによる影響を調査し、その結果について品質保証に係る業務を担当する組織に対して文書により報告し、確認を受けること。

二　重大な逸脱が生じた場合においては、前号に定めるもののほか、次に掲げる業務を行うとともに、その内容について品質保証に係る業務を担当する組織に対して文書により報告し、確認を受けること。

イ　当該逸脱に関連する製品に係る製造販売業者に対して速やかに連絡すること。

ロ　当該逸脱の原因を究明すること。

ハ　所要の是正措置及び予防措置をとること。

三　前二号の業務に係る記録を作成し、これを保管すること。

2　製造業者等は、品質保証に係る業務を担当する組織に、手順書等に基づき、前項第一号及び第二号により確認した記録を作成させ、保管させるとともに、製造管理者に対して文書により適切に報告させなければならない。

（品質情報及び品質不良等の処理）

第十六条　製造業者等は、製品に係る品質等に関する情報（以下「品質情報」という。）を得たときは、あらかじめ指定した者に、手順書等に基づき、次に掲げる業務を行わせなければならない。

一　当該品質情報の内容を記載した記録を作成し、これを保管すること。

二　当該品質情報に係る事項がその製造所に起因するものでないことが明らかな場合を除き、その原因を究明し、製造・品質関連業務に関し改善が必要な場合においては、所要の是正措置及び予防措置をとること。

三　前号の原因究明の結果並びに是正措置及び予防措置の記録を作成し、これを保管するとともに、品質保証に係る業務を担当する組織に対して文書により速やかに報告し、確認を受けること。

四　前号の報告及び確認の記録を作成し、これを保管すること。

2　製造業者等は、前項第三号の確認により品質不良又はそのおそれが判明した場合には、品質保証に係る業務を担当する組織に、手順書等に基づき、当該事項を製造管理者に対して文書により報告させなければならない。また、当該品質情報に関連する製品に係る製造販売業者に対する速やかな連絡、医薬品の回収の判断に必要な情報の提供等、所要の措置をとるとともに、当該措置に係る記録を作成し、これを保管しなければならない。

（回収等の処理）

第十七条　製造業者等は、回収された製品を保管する場合においては、あらかじめ指定した者に、手順書等に基づき、次に掲げる業務を行わせなければならない。

一　回収された製品を区分して一定期間保管した後、適切に処理すること。

二　回収された製品の内容を記載した保管及び処理の記録を作成し、これを保管するとともに、品質保証に係る業務を担当する組織及び製造管理者に対して文書により報告すること。

2　使用又は出荷に不適とされた原料、資材及び製品の保管及び処理については、前項の規定を準用する。

（自己点検）

第十八条　製造業者等は、あらかじめ指定した者に、手順書等に基づき、次に掲げる業務を行わせなければならない。

一　製造・品質関連業務について定期的に自己点検を行うこと。

二　自己点検の結果を品質保証に係る業務を担当する組織及び製造管理者に対して文書により報告すること。

三　自己点検の結果の記録を作成し、これを保管すること。

2　製造業者等は、前項第一号の自己点検の結果に基づき、製造・品質関連業務に関し改善が必要な場合においては、所要の措置を採るとともに、当該措置の記録を作成し、これを保管すること。

（教育訓練）

第十九条　製造業者等は、あらかじめ指定した者に、手順書等に基づき、次に掲げる業務を行わせなければならない。

一　製造・品質関連業務に従事する職員に対して、製造管理及び品質管理に関する必要な教育訓練を計画的に実施すること。

二　教育訓練の実施状況を品質保証に係る業務を担当する組織及び製造管理者に対して文書により報告すること。

三　教育訓練の実施の記録を作成し、これを保管すること。

四　教育訓練の実効性を定期的に評価し、必要に応じて改善を図るとともに、その記録を作成し、これを保管すること。

（文書及び記録の管理）

第二十条　製造業者等は、この章に規定する文書及び記録について、あらかじめ指定した者に、手順書等に基づき、次に掲げる業務を行わせなければならない。

一　文書を作成し、又は改訂する場合においては、承認、配付、保管等を行うこと。
二　手順書等を作成し、又は改訂するときは、当該手順書等にその日付を記載するとともに、それ以前の改訂に係る履歴を保管すること。
三　この章に規定する文書及び記録を、作成の日（手順書等については使用しなくなった日）から五年間（ただし、当該記録等に係る製品の有効期間に一年を加算した期間が五年より長い場合においては、教育訓練に係る記録を除き、その有効期間に一年を加算した期間）保管すること。

2　製造業者等は、手順書等及びこの章に規定する記録について、あらかじめ指定した者に、第八条第二項に規定する文書に基づき、次に掲げる業務を行わせなければならない。
一　作成及び保管すべき手順書等並びに記録に欠落がないよう、継続的に管理すること。
二　作成された手順書等及び記録が正確な内容であるよう、継続的に管理すること。
三　他の手順書等及び記録の内容との不整合がないよう、継続的に管理すること。
四　手順書等若しくは記録に欠落があった場合又はその内容に不正確若しくは不整合な点が判明した場合においては、その原因を究明し、所要の是正措置及び予防措置をとること。
五　その他手順書等及び記録の信頼性を確保するために必要な業務
六　前各号の業務に係る記録を作成し、これを保管すること。

第二節　原薬たる医薬品の製造管理及び品質管理

（品質管理）

第二十一条　原薬たる医薬品の製造業者等は、当該医薬品について、品質部門に、手順書等に基づき、ロットごとに所定の試験検査に必要な量の二倍以上の量を参考品として、製造された日から、次の各号に掲げる期間適切な保管条件の下で保管させなければならない。
一　有効期間に代えてリテスト日が設定されている医薬品（原薬たる放射性医薬品を除く。）にあっては、そのリテスト日までの期間又はその製造所からの出荷が完了した日から三年間のいずれか長い期間
二　前号に掲げるもの以外の医薬品にあっては、その有効期間に一年（当該医薬品が原薬たる放射性医薬品である場合は六月又は品質リスクマネジメントに基づく適切な日数）を加算した期間

（安定性モニタリング）

第二十一条の二　原薬たる医薬品の製造業者等は、当該医薬品について、品質部門に、手順書等に基づき、次に掲げる安定性モニタリングに係る業務を計画的かつ適切に行わせなければならない。

一　品質リスクを特定し、評価を行った結果に基づいて、安定性モニタリングを行う医薬品を適切に選定し、必要量の検体を採取すること。

二　当該医薬品の規格のうち保存により影響を受けやすい項目及び当該規格に適合しない場合に当該医薬品の有効性又は安全性に影響を及ぼすと考えられる項目を、試験検査の項目として選定すること。

三　第一号の検体を保管し、前号の項目について、適切な間隔で試験検査を行うこと。

四　前号の試験検査の結果に基づき、当該医薬品の品質への影響を評価すること。

五　前各号の業務に係る記録を作成し、これを保管すること。

2　原薬たる医薬品の製造業者等は、前項第四号の評価の結果から、当該医薬品の規格に適合しない場合又はそのおそれがある場合においては、当該医薬品に係る製造販売業者に対する速やかな連絡、医薬品の回収の判断に必要な情報の提供等、所要の措置をとるとともに、当該措置に係る記録を作成し、これを保管しなければならない。

（文書及び記録の管理）

第二十二条　製造業者等は、原薬たる医薬品に係る製品を製造する場合においては、第二十条第一項第三号の規定にかかわらず、この章に規定する文書及び記録であって当該製品に係るものについては、作成の日（手順書等については使用しなくなった日）から次の各号に掲げる期間（ただし、教育訓練に係る記録にあっては、作成の日から五年間）保管しなければならない。

一　ロットを構成する医薬品のうち有効期間に代えてリテスト日が設定されているものに係る文書及び記録にあっては、当該文書及び記録に係る医薬品のロットのリテスト日までの期間又は当該ロットの製造所からの出荷が完了した日から三年間のいずれか長い期間

二　前号に掲げるもの以外の医薬品に係る文書及び記録にあっては、当該医薬品の有効期間に一年を加算した期間

第三節　無菌医薬品の製造管理及び品質管理

（無菌医薬品の製造所の構造設備）

第二十三条　施行規則第二十五条第一項第三号の区分の製造業者及び施行規則

第三十五条第一項第三号の区分の外国製造業者の製造所の構造設備は、第九条第一項に規定するもののほか、次に定めるところに適合するものでなければならない。

一　作業所のうち、作業室又は作業管理区域は、無菌医薬品に係る製品の種類、剤形及び製造工程に応じ、清浄の程度を維持管理できる構造及び設備を有すること。

二　洗浄後の容器の乾燥作業又は滅菌作業を行う作業室は専用であること。ただし、洗浄後の容器が汚染されるおそれがない場合においては、この限りでない。

三　作業室は次に定めるところに適合するものであること。

イ　洗浄後の容器の乾燥及び保管を適切に行うために必要な設備を有すること。

ロ　無菌医薬品に係る製品の種類に応じ、その製造に必要な滅菌装置を備えていること。

ハ　無菌操作を行う区域は、フィルターにより処理された清浄な空気を供し、かつ、適切な差圧管理を行うために必要な構造設備を有すること。

ニ　注射剤に係る製品を製造する場合においては、無菌性保証に影響を及ぼす接液部の配管等は、洗浄が容易で、かつ、滅菌が可能な設備であること。

四　薬剤の調製作業、充填作業、又は製品の滅菌のために行う調製作業以降の作業（表示及び包装作業を除く。）を行う作業室又は作業管理区域は、次に定めるところに適合するものであること。

イ　非無菌医薬品の作業所と区別されていること。

ロ　調製作業を行う作業室及び充填作業又は閉塞作業作業を行う作業室は専用であること。

ハ　ロの作業を行う職員の専用の更衣室を有すること。

五　無菌医薬品に係る製品の製造に必要な蒸留水等を供給する設備は、異物又は微生物による蒸留水等の汚染を防止するために必要な構造であること。

（製造管理）

第二十四条　製造業者等は、無菌医薬品に係る製品を製造する場合においては、製造部門に、第十条に規定する業務のほか、手順書等に基づき、次に掲げる製造管理に係る業務を適切に行わせなければならない。

一　作業区域については、製造する無菌医薬品に係る製品の種類、剤形、特性、製造工程及び当該区域で行う作業内容等に応じて、清浄の程度等作業環境の管理の程度を適切に設定し、管理すること。

二　原料、資材及び製品については、製造する無菌医薬品に係る製品の種類、剤形、特性、製造工程等に応じて、微生物等の数等必要な管理項目を適切に設定し、管理すること。

三　製造工程において、原料、資材及び製品の微生物等による汚染等を防止するために必要な措置をとること。
四　製造する無菌医薬品に係る製品の種類、剤形、特性、製造工程等に応じて、製品の無菌性を保証するために重要な工程等については、工程管理のために必要な管理値を適切に定め、管理すること。
五　製造用水については、その用途に応じ、所要の微生物学的項目及び物理化学的項目に係る管理値を適切に定め、管理すること。
六　次に定めるところにより、職員の衛生管理を行うこと。
イ　製造作業に従事する職員以外の者の作業所への立入りをできる限り制限すること。
ロ　動物組織原料の加工、微生物の培養等（その製造工程において現に原料及び材料として使用されているものを除く。）に係る作業に従事する職員による汚染の防止のための厳重な手順を定め、これを遵守する場合を除き、無菌医薬品に係る製品の作業区域に立入りさせないこと。
ハ　現に作業が行われている清浄区域又は無菌区域への職員の立入りをできる限り制限すること。
七　次に定めるところにより、清浄区域又は無菌区域で作業する職員の衛生管理を行うこと。
イ　製造作業に従事する職員が清浄区域又は無菌区域へ立入る際には、当該区域の管理の程度に応じて、更衣等を適切に行わせること。
ロ　職員が原料、資材及び製品を微生物等により汚染するおそれのある健康状態（皮膚若しくは毛髪の感染症若しくは風邪にかかっている場合、負傷している場合又は下痢若しくは原因不明の発熱等の症状を呈している場合を含む。以下同じ。）にある場合においては、申告を行わせること。

（教育訓練）

第二十五条　製造業者等は、無菌医薬品に係る製品を製造する場合においては、あらかじめ指定した者に、第十九条に規定する業務のほか、手順書等に基づき、次に掲げる業務を行わせなければならない。
一　製造又は試験検査に従事する職員に対して、無菌医薬品に係る製品の製造のために必要な衛生管理、微生物学その他必要な教育訓練を実施すること。
二　清浄区域及び無菌区域等での作業に従事する職員に対して、微生物等による汚染を防止するために必要な措置に関する教育訓練を実施すること。

第四節　生物由来医薬品等の製造管理及び品質管理

（生物由来医薬品等に係る医薬品製品標準書）

第二十五条の二　製造業者等は、生物由来医薬品、医薬品、医療機器等の品質、有効性及び安全性の確保等に関する法律施行令（昭和三十六年政令第十一号）第八十条第二項第三号イに掲げる生物学的製剤、法第四十三条第一項の規定により厚生労働大臣の指定した医薬品、遺伝子組換え技術を応用して製造される医薬品、遺伝子組換え技術を応用して製造される医薬品を原料として使用する医薬品、人若しくは動物の細胞を培養する技術を応用して製造される医薬品、人若しくは動物の細胞を培養する技術を応用して製造される医薬品を原料として使用する医薬品又は細胞組織医薬品（以下「生物由来医薬品等」と総称する。）に係る製品を製造する場合においては、医薬品製品標準書に、第七条に規定する事項のほか、次に掲げる事項を記載し、品質部門の承認を受けるものとするとともに、当該医薬品製品標準書を当該製造所に適切に備え置かなければならない。

一　原料として使用する人、動物、植物又は微生物から得られた物に係る名称、本質及び性状並びに成分及びその含有量その他の規格

二　製造又は試験検査に使用する動物（ドナー動物を含む。）（以下「使用動物」という。）の規格（飼育管理の方法を含む。）

（生物由来医薬品等の製造所の構造設備）

第二十六条　生物由来医薬品等に係る製品の製造業者等の製造所の構造設備は、第九条第一項及び第二十三条の規定に定めるもののほか、次に定めるところに適合するものでなければならない。

一　生物学的製剤（ロットを構成しない血液製剤を除く。）に係る製品の製造所の構造設備は、次に定めるところに適合するものであること。

イ　作業所には、他から明確に区別された室において、次に掲げる設備を設けること。ただし、製品の種類、製造方法等により、当該製品の製造に必要がないと認められる設備を除く。

(1)　微生物の貯蔵設備

(2)　使用動物で微生物接種後のものを管理する設備

(3)　使用動物を処理する設備

(4)　微生物を培地等に移植する設備

(5)　微生物を培養する設備

(6)　培養した微生物の採取、不活化、殺菌等を行う設備

(7)　原液の希釈用液を調製する設備

(8)　原液の希釈、分注及び容器の閉塞を行う設備

(9)　製造又は試験検査に使用した器具器械等について消毒を行う設備

ロ　イ（4）及び（6）から（8）までに掲げる設備を有する室並びに原料、資材及び製品の試験検査に必要な設備のうち無菌試験を行う設備を有する

室は、次に定めるところに適合するものであること。

(1) 無菌室であること。ただし、当該作業室内に、製品の種類、製造方法等により支障なく無菌的操作を行うことができる機能を有する設備を設ける場合においては、この限りではない。

(2) (1)の無菌室には、専用の前室を附置し、通常当該前室を通じてのみ作業室内に出入りできるような構造のものとし、かつ、その前室の出入口が屋外に直接面していないものであること。

ハ イに掲げるもののほか、次に掲げる設備を有すること。

(1) 使用動物の飼育管理に必要な設備

(2) 培地及びその希釈用液を調製する設備

(3) 製造又は試験検査に使用する器具器械、容器等についてあらかじめ洗浄及び滅菌を行う設備

(4) 動物の死体その他の汚物の適切な処理及び汚水の浄化を行う設備

二 ロットを構成しない血液製剤に係る製品の製造所の構造設備は、次に定めるところに適合するものであること。

イ 作業所のうち、血液成分の分離及び混合、薬液の注入及び排出並びに容器の閉塞作業を行う作業室は、血液製剤以外の製品の作業室と区別されていること。

ロ 作業室のうち、イに規定する作業を開放式操作によって行う作業室は、次に定めるところに適合するものであること。

(1) 作業室は専用であること。

(2) 作業室は無菌室であること、又は当該作業室内に適切に無菌操作を行うことができる機能を有する設備を設けていること。

ハ 作業所には、無菌室で作業を行う職員の専用の更衣設備を設けること。

三 人の血液又は血漿しようを原料とする製品の製造を行う区域は、他の区域から明確に区別されており、かつ、当該製造を行うための専用の設備及び器具を有していること。ただし、ウイルスを不活化又は除去する工程以降の製造工程にあっては、この限りでない。

（製造管理）

第二十七条 製造業者等は、生物由来医薬品等に係る製品を製造する場合においては、製造部門に、第十条及び第二十四条に規定する業務のほか、手順書等に基づき、次に掲げる製造管理に係る業務を適切に行わせなければならない。

一 製造工程において、製品等を不活化する場合又は製品等に含まれる微生物等を不活化し、若しくは除去する場合においては、当該不活化又は除去が行われていない製品等による汚染を防止するために必要な措置をとること。

二 製造工程において、発酵等の生物化学的な技術を用いる場合においては、温度、水素イオン指数等の製造工程の管理に必要な事項について、継続的に

測定を行うこと。

三　製造工程において、カラムクロマトグラフ装置等を用いる場合においては、微生物等による当該装置の汚染を防止するために必要な措置をとるとともに、必要に応じエンドトキシンの測定を行うこと。

四　製造工程において、培養槽中に連続的に培地を供給し、かつ、連続的に培養液を排出させる培養方式を用いる場合においては、培養期間中の当該培養槽における培養条件を維持するために必要な措置をとること。

五　次に定めるところにより、職員の衛生管理を行うこと。

イ　製造作業に従事する職員以外の者の作業所への立入りをできる限り制限すること。

ロ　現に作業が行われている清浄区域又は無菌区域への職員の立入りをできる限り制限すること。

ハ　製造作業に従事する職員を、使用動物（その製造工程において現に使用されているものを除く。）の管理に係る作業に従事させないこと。

六　次に定めるところにより、清浄区域又は無菌区域で作業する職員の衛生管理を行うこと。

イ　製造作業に従事する職員に、消毒された作業衣、作業用のはき物、作業帽及び作業マスクを着用させること。

ロ　職員が原料、資材及び製品を微生物等により汚染するおそれのある疾病にかかっていないことを確認するために、職員に対し、六月を超えない期間ごとに健康診断を行うこと。

ハ　職員が原料、資材及び製品を微生物等により汚染するおそれのある健康状態にある場合においては、申告を行わせること。

七　使用動物（製造に使用するものに限る。以下この項において同じ。）を常時適正な管理の下に飼育するとともに、その使用に当たっては、健康観察を行うことにより、伝染病にかかっている動物その他使用に適していない動物を使用することのないようにすること。

八　微生物により汚染されたすべての物品（製造の過程において汚染されたものに限る。）及び使用動物の死体を、保健衛生上の支障が生ずるおそれのないように処置すること。

九　製造に使用する微生物の株の取扱いについて、次に掲げる事項に関する記録を作成し、これを保管すること。

イ　微生物の名称及び容器ごとに付された番号

ロ　譲受けの年月日並びに相手方の氏名及び住所（法人にあっては、名称及び所在地）

ハ　生物学的性状及びその検査年月日

ニ　継代培養の状況

十　痘そう病原体、急性灰白髄炎病原体、有芽胞病原菌又は結核菌を取り扱う

作業室で使用する器具器械は、製品の種類ごとに標識を付して、他の製品の製造に使用することを禁止すること。

十一　生物由来医薬品に係る製品の製造に使用する生物由来原料については、当該生物由来原料が当該製品の医薬品製品標準書に照らして適切なものであることを確認するとともに、その結果に関する記録を作成し、これを保管すること。

十二　生物由来医薬品に係る製品の製造に使用する生物由来原料については、厚生労働大臣の定めるところにより記録しなければならないとされている事項の記録を、第三十条第一号及び第二号に規定する期間自ら保管し、又は第十一条の四第二項の取決めを締結することにより、当該生物由来原料の原材料（製造に使用する原料又は材料（製造工程において使用されるものを含む。）の由来となるものをいう。）を採取する業者等（以下「原材料採取業者等」という。）において適切に保管することとすること。

十三　第十条第十号及び前二号の記録を、製造する生物由来医薬品等たる製品のロットごとに作成し、これを保管すること。

2　製造業者等は、細胞組織医薬品に係る製品を製造する場合においては、製造部門に、第十条及び前項に規定する業務のほか、手順書等に基づき、次に掲げる製造管理に係る業務を適切に行わせなければならない。

一　異なるドナー又はドナー動物から採取した細胞又は組織を取り扱う場合においては、当該細胞又は組織の混同及び交叉汚染を防止するために必要な措置をとること。

二　原料となる細胞又は組織について、受入れ時に、次に掲げる事項に関する記録により、当該製品の医薬品製品標準書に照らして適切なものであることを確認するとともに、その結果に関する記録を作成し、これを保管すること。

イ　当該細胞又は組織を採取した施設

ロ　当該細胞又は組織を採取した年月日

ハ　当該細胞又は組織が人に係るものである場合においては、ドナースクリーニングのためのドナーの問診、検査等による診断の状況

ニ　当該細胞又は組織が動物に係るものである場合においては、ドナー動物の受入れの状況並びにドナー動物スクリーニングのためのドナー動物の試験検査及び飼育管理の状況

ホ　当該細胞又は組織を採取する作業の経過

ヘ　イからホまでに掲げるもののほか、細胞組織医薬品に係る製品の品質の確保に関し必要な事項

三　原料となる細胞又は組織をドナー動物から採取する場合においては、採取の過程における微生物等による汚染を防止するために必要な措置をとるとと

もに、当該措置の記録を作成し、これを保管すること。

四　職員が次のいずれかに該当する場合においては、当該職員を清浄区域又は無菌区域における作業に従事させないこと。

イ　原料、資材及び製品を微生物等により汚染するおそれのある健康状態にある場合

ロ　細胞又は組織の採取又は加工の直前に細胞又は組織を汚染するおそれのある微生物等を取り扱っている場合

五　製品について、製品ごとに、出荷先施設名、出荷日及びロットを把握するとともに、その記録を作成し、これを保管すること。

六　配送について、製品品質の確保のために必要な措置をとるとともに、当該措置の記録を作成し、これを保管すること。

七　ドナー動物の受入れ後の飼育管理に関する記録を作成し、これを保管すること。

八　第二号、第三号、第五号及び第六号の記録を、ロット（第五号の記録にあっては、製品）ごとに作成し、これを保管すること。

3　第十条及び前二項に規定する生物由来医薬品に係る製品に係る記録は、製造に使用した生物由来原料に関する記録から当該生物由来原料を使用して製造された製品に関する記録までの一連のものを適切に確認できるように保管されなければならない。

（品質管理）

第二十八条　法第二条第十一項に規定する特定生物由来製品たる医薬品（以下「特定生物由来医薬品」という。）又は細胞組織医薬品の最終製品の製造業者等は、当該最終製品について、第十一条第一項第五号及び第六号の規定にかかわらず、ロットごと（ロットを構成しない特定生物由来医薬品にあっては、その製造に使用した生物由来原料について、当該最終製品の製造番号又は当該生物由来原料のロットごと）に所定の試験検査に必要な量の二倍以上の量を参考品として、製造された日から次の各号に掲げる期間適切な保管条件の下で保管しなければならない。ただし、ロットを構成しない特定生物由来医薬品の製造に使用した生物由来原料であって原材料採取業者等との間で当該原材料採取業者等が参考品を次の各号に掲げる期間保管することを第十一条の四第二項の規定により取り決めているものについてはこの限りでなく、また、ロットを構成する特定生物由来医薬品又は細胞組織医薬品の最終製品にあっては、その有効期間に一年（放射性医薬品の最終製品にあっては、六月又は品質リスクマネジメントに基づく適切な日数）を加算した期間が経過した後は、その製造に使用した生物由来原料の保管をもって最終製品の保管に代えることができる。

一　ロットを構成する特定生物由来医薬品の最終製品及びロットを構成しない特定生物由来医薬品の製造に使用した生物由来原料にあっては、その有効期間に十年を加算した期間

二　細胞組織医薬品の最終製品（前号に掲げるものを除く。）にあっては、適切な期間

2　製造業者等は、生物由来医薬品等に係る製品を製造する場合においては、品質部門に、第十一条に規定する業務のほか、手順書等に基づき、次に掲げる試験検査に係る業務を計画的かつ適切に行わせなければならない。

一　検体の混同及び交叉汚染を防止するために、検体を適切な識別表示により区分すること。

二　品質管理上重要であり、かつ、製品では実施することができない試験検査については、製造工程の適切な段階で実施すること。

三　使用動物（試験検査に使用するものに限る。以下この項において同じ。）を常時適正な管理の下に飼育するとともに、その使用に当たっては、健康観察を行うことにより、伝染病にかかっている動物その他使用に適していない動物を使用することのないようにすること。

四　微生物により汚染されたすべての物品（試験検査の過程において汚染されたものに限る。）及び使用動物の死体を、保健衛生上の支障が生ずるおそれのないように処置すること。

五　試験検査に使用する微生物の株の取扱いについて、次に掲げる事項に関する記録を作成し、これを保管すること。

イ　微生物の名称及び容器ごとに付された番号

ロ　譲受けの年月日並びに相手方の氏名及び住所（法人にあっては、名称及び所在地）

ハ　生物学的性状及びその検査年月日

ニ　継代培養の状況

六　試験検査結果の記録を、製造する生物由来医薬品等に係る製品のロットごとに作成し、これを保管すること。

3　製造業者等は、細胞組織医薬品に係る製品を製造する場合においては、品質部門に、第十一条及び前項に規定する業務のほか、手順書等に基づき、次に掲げる品質保証及び試験検査に係る業務を適切に行わせなければならない。

一　ドナー動物の受入れ時及び受入れ後の試験検査を行うことその他必要な業務を自ら行い、又は当該業務の内容に応じてあらかじめ指定した者に行わせること。

二　前号に規定する業務の記録を作成し、これを保管すること。

4　前三項に規定する生物由来医薬品に係る記録は、製造に使用した生物由来原料に関する記録から当該生物由来原料を使用して製造された製品に関する記録までの一連のものを適切に確認できるように保管されなければならない。

（教育訓練）

第二十九条　製造業者等は、生物由来医薬品等に係る製品を製造する場合においては、あらかじめ指定した者に、第十九条及び第二十五条に規定する業務のほか、手順書等に基づき、次に掲げる業務を行わせなければならない。

一　生物由来医薬品等の製造又は試験検査に従事する職員に対して、微生物学、医学及び獣医学等に関する教育訓練を実施すること。

二　無菌区域及び病原性を持つ微生物を取り扱う区域等での作業に従事する職員に対して、微生物等による汚染を防止するために必要な措置に関する教育訓練を実施すること。

（文書及び記録の保管）

第三十条　製造業者等は、生物由来医薬品等に係る製品を製造する場合においては、第二十条第一項第三号及び第二十二条の規定にかかわらず、この章に規定する文書及び記録であって当該製品に係るものについて、作成の日（手順書等については使用しなくなった日）から次の各号に掲げる期間（ただし、教育訓練に係る記録にあっては五年間）保管しなければならない。

一　特定生物由来医薬品又は人の血液を原材料として製造される生物由来医薬品に係る製品にあっては、その有効期間に三十年を加算した期間

二　生物由来医薬品又は細胞組織医薬品に係る製品（前号に掲げるものを除く。）にあっては、その有効期間に十年を加算した期間

三　前二号に掲げるもの以外の製品にあっては、五年間（ただし、当該製品の有効期間に一年を加算した期間が五年より長い場合においては、その有効期間に一年を加算した期間）

第五節　雑則

（記録の保管の特例）

第三十一条　前条の規定にかかわらず、製造業者等は、厚生労働大臣が指定する生物由来医薬品に係る製品を製造する場合においては、あらかじめ指定した者に、前条に規定する記録を、厚生労働大臣が指定する期間、保管させなければならない。ただし、当該生物由来医薬品の製造に使用する生物由来原料に係る記録であって、第十一条の四第二項の取決めを締結することにより、当該生物由来原料の原材料採取業者等において当該期間適切に保管することとする場合においては、この限りでない。

第三章　医薬部外品製造業者等の製造所における製造管理及び品質管理

第一節　通則

（製造部門及び品質部門）

第三十二条　製造業者等は、製造所ごとに、法第十七条第十項に規定する責任技術者又は法第十三条の三第一項の認定を受けた製造所の責任者若しくは当該外国製造業者があらかじめ指定した者（以下「責任技術者」と総称する。）の監督の下に、製造部門及び品質部門を置かなければならない。

2　品質部門は、製造部門から独立していなければならない。

（責任技術者）

第三十三条　責任技術者は、次に掲げる業務を行わなければならない。

一　製造管理及び品質管理に係る業務（以下「製造・品質管理業務」という。）を統括し、その適正かつ円滑な実施が図られるよう管理監督すること。

二　品質不良その他製品品質に重大な影響が及ぶおそれがある場合においては、所要の措置が速やかにとられていること及びその進捗状況を確認し、必要に応じ、改善等所要の措置を?とるよう指示すること。

2　製造業者等は、責任技術者が業務を行うに当たって支障を生ずることがないようにしなければならない。

（職員）

第三十四条　製造業者等は、製造・品質管理業務を適正かつ円滑に実施しうる能力を有する責任者（以下この章において単に「責任者」という。）を、製造所の組織、規模、業務の種類等に応じ、適切に置かなければならない。

2　製造業者等は、製造所の組織、規模及び業務の種類等に応じ、適切な人数の責任者を配置しなければならない。

3　製造業者等は、製造・品質管理業務を適切に実施しうる能力を有する人員を十分に確保しなければならない。

4　製造業者等は、製造・品質管理業務に従事する職員（責任技術者及び責任者を含む。）の責務及び管理体制を文書により適切に定めなければならない。

（医薬部外品製品標準書）

第三十五条　製造業者等は、医薬部外品に係る製品（中間製品を除く。）に関して次に掲げる事項について記載した文書（以下「医薬部外品製品標準書」という。）を当該製品の製造に係る製造所ごとに作成し、品質部門の承認を受け、当該製造所に適切に備え置かなければならない。

一　承認事項のうち、当該製造所における製造方法、規格及び試験方法その

他必要な事項
二　法第四十二条第二項の規定により定められた基準その他薬事に関する法令又はこれに基づく命令若しくは処分のうち品質に関する事項
三　製造手順（第一号の事項を除く。）
四　その他所要の事項

（手順書）
第三十六条　製造業者等は、製造所ごとに、次に掲げる手順について記載した手順書を作成し、これを当該製造所に適切に備え置かなければならない。
一　構造設備及び職員の衛生管理に関する手順
二　製造工程、製造設備、原料、資材及び製品の管理に関する手順
三　試験検査設備及び検体の管理その他適切な試験検査の実施に必要な手順
四　製造所からの出荷の管理に関する手順
五　バリデーションに関する手順
六　第四十二条の変更の管理に関する手順
七　第四十三条の逸脱の管理に関する手順
八　第四十四条の品質情報及び品質不良等の処理に関する手順
九　回収処理に関する手順
十　自己点検に関する手順
十一　教育訓練に関する手順
十二　文書及び記録の作成、改訂及び保管に関する手順
十三　その他適正かつ円滑な製造・品質管理業務に必要な手順

（構造設備）
第三十七条　医薬部外品に係る製品の製造所の構造設備は、次に定めるところに適合するものでなければならない。
一　医薬部外品製品標準書及び手順書（以下この章において「手順書等」と総称する。）に基づき、その用途に応じ適切に清掃及び保守が行われ、必要に応じ滅菌され、また、その記録が作成され、保管されていること。
二　製品等により有毒ガスを取り扱う場合においては、その処理に要する設備を有すること。
三　作業所のうち作業室は、製品の種類、剤形及び製造工程に応じ、じんあい又は微生物による汚染を防止するのに必要な構造及び設備を有していること。ただし、製造設備等の有する機能によりこれと同程度の効果を得られる場合においては、この限りでない。
四　作業所のうち、原料の秤量作業、製品の調製作業、充填作業又は閉塞作業を行う作業室は、当該作業室の職員以外の者の通路とならないように造

られていること。ただし、当該作業室の職員以外の者による製品への汚染のおそれがない場合においては、この限りでない。

五　製品の製造に必要な質及び量の水（設備及び器具並びに容器の洗浄水を含む。）を供給する設備を有すること。

（製造管理）

第三十八条　製造業者等は、製造部門に、手順書等に基づき、次に掲げる製造管理に係る業務を適切に行わせなければならない。

一　製造指図書を作成し、これを保管すること。

二　製造指図書に基づき、製品の製造作業を行うこと。

三　製造に関する記録をロットごとに作成し、これを保管すること。

四　製品等についてはロットごとに、資材については管理単位ごとに、それが適正である旨を確認するとともに、その結果に関する記録を作成し、これを保管すること。

五　製品等についてはロットごとに、資材については管理単位ごとに適正に保管し、出納を行うとともに、その記録を作成し、これを保管すること。

六　構造設備の清浄を確認するとともに、その結果に関する記録を作成し、これを保管すること。

七　職員の衛生管理を行うとともに、その記録を作成し、これを保管すること。

八　構造設備を定期的に点検整備するとともに、その記録を作成し、これを保管すること。また、計器の校正を適切に行うとともに、その記録を作成し、これを保管すること。

九　製造、保管及び出納並びに衛生管理に関する記録により製造管理が適切に行われていることを確認し、その結果を品質部門に対して文書により報告すること。

十　その他製造管理のために必要な業務

（品質管理）

第三十九条　製造業者等は、品質部門に、手順書等に基づき、次に掲げる品質管理に係る業務を計画的かつ適切に行わせなければならない。

一　製品等についてはロットごとに、資材については管理単位ごとに試験検査を行うのに必要な検体を採取するとともに、その記録を作成し、これを保管すること。

二　採取した検体について、製品等についてはロットごとに、資材については管理単位ごとに試験検査（当該製造業者等の他の試験検査設備又は他の試験検査機関を利用して自己の責任において行う試験検査であって、当該

利用につき支障がないと認められるものを含む。以下この章において同じ。）を行うとともに、その記録を作成し、これを保管すること。

三　最終製品（ロットを構成するものに限る。）について、ロットごとに所定の試験検査に必要な量の二倍以上の量を参考品として、製造された日から当該製品の有効期間に一年を加算した期間適切な保管条件の下で保管すること。

四　試験検査に関する設備及び器具を定期的に点検整備するとともに、その記録を作成し、これを保管すること。また、試験検査に関する計器の校正を適切に行うとともに、その記録を作成し、これを保管すること。

五　第二号の試験検査の結果の判定を行い、その結果を製造部門に対して文書により報告すること。

六　その他品質管理のために必要な業務

2　輸入先国における製造管理及び品質管理の基準並びにこれらの基準に対する適合性の確認に関する手続が我が国のものと同等であると認められる場合においては、製造業者は、輸入製品に係る前項第二号に規定する試験検査（外観検査を除く。）を、当該輸入製品について輸入先国の外国製造業者が行った試験検査の記録を確認することをもって代えることができる。この場合において、製造業者は、品質部門に、次に掲げる業務を適切に行わせなければならない。

一　当該輸入製品が、当該外国製造業者の製造所において、適切な製造手順等により製造されていることを定期的に確認すること。

二　当該外国製造業者の製造所が、その国における製造管理及び品質管理に関する基準に適合していることを定期的に確認すること。

三　前二号の確認の記録を作成し、これを保管すること。

四　当該輸入製品について当該外国製造業者が行った試験検査の記録を確認するとともに、その確認の記録を作成し、これを保管すること。

3　製造業者等は、品質部門に、手順書等に基づき、前条第九号の規定により製造部門から報告された製造管理に係る確認の結果をロットごとに確認させなければならない。

（製造所からの出荷の管理）

第四十条　製造業者等は、品質部門に、手順書等に基づき、製造管理及び品質管理の結果を適切に評価し、製品の製造所からの出荷の可否を決定する業務を行わせなければならない。

2　前項の業務を行う者は、当該業務を適正かつ円滑に実施しうる能力を有する者でなければならない。

3　製造業者等は、第一項の業務を行う者が当該業務を行うに当たって、支障

が生ずることがないようにしなければならない。

4　製造業者等は、第一項の決定が適正に行われるまで製造所から製品を出荷してはならない。

（バリデーション）

第四十一条　製造業者等は、あらかじめ指定した者に、手順書等に基づき、次に掲げる業務を行わせなければならない。

一　次に掲げる場合においてバリデーションを行うこと。

イ　当該製造所において新たに医薬部外品の製造を開始する場合

ロ　製造手順等について製品品質に大きな影響を及ぼす変更がある場合

ハ　その他製品の製造管理及び品質管理を適切に行うため必要と認められる場合

二　バリデーションの計画及び結果を品質部門に対して文書により報告すること。

2　製造業者等は、前項第一号のバリデーションの結果に基づき、製造管理又は品質管理に関し改善が必要な場合においては、所要の措置をとるとともに、当該措置の記録を作成し、これを保管しなければならない。

（変更の管理）

第四十二条　製造業者等は、製造手順等について変更を行う場合においては、あらかじめ指定した者に、手順書等に基づき、次に掲げる業務を行わせなければならない。

一　当該変更による製品品質への影響を評価し、その評価の結果から、当該変更が製品品質に影響を及ぼす場合又はそのおそれがある場合には、当該変更を行うことについて品質部門の承認を受けるとともに、その記録を作成し、これを保管すること。

二　前号の規定により品質部門の承認を受けて変更を行うときは、関連する文書の改訂、職員の教育訓練その他所要の措置をとること。

（逸脱の管理）

第四十三条　製造業者等は、逸脱が生じた場合においては、あらかじめ指定した者に、手順書等に基づき、次に掲げる業務を適切に行わせなければならない。

一　逸脱の内容を記録すること。

二　重大な逸脱が生じた場合においては、次に掲げる業務を行うこと。

イ　逸脱による製品品質への影響を評価し、所要の措置をとること。

ロ　イに規定する評価の結果及び措置について記録を作成し、保管すると

ともに、品質部門に対して文書により報告すること。

ハ　ロの規定により報告された評価の結果及び措置について、品質部門の確認を受けること。

2　製造業者等は、品質部門に、手順書等に基づき、前項第二号ハにより確認した記録を作成させ、保管させるとともに、同号ロの記録とともに、責任技術者に対して文書により適切に報告させなければならない。

（品質情報及び品質不良等の処理）

第四十四条　製造業者等は、製品に係る品質情報を得たときは、その品質情報に係る事項が当該製造所に起因するものでないことが明らかな場合を除き、あらかじめ指定した者に、手順書等に基づき、次に掲げる業務を行わせなければならない。

一　当該品質情報に係る事項の原因を究明し、製造・品質管理業務に関し改善が必要な場合においては、所要の措置をとること。

二　当該品質情報の内容、原因究明の結果及び改善措置を記載した記録を作成し、これを保管するとともに、品質部門に対して文書により速やかに報告すること。

三　前号の報告により、品質部門の確認を受けること。

2　製造業者等は、前項第三号の確認により品質不良又はそのおそれが判明した場合には、品質部門に、手順書等に基づき、当該事項を責任技術者に対して文書により報告させなければならない。

（回収処理）

第四十五条　製造業者等は、回収された製品を保管する場合においては、あらかじめ指定した者に、手順書等に基づき、次に掲げる業務を行わせなければならない。

一　回収された製品を区分して一定期間保管した後、適切に処理すること。

二　回収された製品の内容を記載した保管及び処理の記録を作成し、これを保管するとともに、品質部門及び責任技術者に対して文書により報告すること。ただし、当該回収に至った理由が当該製造所に起因するものでないことが明らかな場合においては、この限りでない。

（自己点検）

第四十六条　製造業者等は、あらかじめ指定した者に、手順書等に基づき、次に掲げる業務を行わせなければならない。

一　製造・品質管理業務について定期的に自己点検を行うこと。

二　自己点検の結果を責任技術者に対して文書により報告すること。

三　自己点検の結果の記録を作成し、これを保管すること。

2　製造業者等は、前項第一号の自己点検の結果に基づき、製造・品質管理業務に関し改善が必要な場合においては、所要の措置をとるとともに、当該措置の記録を作成し、これを保管すること。

（教育訓練）

第四十七条　製造業者等は、あらかじめ指定した者に、手順書等に基づき、次に掲げる業務を行わせなければならない。

一　製造・品質管理業務に従事する職員に対して、製造管理及び品質管理に関する必要な教育訓練を計画的に実施すること。

二　教育訓練の実施状況を責任技術者に対して文書により報告すること。

三　教育訓練の実施の記録を作成し、これを保管すること。

（文書及び記録の管理）

第四十八条　製造業者等は、この章に規定する文書及び記録について、あらかじめ指定した者に、手順書等に基づき、次に掲げる業務を行わせなければならない。

一　文書を作成し、又は改訂する場合においては、承認、配付、保管等を行うこと。

二　手順書等を作成し、又は改訂するときは、当該手順書等にその日付を記載するとともに、それ以前の改訂に係る履歴を保管すること。

三　この章に規定する文書及び記録を、作成の日（手順書等については使用しなくなった日）から五年間（ただし、当該記録等に係る製品の有効期間に一年を加算した期間が五年より長い場合においては、教育訓練に係る記録を除き、その有効期間に一年を加算した期間）保管すること。

第二節　医薬部外品の製造の用に供される原薬の製造管理及び品質管理

（品質管理）

第四十九条　医薬部外品の製造の用に供される原薬の製造業者等は、当該製品について、品質部門に、手順書等に基づき、ロットごとに所定の試験検査に必要な量の二倍以上の量を参考品として、製造された日から、次の各号に掲げる期間適切な保管条件の下で保管させなければならない。

一　有効期間に代えてリテスト日が設定されている製品にあっては、その製造所からの出荷が完了した日から三年間

二　前号に掲げるもの以外の製品にあっては、その有効期間に一年を加算し

た期間

（文書及び記録の保管）

第五十条　製造業者等は、医薬部外品の製造の用に供される原薬に係る製品を製造する場合においては、第四十八条第三号の規定にかかわらず、この章に規定する文書及び記録であって当該製品に係るものについては、作成の日（手順書等については使用しなくなった日）から次の各号に掲げる期間（ただし、教育訓練に係る記録にあっては、作成の日から五年間）保管しなければならない。

一　ロットを構成する製品のうち有効期間に代えてリテスト日が設定されているものに係る文書及び記録にあっては、当該文書及び記録に係るロットの製造所からの出荷が完了した日から三年間

二　前号に掲げるもの以外の製品に係る文書及び記録にあっては、当該製品の有効期間に一年を加算した期間

第三節　無菌医薬部外品の製造管理及び品質管理

（無菌医薬部外品の製造所の構造設備）

第五十一条　施行規則第二十五条第二項第一号の区分の製造業者及び施行規則第三十五条第二項第一号の区分の外国製造業者の製造所の構造設備は、第三十七条に規定するもののほか、次に定めるところに適合するものでなければならない。

一　作業所のうち、作業室又は作業管理区域は、無菌医薬部外品に係る製品の種類、剤形及び製造工程に応じ、清浄の程度を維持管理できる構造及び設備を有すること。

二　洗浄後の容器の乾燥作業又は滅菌作業を行う作業室は専用であること。ただし、洗浄後の容器が汚染されるおそれがない場合においては、この限りでない。

三　作業室は次に定めるところに適合するものであること。

イ　洗浄後の容器の乾燥及び保管を適切に行うために必要な設備を有すること。

ロ　無菌医薬部外品に係る製品の種類に応じ、その製造に必要な滅菌装置を備えていること。

ハ　無菌操作を行う区域は、フィルターにより処理された清浄な空気を供し、かつ、適切な差圧管理を行うために必要な構造設備を有すること。

四　薬剤の調製作業、充填作業、又は製品の滅菌のために行う調製作業以降の作業（表示及び包装作業を除く。）を行う作業室又は作業管理区域は、次

に定めるところに適合するものであること。

イ　非無菌医薬部外品の作業所と区別されていること。

ロ　調製作業を行う作業室及び充填作業又は閉塞作業を行う作業室は専用であること。

ハ　ロの作業を行う職員の専用の更衣室を有すること。

五　無菌医薬部外品に係る製品の製造に必要な蒸留水等を供給する設備は、異物又は微生物による蒸留水等の汚染を防止するために必要な構造であること。

（製造管理）

第五十二条　製造業者等は、無菌医薬部外品に係る製品を製造する場合においては、製造部門に、第三十八条に規定する業務のほか、手順書等に基づき、次に掲げる製造管理に係る業務を適切に行わせなければならない。

一　作業区域については、製造する無菌医薬部外品に係る製品の種類、剤形、特性、製造工程及び当該区域で行う作業内容等に応じて、清浄の程度等作業環境の管理の程度を適切に設定し、管理すること。

二　原料、資材及び製品については、製造する無菌医薬部外品に係る製品の種類、剤形、特性、製造工程等に応じて、微生物等の数等必要な管理項目を適切に設定し、管理すること。

三　製造工程において、原料、資材及び製品の微生物等による汚染等を防止するために必要な措置をとること。

四　製造する無菌医薬部外品に係る製品の種類、剤形、特性、製造工程等に応じて、製品の無菌性を保証するために重要な工程等については、工程管理のために必要な管理値を適切に定め、管理すること。

五　製造用水については、その用途に応じ、所要の微生物学的項目及び物理化学的項目に係る管理値を適切に定め、管理すること。

六　次に定めるところにより、職員の衛生管理を行うこと。

イ　製造作業に従事する職員以外の者の作業所への立入りをできる限り制限すること。

ロ　現に作業が行われている清浄区域又は無菌区域への職員の立入りをできる限り制限すること。

七　次に定めるところにより、清浄区域又は無菌区域で作業する職員の衛生管理を行うこと。

イ　製造作業に従事する職員が清浄区域又は無菌区域へ立入る際には、当該区域の管理の程度に応じて、更衣等を適切に行わせること。

ロ　職員が原料、資材及び製品を微生物等により汚染するおそれのある健康状態にある場合においては、申告を行わせること。

（教育訓練）

第五十三条　製造業者等は、無菌医薬部外品に係る製品を製造する場合においては、あらかじめ指定した者に、第四十七条に規定する業務のほか、手順書等に基づき、次に掲げる業務を行わせなければならない。

一　製造又は試験検査に従事する職員に対して、無菌医薬部外品に係る製品の製造のために必要な衛生管理、微生物学その他必要な教育訓練を実施すること。

二　清浄区域及び無菌区域等での作業に従事する職員に対して、微生物等による汚染を防止するために必要な措置に関する教育訓練を実施すること。

附　則

（施行期日）

第一条　この省令は、平成十七年四月一日から施行する。

（経過措置）

第二条　外国製造業者については、この省令の施行の日から二年間は、この省令による改正後の第九条、第二十三条、第二十六条並びに第三十二条において準用する第九条及び第二十三条の規定を適用しないことができる。

第三条　医薬品及び医薬部外品の輸入販売管理及び品質管理規則（平成十一年厚生省令第六十二号）は平成十七年三月三十一日限り、その効力を失う。

附　則（平 26・7・30 厚労令 87）抄

（施行期日）

第一条　この省令は、薬事法等の一部を改正する法律（以下「改正法」という。）の施行の日（平成二十六年十一月二十五日）から施行する。

附　則（令 3・1・29 厚労令 15）抄

（施行期日）

第一条　この省令は、医薬品、医療機器等の品質、有効性及び安全性の確保等に関する法律等の一部を改正する法律（以下「改正法」という。）附則第一条第二号に規定する規定の施行の日（令和三年八月一日）から施行する。

附　則（令 3・4・28 厚労令 90）抄

（施行期日）

第一条　この省令は、令和三年八月一日から施行する。

医薬品の安全性に関する
非臨床試験の実施の基準に関する省令

（平成 9 年 3 月 26 日 厚生省令第 21 号）

改正　平 12：10/20 厚生省令 127　平 20：6/13 厚労令 114　平 26：7/30 厚労令 87　令 2：8/31 厚労令 155、12/25 厚労令 208　令 3：1/29 厚労令 15　令 4：5/20 厚労令 84

薬事法（昭和三十五年法律第百四十五号）第十四条第三項（同条第六項、同法第十九条の二第四項及び第二十三条において準用する場合を含む。）並びに同法第十四条の四第四項及び第十四条の五第四項（これらの規定を同法第十九条の四及び第二十三条において準用する場合を含む。）の規定に基づき、医薬品の安全性に関する非臨床試験の実施の基準に関する省令を次のように定める。［編注：前文は省令公布時のまま］

医薬品の安全性に関する非臨床試験の実施の基準に関する省令

目次

第一章　総則

（趣旨）

第一条　この省令は、医薬品、医療機器等の品質、有効性及び安全性の確保等に関する法律（昭和三十五年法律第百四十五号。以下「法」という。）第十四条第三項及び第十二項（同条第十五項及び法第十九条の二第五項において準用する場合並びに法第十四条の二の二第五項（法第十九条の二第五項において準用する場合を含む。以下同じ。）において読み替えて適用する場合を含む。以下同じ。）並びに法第十四条の四第五項及び第十四条の六第四項（これらの規定を法第十九条の四において準用する場合を含む。以下同じ。）の厚生労働省令で定める基準のうち、医薬品の安全性に関する非臨床試験（医薬品、医療機器等の品質、有効性及び安全性の確保等に関する法律施行規則（昭和三十六年厚生省令第一号）第四十条第一項第一号へ（第百二条第二項において

準用する場合を含む。）及び第五十九条第一項本文（第百十一条において準用する場合を含む。）並びに法第十四条の六第四項（法第十九条の四において準用する場合を含む。）の資料のうち急性毒性、亜急性毒性、慢性毒性、遺伝毒性、催奇形性その他の毒性に関するものの収集及び作成のために、試験施設又は試験場所において試験系を用いて行われるものに限る。以下「試験」という。）に係るものを定めるものとする。

（定義）

第二条　この省令において「被験物質」とは、試験において安全性の評価の対象となる医薬品又は化学的物質、生物学的物質若しくはその製剤をいう。

2　この省令において「対照物質」とは、試験において被験物質と比較する目的で用いられる医薬品又は化学的物質、生物学的物質若しくはその製剤をいう。

3　この省令において「試験系」とは、被験物質が投与され、若しくは加えられる動物、植物、微生物若しくはこれらの構成部分又はその対照として用いられるものをいう。

4　この省令において「標本」とは、検査又は分析のため試験系から採取された物をいう。

5　この省令において「生データ」とは、試験において得られた観察の結果及びその記録をいう。

6　この省令において「試験場所」とは、試験施設の運営及び管理について責任を有する者（以下「運営管理者」という。）が試験の一部を委託する場合において、当該委託された試験の一部が行われる場所（試験施設を除く。）をいう。

（試験の実施に係る基準）

第三条　法第十四条第一項又は第十九条の二第一項の承認を受けようとする者又は受けた者が行う試験の実施に係る法第十四条第三項及び第十二項並びに法第十四条の四第五項及び第十四条の六第四項の資料の収集及び作成については、次条から第十九条までの規定の定めるところによる。

（試験委託者の責務）

第四条　試験を委託する者は、委託する試験がこの省令の規定に従って実施されなければならないものであることを受託する者に対して事前に通知しなければならない。

2　前項の場合において、試験を委託した者又はその地位を承継した者（以下「試験委託者等」という。）は、当該試験がこの省令の規定に従って実施されていること及び実施されたことを確認しなければならない。

3　第一項の通知及び前項の確認は、文書により記録し、これを保存しなければならない。

第二章　職員及び組織

（職員）

第五条　試験に従事する者及び次条第二号（第十九条第二号において準用する場合を含む。）に規定する信頼性保証部門に属する者は、その業務を適正かつ円滑に遂行するために必要な教育若しくは訓練を受けた者又は職務経験を有する者であって、当該業務を遂行しうる能力を有するものでなければならない。

2　試験に従事する者は、被験物質、対照物質及び試験系を汚染しないよう、保健衛生上必要な注意を払わなければならない。

（運営管理者）

第六条　運営管理者は、次に掲げる業務を行わなければならない。

一　試験ごとに、試験に従事する者のうち、当該試験の実施、記録、報告等について責任を有する者（以下「試験責任者」という。）を指名すること。

二　試験施設で行われる試験がこの省令の規定に従って行われていることを保証する部門（以下「信頼性保証部門」という。）の責任者（以下「信頼性保証部門責任者」という。）を指名すること。

三　信頼性保証部門責任者がその業務を適切に行っていることを確認すること。

四　被験物質若しくは対照物質又はこれを含む混合物の同一性、力価、純度、安定性及び均一性について適切に試験されていることを確認すること。

五　施設及び機器等が標準操作手順書及び試験計画書に従って使用されていることを確認すること。

六　試験計画書に従ってその試験を適切に実施するために十分な職員を確保すること。

七　試験に従事する者及び信頼性保証部門に属する者に対する必要な教育及び訓練を行うこと。

八　試験に従事する者及び信頼性保証部門に属する者についての教育及び訓練の内容並びに職務経験を記録した文書並びに職務分掌を明記した文書を作成し、これらを保存すること。

九　試験施設で行われる全ての試験について、試験委託者等の氏名（法人にあっては、その名称）、試験責任者の氏名、試験系、試験の種類、試験開始の日付、試験の進捗状況、最終報告書の作成状況等を被験物質ごとに記載した書類（第八条第一項第一号において「主計画表」という。）を作成し、保存すること。

十　その他試験施設の運営及び管理に関する業務

（試験責任者）

第七条　試験責任者は、次に掲げる業務を行わなければならない。

一　各試験がこの省令の規定、標準操作手順書及び試験計画書に従って行われていることを確認すること。

二　生データが正確に記録され、かつ適切な措置が講じられていることを確認すること。

三　予見することができなかった試験の信頼性に影響を及ぼす疑いのある事態について、その内容及び改善措置が文書により記録されていることを確認すること。

四　次条第一項第三号の指摘事項及び同項第四号の勧告により改善を行うこと。

五　試験系が試験計画書に従っているものであることを確認すること。

六　試験計画書、標本、生データその他の記録文書、最終報告書及びこれらの変更又は訂正に係る文書（以下「試験関係資料」という。）を適切に管理し、試験終了後に試験関係資料を保存する施設（第九条第四項及び第十八条において「資料保存施設」という。）に適切に移管すること。

七　その他試験の実施、記録、報告等の管理に関する業務

（信頼性保証部門）

第八条　信頼性保証部門責任者は、次に掲げる業務を自ら行い、又は試験ごとの担当者を指名し、その者に行わせなければならない。

一　主計画表の写しを保存すること。

二　標準操作手順書及び試験計画書の写しを保存すること。

三　試験の信頼性を保証することができる適当な時期に、試験の調査を行い、当該試験がこの省令の規定に従って行われていることを確認するとともに、当該調査の内容、結果及び改善のための指摘事項、これに対して講じられた措置並びに再調査の予定等を記載した文書を作成し、保存すること。

四　前号の調査において、試験の信頼性に重大な影響を及ぼすおそれのあることを発見したときは、運営管理者及び試験責任者に対して報告するとともに、改善のための勧告を行うこと。

五　試験ごとに、改善のための指摘事項及びこれに対して講じられた措置に関する報告書を作成し、運営管理者及び試験責任者に提出すること。

六　前条第三号の試験責任者の確認が適切に行われているかどうか確認すること。

七　最終報告書に試験の実施方法が正確に記載され、かつ生データが正確に反映されていることを確認し、運営管理者及び試験責任者に対して報告すること。

八　第三号及び前号の確認を行った日付及びその結果が運営管理者及び試験責

任者に報告されていることを記載した文書を作成し、これに署名の上試験責任者に提出すること。

九　信頼性保証部門に保存される記録の整理方法を文書により記録し、これを保存すること。

十　その他当該試験施設で行われる試験がこの省令の規定に従って行われていることを保証するために必要な業務

2　試験ごとの信頼性保証部門の担当者は、当該試験に従事する者以外の者でなければならない。

3　第一項の規定により保存される文書は、試験施設又は試験委託者等の指定した場所に保存されなければならない。

第三章　試験施設及び機器

（試験施設）

第九条　試験施設は、試験を実施するため必要な面積及び構造を有し、かつ、その機能を維持するため試験に影響を及ぼすものから十分に分離されていなければならない。

2　動物を用いた試験を行う試験施設は、動物を適切に飼育し、又は管理するため、飼育施設、飼料、補給品等を保管する動物用品供給施設その他必要な施設設備を有しなければならない。

3　試験施設は、被験物質等の取扱区域、試験操作区域その他の試験を適切に実施するために必要な区分された区域を有しなければならない。

4　試験施設は、資料保存施設を有しなければならない。

（機器）

第十条　試験成績の収集、測定又は解析に使用される機器、施設の環境を保持するために使用される機器その他試験を行うために必要な機器（次項及び次条第一項第二号において単に「機器」という。）は、適切に設計され、十分な処理能力を有し、適切に配置されなければならない。

2　機器は、適切に保守点検、清掃及び修理が行われなければならない。

3　前項の保守点検、清掃及び修理を行った場合には、その日付、内容及び実施者を文書により記録し、これを保存しなければならない。

第四章　試験施設等における操作

（標準操作手順書）

第十一条　運営管理者は、次に掲げる事項に関する実施方法及び手順を記載した標準操作手順書を作成しなければならない。

一　被験物質及び対照物質の管理
二　施設設備又は機器の保守点検及び修理
三　動物飼育施設の整備
四　実験動物の飼育及び管理
五　実験動物の一般症状等の観察
六　試験の操作、測定、検査及び分析
七　ひん死の動物及び動物の死体の取扱い
八　動物の剖検及び死後解剖検査
九　標本の採取及び識別
十　病理組織学的検査
十一　生データの管理
十二　信頼性保証部門が行う業務
十三　試験従事者の健康管理
十四　その他必要な事項

2　運営管理者は、前項各号に掲げる事項が実施されるそれぞれの区域に標準操作手順書を備え付けなければならない。

3　運営管理者は、標準操作手順書を変更する場合には、その日付を記載するとともに、変更前の標準操作手順書を試験施設に保存しなければならない。

4　試験に従事する者は、やむを得ない理由により標準操作手順書に従わなかった場合には、試験責任者に報告し、その承認を受けなければならない。

5　試験に従事する者は、前項の規定による報告の内容を生データに記録しなければならない。

（動物の飼育管理）

第十二条　試験に従事する者は、外部から新たに受け入れられた動物を、他の動物への汚染を防止することができる飼育施設に収容するとともに、その異常の有無の観察及び記録を行わなければならない。

2　試験に従事する者は、前項の観察又は試験中に試験の実施に影響を及ぼすような疾病又は状況が見られる動物を、他の動物から隔離するとともに、試験に使用してはならない。

3　試験に従事する者は、試験に使用される動物が試験環境に順応するよう必要な措置を講じなければならない。

4　試験に従事する者は、試験に使用される動物の収容の誤りを防止するため、個々の動物を識別することができる必要な措置を講じなければならない。

5　試験に従事する者は、飼育施設、動物用品等を衛生的に管理しなければならない。

第五章　被験物質等の取扱い

（被験物質及び対照物質の取扱い）

第十三条　試験に従事する者は、被験物質及び対照物質について、その特性及び安定性の測定、必要な表示等により適切な管理を行わなければならない。

2　試験に従事する者は、被験物質又は対照物質と媒体との混合物については、混合した後の被験物質又は対照物質の安定性及び均一性の測定等により適切に使用しなければならない。

3　試験に従事する者は、被験物質及び対照物質の配布、受領、返却又は廃棄を行うときは、その日付及び量を記録しなければならない。

（試薬及び溶液）

第十四条　試験に従事する者は、試薬及び溶液の保管条件、使用期限等について適切な表示を行うとともに、その性質及び使用方法等に従って使用しなければならない。

第六章　試験計画書及び試験の実施

（試験計画書）

第十五条　試験責任者は、試験ごとに、次に掲げる事項を記載した試験計画書を作成し、運営管理者（試験の全部が委託された場合にあっては、試験委託者及び運営管理者。以下この項において同じ。）の承認を受けなければならない。

一　表題と試験目的

二　試験施設の名称及び所在地

三　試験が委託された場合にあっては、試験委託者の氏名及び住所（法人にあっては、その名称及び主たる事務所の所在地）

四　試験責任者の氏名

五　被験物質及び対照物質に関する事項

六　試験系に関する事項

七　試験の実施方法に関する事項

八　生データの解析に使用する統計学的方法に関する事項

九　その他保存される記録及び資料に関する事項

十　運営管理者及び試験責任者の署名及びその日付

十一　その他試験の計画のために必要な事項

2　試験責任者は、試験計画書を変更する場合には、その日付、変更箇所及び理由を文書により記録し、これを署名の上試験計画書とともに保存しなければならない。

（試験の実施）

第十六条　試験は、試験責任者の指導監督の下に、試験計画書及び標準操作手順書に従って適切に実施されなければならない。

2　試験に従事する者は、全ての生データを、その記入者及び日付とともに、適切に記録しなければならない。

3　試験に従事する者は、生データを訂正する場合には、当該訂正の理由、訂正を行う者及び日付を記載するとともに、適切に訂正しなければならない。

4　試験に従事する者は、試験中に異常又は予見することができなかった事態が生じたときは、速やかに試験責任者に報告し、改善のための措置を講じるとともに、これらの内容を記録しなければならない。

第七章　報告及び保存

（最終報告書）

第十七条　試験責任者は、試験ごとに、次に掲げる事項を記載した最終報告書を作成しなければならない。

一　表題と試験目的

二　試験施設の名称及び所在地

三　試験の開始及び終了の日

四　試験責任者その他の試験に従事した者の氏名

五　被験物質及び対照物質に関する事項

六　試験系に関する事項

七　予見することができなかった試験の信頼性に影響を及ぼす疑いのある事態及び試験計画書に従わなかったこと。

八　試験の実施方法に関する事項

九　生データの解析に使用された統計学的方法に関する事項

十　試験成績及びその考察並びにこれらの要約

十一　生データ及び標本の保存場所

十二　試験責任者の署名及びその日付

十三　第八条第一項第八号の規定により信頼性保証部門責任者が作成し、署名した文書

十四　その他必要な事項

2　試験責任者は、最終報告書を訂正する場合には、その日付、訂正箇所、理由その他必要な事項を文書により記録し、これを署名の上最終報告書とともに保存しなければならない。

（試験関係資料の保存）

第十八条　運営管理者は、試験関係資料を資料保存施設において適切に保存しなければならない。

2　運営管理者は、資料保存施設の管理の責任者（次項において「資料保存施設管理責任者」という。）を置かなければならない。

3　資料保存施設管理責任者が許可した者以外の者は、資料保存施設に立ち入ることができない。

4　運営管理者は、試験業務が廃止され、又は休止された場合には、試験関係資料をその業務を承継する者又は試験委託者等（次項において「資料承継者」という。）に引き渡さなければならない。

5　資料承継者については、第一項から第三項までの規定を準用する。

第八章　複数の場所にわたって実施される試験

（遵守事項）

第十九条　試験が複数の場所にわたって実施される場合には、第四条から前条までに定めるところによるほか、次に掲げるところによらなければならない。

一　運営管理者は、試験場所における試験成績の信頼性の確保を図るため、試験施設と試験場所との連絡体制の確保等必要な措置を講じなければならない。

二　試験場所の運営及び管理について責任を有する者（以下「試験場所管理責任者」という。）については、第六条、第十一条第一項から第三項まで並びに前条第一項、第二項及び第四項の規定を準用する。この場合において、第六条第一号中「試験の実施、記録、報告等について責任を有する者（以下「試験責任者」とあるのは「委託された試験の一部の実施、記録、報告等について責任を有する者（以下「試験主任者」と、同条第二号、第九号及び第十号並びに第十一条第三項中「試験施設」とあるのは「試験場所」と、第六条第九号中「試験責任者」とあるのは「試験責任者及び試験主任者」と読み替えるものとする。

三　試験主任者については、第七条の規定を準用する。この場合において、同条第四号中「次条第一項第三号」とあるのは「第十九条第四号において準用する次条第一項第三号」と、「同項第四号」とあるのは「第十九条第四号において準用する次条第一項第四号」と読み替えるものとする。

四　第二号において準用する第六条第二号の規定に基づき指名された信頼性保証部門責任者については、第八条の規定を準用する。この場合において、同条第一項第四号中「運営管理者及び試験責任者」とあるのは「運営管理者、試験責任者、試験場所の運営及び管理について責任を有する者（以下「試験場所管理責任者」という。）及び試験主任者」と、同項第五号中「運営管理者及び試験責任者」とあるのは「運営管理者、試験責任者、試験場所管理責任者及び試験主任者」と、同項第六号中「第七条第三号の試験責任者」とあるのは「第十九条第三号において準用する第七条第三号の試験主任者」と、

同項第七号及び第八号中「運営管理者及び試験責任者」とあるのは「運営管理者、試験責任者、試験場所管理責任者及び試験主任者」と、同項第十号及び同条第三項中「試験施設」とあるのは「試験場所」と読み替えるものとする。

五　試験場所については、第九条の規定を準用する。

六　試験場所で実施される試験に従事する者に関しては、第十一条第四項並びに第十六条第一項及び第四項中「試験責任者」とあるのは「試験責任者及び試験主任者」と読み替えるものとする。

附　則

この省令は、平成九年四月一日から施行する。

附　則（令4・5・20厚労令84）抄

（施行期日）

第一条　この省令は、医薬品、医療機器等の品質、有効性及び安全性の確保等に関する法律等の一部を改正する法律（令和四年法律第四十七号）の公布の日〔令和4年5月20日〕から施行する。

医薬品の臨床試験の実施の基準に関する省令

（平成9年3月27日 厚生省令第28号）

改正 平12：10/20厚令127 平13：3/26厚労令36 平14：2/22厚労令14 平15：6/12厚労令106 平16：12/21厚労令172 平18：3/31厚労令72 平20：2/29厚労令24、11/28厚労令163 平21：3/31厚労令68 平24：12/28厚労令161 平26：7/30厚労令87 平28：1/22厚労令9 平29：10/26厚労令116 令2：8/31厚労令155、12/25厚労令208 令3：1/29厚労令15 令4：5/20厚労令84 令5：12/26厚労令161

薬事法（昭和三十五年法律第百四十五号）第十四条第三項（同条第六項、同法第十九条の二第四項及び第二十三条において準用する場合を含む。）、第十四条の四第四項並びに第十四条の五第四項（これらの規定を同法第十九条の四及び第二十三条において準用する場合を含む。）、第八十条の二第一項、第四項及び第五項並びに第八十二条の規定に基づき、医薬品の臨床試験の実施の基準に関する省令を次のように定める。［編注：前文は省令公布時のまま］

医薬品の臨床試験の実施の基準に関する省令

目次

第一章　総則

（趣旨）

第一条　この省令は、被験者の人権の保護、安全の保持及び福祉の向上を図り、治験の科学的な質及び成績の信頼性を確保するため、医薬品、医療機器等の品質、有効性及び安全性の確保等に関する法律（昭和三十五年法律第百四十五号。以下「法」という。）第十四条第三項及び第十二項（同条第十五項及び法第十九条の二第五項において準用する場合並びに法第十四条の二の二第五項（法第十九条の二第五項において準用する場合を含む。以下同じ。）において読み替えて適用する場合を含む。以下同じ。）並びに法第十四条の四第五項及び第十四条の六第四項（これらの規定を法第十九条の四において準用する場合を含む。以下同じ。）の厚生労働省令で定める基準のうち医薬品の臨床試験の実施に係るもの並びに法第八十条の二第一項、第四項及び第五項に規定する厚生労働省令で定める基準を定めるものとする。

（定義）

第二条　この省令において「製造販売後臨床試験」とは、医薬品の製造販売後の調査及び試験の実施の基準に関する省令（平成十六年厚生労働省令第百七十一号）第二条第一項第三号に規定する製造販売後臨床試験をいう。

2　この省令において「実施医療機関」とは、治験又は製造販売後臨床試験を行う医療機関をいう。

3　この省令において「治験責任医師」とは、実施医療機関において治験に係る業務を統括する医師又は歯科医師をいう。

4　この省令において「製造販売後臨床試験責任医師」とは、実施医療機関において製造販売後臨床試験に係る業務を統括する医師又は歯科医師をいう。

5　この省令において「被験薬」とは、治験の対象とされる薬物又は製造販売後臨床試験の対象とされる医薬品をいう。

6　この省令において「対照薬」とは、治験又は製造販売後臨床試験において被験薬と比較する目的で用いられる薬物をいう。

7　この省令において「治験薬」とは、被験薬及び対照薬（治験に係るものに限る。）をいう。

8　この省令において「製造販売後臨床試験薬」とは、被験薬及び対照薬（製造販売後臨床試験に係るものに限る。）をいう。

9　この省令において「治験使用薬」とは、被験薬（治験に係るものに限る。以下この項において同じ。）並びに被験薬の有効性及び安全性の評価のために使用する薬物をいう。

10　この省令において「治験使用薬等」とは、治験使用薬又は治験使用薬と成分が同一性を有すると認められる薬物をいう。

11　この省令において「製造販売後臨床試験使用薬」とは、被験薬（製造販売

後臨床試験に係るものに限る。以下この項において同じ。）並びに被験薬の有効性及び安全性の評価のために使用する薬物をいう。

12　この省令において「製造販売後臨床試験使用薬等」とは、製造販売後臨床試験使用薬又は製造販売後臨床試験使用薬と成分が同一性を有すると認められる薬物をいう。

13　この省令において「被験者」とは、治験薬若しくは製造販売後臨床試験薬を投与される者又は当該者の対照とされる者をいう。

14　この省令において「原資料」とは、被験者に対する治験薬又は製造販売後臨床試験薬の投与及び診療により得られたデータその他の記録をいう。

15　この省令において「治験分担医師」とは、実施医療機関において、治験責任医師の指導の下に治験に係る業務を分担する医師又は歯科医師をいう。

16　この省令において「製造販売後臨床試験分担医師」とは、実施医療機関において、製造販売後臨床試験責任医師の指導の下に製造販売後臨床試験に係る業務を分担する医師又は歯科医師をいう。

17　この省令において「症例報告書」とは、原資料のデータ及びそれに対する治験責任医師若しくは治験分担医師又は製造販売後臨床試験責任医師若しくは製造販売後臨床試験分担医師の評価を被験者ごとに記載した文書をいう。

18　この省令において「治験協力者」とは、実施医療機関において、治験責任医師又は治験分担医師の指導の下にこれらの者の治験に係る業務に協力する薬剤師、看護師その他の医療関係者をいう。

19　この省令において「製造販売後臨床試験協力者」とは、実施医療機関において、製造販売後臨床試験責任医師又は製造販売後臨床試験分担医師の指導の下にこれらの者の製造販売後臨床試験に係る業務に協力する薬剤師、看護師その他の医療関係者をいう。

20　この省令において「治験調整医師」とは、一の治験実施計画書（第二十二項に規定する治験実施計画書をいう。以下この項及び次項において同じ。）に基づき複数の実施医療機関において治験を行う場合に、治験依頼者（第二十二項に規定する治験依頼者をいう。次項において同じ。）又は自ら治験を実施する者により当該実施医療機関における当該治験実施計画書の解釈その他の治験の細目について調整する業務（以下この条において「調整業務」という。）の委嘱を受け、当該調整業務を行う医師又は歯科医師をいう。

21　この省令において「治験調整委員会」とは、一の治験実施計画書に基づき複数の実施医療機関において治験を行う場合に、治験依頼者又は自ら治験を実施する者により調整業務の委嘱を受けて当該調整業務を行う複数の医師又は歯科医師で構成される委員会をいう。

22　この省令において「モニタリング」とは、治験又は製造販売後臨床試験が適正に行われることを確保するため、治験又は製造販売後臨床試験の進捗状況並びに治験又は製造販売後臨床試験がこの省令及び治験の計画書（以下「治験実

施計画書」という。）又は製造販売後臨床試験の計画書（以下「製造販売後臨床試験実施計画書」という。）に従って行われているかどうかについて治験の依頼をした者（以下「治験依頼者」という。）若しくは製造販売後臨床試験の依頼をした者（以下「製造販売後臨床試験依頼者」という。）が実施医療機関に対して行う調査又は自ら治験を実施する者が実施医療機関に対して特定の者を指定して行わせる調査をいう。

23　この省令において「監査」とは、治験又は製造販売後臨床試験により収集された資料の信頼性を確保するため、治験又は製造販売後臨床試験がこの省令及び治験実施計画書又は製造販売後臨床試験実施計画書に従って行われたかどうかについて治験依頼者若しくは製造販売後臨床試験依頼者が行う調査、又は自ら治験を実施する者が特定の者を指定して行わせる調査をいう。

24　この省令において「有害事象」とは、治験使用薬又は製造販売後臨床試験使用薬を投与された被験者に生じた全ての疾病又はその徴候をいう。

25　この省令において「代諾者」とは、被験者の親権を行う者、配偶者、後見人その他これらに準じる者をいう。

26　この省令において「自ら治験を実施しようとする者」とは、その所属する実施医療機関等において自ら治験を実施するために法第八十条の二第二項の規定に基づき治験の計画を届け出ようとする者であって、治験責任医師となるべき医師又は歯科医師（一の治験実施計画書に基づき複数の実施医療機関において共同で治験を行う場合にあっては、代表して同項の規定に基づき治験の計画を届け出ようとする治験調整医師となるべき医師又は歯科医師を含む。）をいう。

27　この省令において「自ら治験を実施する者」とは、その所属する実施医療機関等において自ら治験を実施するために法第八十条の二第二項の規定に基づき治験の計画を届け出た治験責任医師（一の治験実施計画書に基づき複数の実施医療機関において共同で治験を行う場合にあっては、代表して同項の規定に基づき治験の計画を届け出た治験調整医師を含む。）をいう。

28　この省令において「治験薬提供者」とは、自ら治験を実施する者に対して治験薬を提供する者をいう。

29　この省令において「拡大治験」とは、人道的見地から実施される治験をいう。

（承認審査資料の基準）

第三条　法第十四条第一項若しくは第十五項（法第十九条の二第五項において準用する場合を含む。）又は第十九条の二第一項の承認を受けようとする者が行う医薬品の臨床試験の実施に係る法第十四条第三項及び第十二項に規定する資料の収集及び作成については、第二章第一節、第三章第一節及び第四章（第二十九条第一項第二号、第三十一条第四項、第三十二条第四項及び第七項、第三十三条第三項並びに第四十八条第三項を除く。）の規定の定めるところによる。

2　自ら治験を実施する者が行う医薬品の臨床試験の実施に係る法第十四条第三項及び第十二項に規定する資料の収集及び作成については、第二章第二節、第三章第二節及び第四章（第二十九条第一項第一号、第三十二条第六項及び第八項並びに第四十八条第二項を除く。）の規定の定めるところによる。

第二章　治験の準備に関する基準

第一節　治験の依頼をしようとする者による治験の準備に関する基準

（業務手順書等）

第四条　治験の依頼をしようとする者は、治験実施計画書の作成、実施医療機関及び治験責任医師の選定、治験使用薬の管理、治験使用薬等の副作用情報等の収集、記録の保存その他の治験の依頼及び管理に係る業務に関する手順書を作成しなければならない。

2　治験の依頼をしようとする者は、医師、歯科医師、薬剤師その他の治験の依頼及び管理に係る業務を行うことにつき必要な専門的知識を有する者を確　保しなければならない。

（毒性試験等の実施）

第五条　治験の依頼をしようとする者は、被験薬の品質、毒性及び薬理作用に関する試験その他治験の依頼をするために必要な試験を終了していなければならない。

（実施医療機関等の選定）

第六条　治験の依頼をしようとする者は、第三十五条各号に掲げる要件を満たしている実施医療機関及び第四十二条各号に掲げる要件を満たしている治験責任医師を選定しなければならない。

（治験実施計画書）

第七条　治験の依頼をしようとする者は、次に掲げる事項を記載した治験実施計画書を作成しなければならない。

一　治験の依頼をしようとする者の氏名（法人にあっては、その名称。以下この号及び次号、第十三条第一項第二号及び第三号、第十五条の四第一項第二号及び第六号並びに第十六条第一項第二号において同じ。）及び住所（法人にあっては、その主たる事務所の所在地。以下この号及び次号、第十三条第一項第二号及び第三号、第十五条、第十五条の四第一項第二号及び第六号、第十六条第一項第二号並びに第二十六条第二項において同じ。）（当該者が本邦内に住所を有しない場合にあっては、その氏名及び住所地の国名並びに第

十五条に規定する治験国内管理人の氏名及び住所。第十三条第一項第二号において同じ。）

二　治験に係る業務の全部又は一部を委託する場合にあっては、当該業務を受託した者（以下この章において「受託者」という。）の氏名、住所及び当該委託に係る業務の範囲

三　実施医療機関の名称及び所在地

四　治験責任医師となるべき者の氏名

五　治験の目的

六　治験使用薬の概要

七　治験の方法

八　被験者の選定に関する事項

九　原資料の閲覧に関する事項

十　記録（データを含む。）の保存に関する事項

十一　治験調整医師に委嘱した場合にあっては、その氏名

十二　治験調整委員会に委嘱した場合にあっては、これを構成する医師又は歯科医師の氏名

十三　第十九条に規定する効果安全性評価委員会を設置したときは、その旨

2　治験の依頼をしようとする者は、当該治験が被験者に対して治験薬の効果を有しないこと及び第五十条第一項の同意を得ることが困難な者を対象にすることが予測される場合には、その旨及び次に掲げる事項を治験実施計画書に記載しなければならない。

一　当該治験が第五十条第一項の同意を得ることが困難と予測される者を対象にしなければならないことの説明

二　当該治験において、予測される被験者への不利益が必要な最小限度のものであることの説明

3　治験の依頼をしようとする者は、当該治験が第五十条第一項及び第二項の同意を得ることが困難と予測される者を対象にしている場合には、その旨及び次に掲げる事項を治験実施計画書に記載しなければならない。

一　当該被験薬が、生命が危険な状態にある傷病者に対して、その生命の危険を回避するため緊急に使用される医薬品として、製造又は輸入の承認を申請することを予定しているものであることの説明

二　現在における治療方法では被験者となるべき者に対して十分な効果が期待できないことの説明

三　被験薬の使用により被験者となるべき者の生命の危険が回避できる可能性が十分にあることの説明

四　第十九条に規定する効果安全性評価委員会が設置されている旨

4　第一項の規定により治験実施計画書を作成するときは、当該治験実施計画書の内容及びこれに従って治験を行うことについて、治験責任医師となるべき者

の同意を得なければならない。
5　治験の依頼をしようとする者は、治験使用薬の品質、有効性及び安全性に関する事項その他の治験を適正に行うために重要な情報を知ったときは、必要に応じ、当該治験実施計画書を改訂しなければならない。この場合においては、前項の規定を準用する。

（治験薬概要書）

第八条　治験の依頼をしようとする者は、第五条の試験により得られた資料並びに被験薬の品質、有効性及び安全性に関する情報に基づいて、次に掲げる事項を記載した治験薬概要書を作成しなければならない。
一　被験薬の化学名又は識別記号
二　品質、毒性、薬理作用その他の被験薬に関する事項
三　臨床試験が実施されている場合にあっては、その試験成績に関する事項
2　治験の依頼をしようとする者は、被験薬の品質、有効性及び安全性に関する事項その他の治験を適正に行うために重要な情報を知ったときは、必要に応じ、前項の治験薬概要書を改訂しなければならない。

（説明文書の作成の依頼）

第九条　治験の依頼をしようとする者は、治験責任医師となるべき者に対して、第五十条第一項の規定により説明を行うために用いられる文書（以下「説明文書」という。）の作成を依頼しなければならない。

（実施医療機関の長への文書の事前提出）

第十条　治験の依頼をしようとする者は、あらかじめ、次に掲げる文書を実施医療機関の長に提出しなければならない。
一　治験実施計画書（第七条第五項の規定により改訂されたものを含む。）
二　治験薬概要書（第八条第二項の規定により改訂されたものを含む。）及び治験使用薬（被験薬を除く。）に係る科学的知見を記載した文書
三　症例報告書の見本
四　説明文書
五　治験責任医師及び治験分担医師（以下「治験責任医師等」という。）となるべき者の氏名を記載した文書
六　治験の費用の負担について説明した文書
七　被験者の健康被害の補償について説明した文書
2　治験の依頼をしようとする者は、前項の規定による文書の提出に代えて、第四項で定めるところにより、当該実施医療機関の長の承諾を得て、前項各号に掲げる文書に記載すべき事項を電子情報処理組織を使用する方法その他の情報通信の技術を利用する方法であって次に掲げるもの（以下「電磁的方法」とい

う。）により提出することができる。この場合において、当該治験の依頼をしようとする者は、当該文書を提出したものとみなす。

一　治験の依頼をしようとする者の使用に係る電子計算機と、実施医療機関の長の使用に係る電子計算機とを電気通信回線で接続した電子情報処理組織を使用する方法のうちイ又はロに掲げるもの

イ　治験の依頼をしようとする者の使用に係る電子計算機と実施医療機関の長の使用に係る電子計算機とを接続する電気通信回線を通じて送信し、受信者の使用に係る電子計算機に備えられたファイルに記録する方法

ロ　治験の依頼をしようとする者の使用に係る電子計算機に備えられたファイルに記録された前項各号に掲げる事項を電気通信回線を通じて実施医療機関の長の閲覧に供し、当該実施医療機関の長の使用に係る電子計算機に備えられたファイルに同項各号に掲げる事項を記録する方法（電磁的方法による文書の提出を受ける旨の承諾又は受けない旨の申出をする場合にあっては、治験の依頼をしようとする者の使用に係る電子計算機に備えられたファイルにその旨を記録する方法）

二　電磁的記録媒体（電磁的記録（電子的方式、磁気的方式その他人の知覚によっては認識することができない方式で作られる記録であって、電子計算機による情報処理の用に供されるものをいう。）に係る記録媒体をいう。第十二条第二項第二号において同じ。）をもって調製するファイルに前項各号に掲げる事項を記録したものを交付する方法

3　前項各号に掲げる方法は、実施医療機関の長がファイルへの記録を出力することにより書面を作成することができるものでなければならない。

4　治験の依頼をしようとする者は、第二項の規定により第一項各号に掲げる文書を提出しようとするときは、あらかじめ、当該実施医療機関の長に対し、その用いる次に掲げる電磁的方法の種類及び内容を示し、書面又は電磁的方法による承諾を得なければならない。

一　第二項各号に規定する方法のうち治験の依頼をしようとする者が使用するもの

二　ファイルへの記録の方式

5　前項の承諾を得た治験の依頼をしようとする者は、当該実施医療機関の長から書面又は電磁的方法により電磁的方法による通知を受けない旨の申出があったときは、当該実施医療機関の長に対し、第一項各号に掲げる文書の提出を電磁的方法によってしてはならない。ただし、当該実施医療機関の長が再び前項の規定による承諾をした場合は、この限りでない。

（治験薬の事前交付の禁止）

第十一条　治験の依頼をしようとする者は、治験の契約が締結される前に、実施医療機関に対して治験薬を交付してはならない。

（業務の委託）

第十二条　治験の依頼をしようとする者は、治験の依頼及び管理に係る業務の全部又は一部を委託する場合には、次に掲げる事項を記載した文書により当該委託を受けた者（以下この節において「受託者」という。）との契約を締結しなければならない。

一　当該委託に係る業務の範囲

二　当該委託に係る業務の手順に関する事項

三　前号の手順に基づき当該委託に係る業務が適正かつ円滑に行われているかどうかを治験の依頼をしようとする者が確認することができる旨

四　受託者に対する指示に関する事項

五　前号の指示を行った場合において当該措置が講じられたかどうかを治験の依頼をしようとする者が確認することができる旨

六　受託者が治験の依頼をしようとする者に対して行う報告に関する事項

七　当該委託する業務に係る第十四条の措置に関する事項

八　その他当該委託に係る業務について必要な事項

2　治験の依頼をしようとする者は、前項の規定による文書による契約の締結に代えて、第四項で定めるところにより、前項の受託者の承諾を得て、前項各号に掲げる事項を内容とする契約を電子情報処理組織を使用する方法その他の情報通信の技術を利用する方法であって次に掲げるもの（以下この条において「電磁的方法」という。）により締結することができる。この場合において、当該治験の依頼をしようとする者は、当該文書による契約を締結したものとみなす。

一　治験の依頼をしようとする者の使用に係る電子計算機と、受託者の使用に係る電子計算機とを電気通信回線で接続した電子情報処理組織を使用する方法のうちイ又はロに掲げるもの

イ　治験の依頼をしようとする者の使用に係る電子計算機と受託者の使用に係る電子計算機とを接続する電気通信回線を通じて送信し、それぞれの使用に係る電子計算機に備えられたファイルに記録する方法

ロ　治験の依頼をしようとする者の使用に係る電子計算機に備えられたファイルに記録された前項各号に掲げる事項を電気通信回線を通じて受託者の閲覧に供し、当該受託者の使用に係る電子計算機に備えられたファイルに同項各号に掲げる事項を記録する方法（電磁的方法による契約の締結を行う旨の承諾又は行わない旨の申出をする場合にあっては、治験の依頼をしようとする者の使用に係る電子計算機に備えられたファイルにその旨を記録する方法）

二　電磁的記録媒体をもって調製するファイルに前項各号に掲げる事項を記録したものを交付する方法

3　前項各号に掲げる方法は、次に掲げる技術的基準に適合するものでなければ

ならない。

一　治験の依頼をしようとする者及び受託者がファイルへの記録を出力することにより書面を作成することができるものであること。

二　ファイルに記録された文書に記載すべき事項について、改変が行われていないかどうかを確認することができる措置を講じていること。

4　治験の依頼をしようとする者は、第二項の規定により第一項各号に掲げる事項を内容とする契約を締結しようとするときは、あらかじめ、当該受託者に対し、その用いる次に掲げる電磁的方法の種類及び内容を示し、書面又は電磁的方法により承諾を得なければならない。

一　第二項各号掲げる方法のうち治験の依頼をしようとする者が使用するもの

二　ファイルへの記録の方式

5　前項の規定による承諾を得た治験の依頼をしようとする者は、受託者から書面又は電磁的方法により電磁的方法による契約を締結しない旨の申出があったときは、受託者に対し、第一項各号に掲げる事項を内容とする契約の締結を電磁的方法によってしてはならない。ただし、受託者が再び前項の規定による承諾をした場合は、この限りでない。

（治験の契約）

第十三条　治験の依頼をしようとする者及び実施医療機関（前条の規定により業務の全部又は一部を委託する場合にあっては、治験の依頼をしようとする者、受託者及び実施医療機関）は、次に掲げる事項について記載した文書により治験の契約を締結しなければならない。

一　契約を締結した年月日

二　治験の依頼をしようとする者の氏名及び住所

三　前条の規定により業務の一部を委託する場合にあっては、受託者の氏名、住所及び当該委託した業務の範囲

四　実施医療機関の名称及び所在地

五　契約担当者の氏名及び職名

六　治験責任医師の氏名

七　治験の期間

八　治験使用薬の管理に関する事項

九　記録（データを含む。）の保存に関する事項

十　この省令の規定により治験依頼者及び実施医療機関に従事する者が行う通知に関する事項

十一　被験者の秘密の保全に関する事項

十二　治験の費用に関する事項

十三　実施医療機関が治験実施計画書を遵守して治験を行う旨

十四　実施医療機関が治験依頼者の求めに応じて第四十一条第二項各号に掲げ

る記録（文書を含む。）を閲覧に供する旨

十五　実施医療機関がこの省令、治験実施計画書又は当該契約に違反することにより適正な治験に支障を及ぼしたと認める場合（第四十六条に規定する場合を除く。）には、治験依頼者が治験の契約を解除できる旨

十六　被験者の健康被害の補償に関する事項

十七　その他治験が適正かつ円滑に行われることを確保するために必要な事項

2　前項の文書による契約については、第十二条第二項から第五項までの規定を準用する。この場合において、これらの規定中「前項の受託者」とあるのは「実施医療機関（この条の規定により業務の全部又は一部を委託する場合にあっては、実施医療機関及び受託者）（以下「実施医療機関等」という。）」と、同項第一号並びに同条第三項第一号、第四項及び第五項中「受託者」とあるのは「実施医療機関等」と読み替えるものとする。

（被験者に対する補償措置）

第十四条　治験の依頼をしようとする者は、あらかじめ、治験に係る被験者に生じた健康被害（受託者の業務により生じたものを含む。）の補償のために、保険契約の締結その他の必要な措置を講じておかなければならない。

（治験国内管理人）

第十五条　本邦内に住所を有しない治験の依頼をしようとする者は、治験使用薬による保健衛生上の危害の発生又は拡大の防止に必要な措置を採らせるため、治験の依頼をしようとする者に代わって治験の依頼を行うことができる者を、本邦内に住所を有する者（外国法人で本邦内に事務所を有するものの当該事務所の代表者を含む。）のうちから選任し、この者（以下「治験国内管理人」という。）に治験の依頼に係る手続を行わせなければならない。

第二節　自ら治験を実施しようとする者による治験の準備に関する基準

（業務手順書等）

第十五条の二　自ら治験を実施しようとする者は、治験実施計画書の作成、治験使用薬の管理、治験使用薬等の副作用情報等の収集、記録の保存その他の治験の実施の準備及び管理に係る業務に関する手順書を作成しなければならない。

2　自ら治験を実施しようとする者は、医師、歯科医師、薬剤師その他の治験の実施の準備及び管理に係る業務を行うことにつき必要な専門的知識を有する者を確保しなければならない。

（毒性試験等の実施）

第十五条の三　自ら治験を実施しようとする者は、被験薬の品質、毒性及び薬理作用に関する試験その他治験を実施するために必要な試験を終了していなければならない。

（治験実施計画書）

第十五条の四　自ら治験を実施しようとする者は、次に掲げる事項を記載した治験実施計画書を作成しなければならない。

一　自ら治験を実施しようとする者の氏名及び住所

二　治験の実施の準備及び管理に係る業務の全部又は一部を委託する場合にあっては、当該受託者の氏名、住所及び当該委託に係る業務の範囲

三　実施医療機関の名称及び所在地

四　治験の目的

五　治験使用薬の概要

六　治験薬提供者の氏名及び住所

七　治験の方法

八　被験者の選定に関する事項

九　原資料の閲覧に関する事項

十　記録（データを含む。）の保存に関する事項

十一　治験調整医師に委嘱した場合にあっては、その氏名

十二　治験調整委員会に委嘱した場合にあっては、これを構成する医師又は歯科医師の氏名

十三　第二十六条の五に規定する効果安全性評価委員会を設置したときは、その旨

2　自ら治験を実施しようとする者は、当該治験が被験者に対して治験薬の効果を有しないこと及び第五十条第一項の同意を得ることが困難な者を対象にすることが予測される場合には、その旨及び次に掲げる事項を治験実施計画書に記載しなければならない。

一　当該治験が第五十条第一項の同意を得ることが困難と予測される者を対象にしなければならないことの説明

二　当該治験において、予測される被験者への不利益が必要な最小限度のものであることの説明

3　自ら治験を実施しようとする者は、当該治験が第五十条第一項及び第二項の同意を得ることが困難と予測される者を対象にしている場合には、その旨及び次に掲げる事項を治験実施計画書に記載しなければならない。

一　当該被験薬が、生命が危険な状態にある傷病者に対して、その生命の危険を回避するため緊急に使用される医薬品として、製造又は輸入の承認を申請することを予定しているものであることの説明

二　現在における治療方法では被験者となるべき者に対して十分な効果が期待

できないことの説明
三　被験薬の使用により被験者となるべき者の生命の危険が回避できる可能性が十分にあることの説明
四　第二十六条の五に規定する効果安全性評価委員会が設置されている旨
4　自ら治験を実施しようとする者は、治験使用薬の品質、有効性及び安全性に関する事項その他の治験を適正に行うために重要な情報を知ったときは、必要に応じ、治験実施計画書を改訂しなければならない。

（治験薬概要書）

第十五条の五　自ら治験を実施しようとする者は、第十五条の三の試験により得られた資料並びに被験薬の品質、有効性及び安全性に関する情報に基づいて、次に掲げる事項を記載した治験薬概要書を作成しなければならない。
一　被験薬の化学名又は識別記号
二　品質、毒性、薬理作用その他の被験薬に関する事項
三　臨床試験が実施されている場合にあっては、その試験成績に関する事項
2　自ら治験を実施しようとする者は、被験薬の品質、有効性及び安全性に関する事項その他の治験を適正に行うために重要な情報を知ったときは、必要に応じ、前項の治験薬概要書を改訂しなければならない。

（説明文書の作成）

第十五条の六　自ら治験を実施しようとする者（治験責任医師となるべき医師又は歯科医師に限る。次条及び第二十六条の四において同じ。）は、説明文書を作成しなければならない。

（実施医療機関の長への文書の事前提出等）

第十五条の七　自ら治験を実施しようとする者は、あらかじめ、次に掲げる文書を実施医療機関の長に提出し、治験の実施の承認を得なければならない。
一　治験実施計画書（第十五条の四第四項の規定により改訂されたものを含む。）
二　治験薬概要書（第十五条の五第二項の規定により改訂されたものを含む。）及び治験使用薬（被験薬を除く。）に係る科学的知見を記載した文書
三　症例報告書の見本
四　説明文書
五　モニタリングに関する手順書
六　監査に関する計画書及び業務に関する手順書
七　治験分担医師となるべき者の氏名を記載した文書
八　治験使用薬の管理に関する事項を記載した文書
九　この省令の規定により自ら治験を実施する者及び実施医療機関に従事する

者が行う通知に関する事項を記載した文書
十　治験の費用に関する事項を記載した文書
十一　被験者の健康被害の補償に関する事項を記載した文書
十二　実施医療機関が自ら治験を実施する者の求めに応じて第四十一条第二項各号に掲げる記録（文書を含む。）を閲覧に供する旨を記載した文書
十三　実施医療機関がこの省令又は治験実施計画書に違反することにより適正な治験に支障を及ぼしたと認める場合（第四十六条に規定する場合を除く。）には、自ら治験を実施する者は治験を中止することができる旨を記載した文書
十四　その他治験が適正かつ円滑に行われることを確保するために必要な事項を記載した文書

（業務の委託）

第十五条の八　自ら治験を実施しようとする者又は実施医療機関は、治験の実施の準備及び管理に係る業務の全部又は一部を委託する場合には、次に掲げる事項を記載した文書により当該委託を受けた者（以下この節において「受託者」という。）との契約を締結しなければならない。
一　当該委託に係る業務の範囲
二　当該委託に係る業務の手順に関する事項
三　前号の手順に基づき当該委託に係る業務が適正かつ円滑に行われているかどうかを自ら治験を実施しようとする者又は実施医療機関が確認することができる旨
四　受託者に対する指示に関する事項
五　前号の指示を行った場合において当該措置が講じられたかどうかを自ら治験を実施しようとする者又は実施医療機関が確認することができる旨
六　受託者が自ら治験を実施しようとする者又は実施医療機関に対して行う報告に関する事項
七　当該委託する業務に係る次条に規定する措置に関する事項
八　その他当該委託に係る業務について必要な事項

2　前項の規定による文書の契約の締結については、第十二条第二項から第五項までの規定を準用する。この場合において、これらの規定中「治験の依頼をしようとする者」とあるのは「自ら治験を実施しようとする者又は実施医療機関」と読み替えるものとする。

（被験者に対する補償措置）

第十五条の九　自ら治験を実施しようとする者は、あらかじめ、治験に係る被験者に生じた健康被害（受託者の業務により生じたものを含む。）の補償のために、保険契約の締結その他の必要な措置を講じておかなければならない。

第三章　治験の管理に関する基準

第一節　治験依頼者による治験の管理に関する基準

（治験薬又は治験使用薬の管理）

第十六条　治験依頼者は、治験薬の容器又は被包に次に掲げる事項（拡大治験を実施する場合にあっては、第一号及び第二号に掲げる事項に限る。）を邦文で記載しなければならない。

一　治験用である旨

二　治験依頼者の氏名及び住所（当該者が本邦内に住所を有しない場合にあっては、その氏名及び住所地の国名並びに治験国内管理人の氏名及び住所）

三　化学名又は識別記号

四　製造番号又は製造記号

五　貯蔵方法、有効期間等を定める必要があるものについては、その内容

2　治験依頼者は、治験薬に添付する文書、その治験薬又はその容器若しくは被包（内袋を含む。）には、次に掲げる事項を記載してはならない。ただし、被験者、治験責任医師等若しくは治験協力者が被験薬及び対照薬の識別をできない状態にしていない治験薬を用いる治験又は拡大治験を実施する場合にあっては、この限りでない。

一　予定される販売名

二　予定される効能又は効果

三　予定される用法又は用量

3　治験依頼者は、被験者、治験責任医師等及び治験協力者が被験薬及び対照薬の識別をできない状態で実施医療機関に交付した治験薬について、緊急時に、治験責任医師等が被験薬及び対照薬の識別を直ちにできるよう必要な措置を講じておかなければならない。

4　治験依頼者は、輸送及び保存中の汚染や劣化を防止するため治験薬を包装して実施医療機関に交付しなければならない。

5　治験依頼者は、治験薬又は治験使用薬に関する次に掲げる記録を作成しなければならない。

一　治験薬の製造年月日、製造方法、製造数量等の製造に関する記録及び治験薬の安定性等の品質に関する試験の記録

二　実施医療機関ごとの治験使用薬の交付又は回収の数量及び年月日の記録

三　治験使用薬の処分の記録

6　治験依頼者は、治験の契約の締結後遅滞なく、実施医療機関における治験使用薬の管理に関する手順書を作成し、これを実施医療機関に交付しなければならない。

7　治験依頼者は、必要に応じ、治験薬の溶解方法その他の取扱方法を説明した文書を作成し、これを治験責任医師等、治験協力者及び第三十九条に規定する治験薬管理者に交付しなければならない。

8　第五項の規定による手順書の交付については、第十条第二項から第五項までの規定を準用する。この場合において、これらの規定中「治験の依頼をしようとする者」とあるのは、「治験依頼者」と読み替えるものとする。

9　第七項の文書の交付については、第十条第二項から第五項までの規定を準用する。この場合において、これらの規定中「治験の依頼をしようとする者」とあるのは「治験依頼者」と、「実施医療機関の長」とあるのは「治験責任医師等、治験協力者及び第三十九条に規定する治験薬管理者」と読み替えるものとする。

（治験薬の交付）

第十七条　治験依頼者は、治験薬の品質の確保のために必要な構造設備を備え、かつ、適切な製造管理及び品質管理の方法が採られている製造所において製造された治験薬を、治験依頼者の責任のもと実施医療機関に交付しなければならない。ただし、拡大治験を実施する場合にあっては、実施医療機関が在庫として保管する医薬品の中から、治験薬として使用する医薬品を当該実施医療機関に選定させること又は治験依頼者自ら選定することができる。

2　治験依頼者は、前項ただし書の場合には、適切な製造管理及び品質管理の方法が採られている場所において、治験薬の容器又は被包に前条第一項第一号及び第二号に掲げる事項を邦文で記載しなければならない。

3　第三十九条に規定する治験薬管理者は、第一項ただし書の場合には、当該治験薬とそれ以外の医薬品とを区別して適切に管理しなければならない。

（委嘱の文書の作成）

第十八条　治験依頼者は、第二条第二十項に規定する調整業務を治験調整医師又は治験調整委員会に委嘱する場合には、その業務の範囲、手順その他必要な事項を記載した文書を作成しなければならない。

（効果安全性評価委員会の設置）

第十九条　治験依頼者は、治験の継続の適否又は治験実施計画書の変更について審議させるために効果安全性評価委員会を設置することができる。

2　治験依頼者は、前項の効果安全性評価委員会の審議に関する手順書を作成し、これに従って審議を行わせなければならない。

3　治験依頼者は、前項の審議を行ったときは、その審議の記録を作成し、これを保存しなければならない。

（副作用情報等）

第二十条　治験依頼者は、治験使用薬の品質、有効性及び安全性に関する事項その他の治験を適正に行うために必要な情報を収集し、及び検討するとともに、実施医療機関の長に対し、これを提供しなければならない。

2　治験依頼者は、治験使用薬について法第八十条の二第六項に規定する事項を知ったときは、その発現症例一覧等を当該被験薬ごとに、当該被験薬について初めて治験の計画を届け出た日等から起算して一年ごとに、その期間の満了後三月以内に治験責任医師及び実施医療機関の長に通知しなければならない。

3　治験依頼者は、前項に規定する事項のうち当該被験薬の治験薬概要書又は治験使用薬（被験薬を除く。）に係る科学的知見から予測できないものを知ったときは、直ちにその旨を治験責任医師及び実施医療機関の長に通知しなければならない。

4　治験依頼者は、治験使用薬の品質、有効性及び安全性に関する事項その他の治験を適正に行うために重要な情報を知ったときは、必要に応じ、治験実施計画書及び治験薬概要書を改訂しなければならない。この場合において、治験実施計画書の改訂について治験責任医師の同意を得なければならない。

（モニタリングの実施）

第二十一条　治験依頼者は、モニタリングに関する手順書を作成し、当該手順書に従ってモニタリングを実施しなければならない。

2　前項の規定によりモニタリングを実施する場合には、実施医療機関において実地に行わなければならない。ただし、他の方法により十分にモニタリングを実施することができる場合には、この限りではない。

（モニターの責務）

第二十二条　モニタリングに従事する者（以下「モニター」という。）は、モニタリングの結果、実施医療機関における治験がこの省令又は治験実施計画書に従って行われていないことを確認した場合には、その旨を直ちに当該実施医療機関の治験責任医師に告げなければならない。

2　モニターは、モニタリングの実施の際、実施医療機関において実地に行い、又はこれと連絡を取ったときは、その都度次に掲げる事項を記載したモニタリング報告書を治験依頼者に提出しなければならない。

一　モニタリングを行った日付

二　モニタリングの対象となった実施医療機関

三　モニターの氏名

四　モニタリングの際に説明等を聴取した治験責任医師等の氏名

五　モニタリングの結果の概要

六　前項の規定により治験責任医師に告げた事項

七　前号の事項について講じられるべき措置及び当該措置に関するモニターの所見

（監査）

第二十三条　治験依頼者は、監査に関する計画書及び業務に関する手順書を作成し、当該計画書及び手順書に従って監査を実施しなければならない。

2　監査に従事する者（以下「監査担当者」という。）は、監査に係る医薬品の開発に係る部門及びモニタリングを担当する部門に属してはならない。

3　監査担当者は、監査を実施した場合には、監査で確認した事項を記録した監査報告書及び監査が実施されたことを証明する監査証明書を作成し、これを治験依頼者に提出しなければならない。

（治験の中止等）

第二十四条　治験依頼者は、実施医療機関がこの省令、治験実施計画書又は治験の契約に違反することにより適正な治験に支障を及ぼしたと認める場合（第四十六条に規定する場合を除く。）には、当該実施医療機関との治験の契約を解除し、当該実施医療機関における治験を中止しなければならない。

2　治験依頼者は、治験を中断し、又は中止する場合には、速やかにその旨及びその理由を実施医療機関の長に文書により通知しなければならない。

3　治験依頼者は、当該治験により収集された臨床試験の試験成績に関する資料を法第十四条第三項及び医薬品、医療機器等の品質、有効性及び安全性の確保等に関する法律施行規則（昭和三十六年厚生省令第一号）第四十五条の四第一項に規定する申請書に添付しないことを決定した場合には、その旨及びその理由を実施医療機関の長に文書により通知しなければならない。

4　第二項及び前項の規定による文書による通知については、第十条第二項から第五項までの規定を準用する。この場合において、これらの規定中「治験の依頼をしようとする者」とあるのは、「治験依頼者」と読み替えるものとする。

（総括報告書）

第二十五条　治験依頼者は、治験を終了し、又は中止したときは、総括報告書（治験の結果等を取りまとめた文書をいう。以下同じ。）を作成しなければならない。

（記録の保存等）

第二十六条　治験依頼者は、次に掲げる治験に関する記録（文書及びデータを含む。）を被験薬に係る医薬品についての製造販売の承認（法第十四条の二の二第一項の規定により条件及び期限を付したものを除く。第二十六条の十二、第三十四条及び第四十一条第二項において同じ。）を受ける日（第二十四条第

三項の規定により通知したときは、通知した日後三年を経過した日）又は治験の中止若しくは終了の後三年を経過した日のうちいずれか遅い日までの期間適切に保存しなければならない。

一　治験実施計画書、契約書、総括報告書その他この省令の規定により治験依頼者が作成した文書又はその写し

二　症例報告書、第三十二条第六項の規定により通知された文書その他この省令の規定により実施医療機関の長又は治験責任医師等から入手した記録

三　モニタリング、監査その他の治験の依頼及び管理に係る業務の記録（前二号及び第五号に掲げるものを除く。）

四　治験を行うことにより得られたデータ

五　第十六条第五項の記録

2　本邦内に住所を有しない治験依頼者は、治験国内管理人に第十六条第五項に規定する記録を前項の期間保存させなければならない。

第二節　自ら治験を実施する者による治験の管理に関する基準

（治験薬又は治験使用薬の管理）

第二十六条の二　自ら治験を実施する者は、治験薬の容器又は被包に次に掲げる事項（拡大治験を実施する場合にあっては、第一号及び第二号に掲げる事項に限る。）を邦文で記載しなければならない。

一　治験用である旨

二　自ら治験を実施する者の氏名及び住所

三　化学名又は識別記号

四　製造番号又は製造記号

五　貯蔵方法、有効期間等を定める必要があるものについては、その内容

2　自ら治験を実施する者は、治験薬に添付する文書、その治験薬又はその容器若しくは被包（内袋を含む。）には、次に掲げる事項を記載してはならない。ただし、被験者、治験責任医師等若しくは治験協力者が被験薬及び対照薬の識別をできない状態にしていない治験薬を用いる治験又は拡大治験を実施する場合にあっては、この限りでない。

一　予定される販売名

二　予定される効能又は効果

三　予定される用法又は用量

3　自ら治験を実施する者は、被験者、治験分担医師及び治験協力者が被験薬及び対照薬の識別をできない状態で入手した治験薬について、緊急時に、治験分担医師が被験薬及び対照薬の識別を直ちにできるよう必要な措置を講じておかなければならない。

4　自ら治験を実施する者は、輸送及び保存中の汚染や劣化を防止するため必要

な措置を講じておかなければならない。
5　自ら治験を実施する者は、治験薬又は治験使用薬に関する次に掲げる記録を作成し、又は入手しなければならない。
一　治験薬の製造年月日、製造方法、製造数量等の製造に関する記録及び治験薬の安定性等の品質に関する試験の記録
二　治験使用薬を入手し、又は治験薬提供者から提供を受けた場合にはその数量及び年月日の記録
三　治験使用薬の処分の記録
6　自ら治験を実施する者は、治験の実施の承認後遅滞なく、実施医療機関における治験使用薬の管理に関する手順書を作成し、これを実施医療機関に交付しなければならない。
7　自ら治験を実施する者は、必要に応じ、治験薬の溶解方法その他の取扱方法を説明した文書を作成し、これを治験分担医師、治験協力者及び第三十九条に規定する治験薬管理者に交付しなければならない。

（治験薬の品質の確保）
第二十六条の三　自ら治験を実施する者は、治験薬の品質の確保のために必要な構造設備を備え、かつ、適切な製造管理及び品質管理の方法が採られている製造所において製造された治験薬を用いて治験を実施しなければならない。ただし、拡大治験を実施する場合にあっては、実施医療機関が在庫として保管する医薬品の中から、治験薬として使用する医薬品を当該実施医療機関に選定させること又は自ら治験を実施する者自ら選定することができる。
2　自ら治験を実施する者は、前項ただし書の場合には、適切な製造管理及び品質管理の方法が採られている場所において、治験薬の容器又は被包に前条第一項第一号及び第二号に掲げる事項を邦文で記載しなければならない。
3　第三十九条に規定する治験薬管理者は、第一項ただし書の場合には、当該治験薬とそれ以外の医薬品とを区別して適切に管理しなければならない。

（委嘱の文書の作成）
第二十六条の四　自ら治験を実施する者は、第二条第二十項に規定する調整業務を治験調整医師又は治験調整委員会に委嘱する場合には、その業務の範囲、手順その他必要な事項を記載した文書を作成しなければならない。

（効果安全性評価委員会の設置）
第二十六条の五　自ら治験を実施する者は、治験の継続の適否又は治験実施計画書の変更について審議させるために効果安全性評価委員会を設置することができる。
2　自ら治験を実施する者は、前項の効果安全性評価委員会の審議に関する手順

書を作成し、これに従って審議を行わせなければならない。

3　自ら治験を実施する者は、前項の審議を行ったときは、その審議の記録を作成し、これを保存しなければならない。

（副作用情報等）

第二十六条の六　自ら治験を実施する者は、治験使用薬の品質、有効性及び安全性に関する事項その他の治験を適正に行うために必要な情報を収集し、及び検討するとともに、実施医療機関の長に対し、これを提供しなければならない。

2　自ら治験を実施する者は、治験使用薬について法第八十条の二第六項に規定する事項を知ったときは、直ちにその旨を実施医療機関の長（一の実施計画書に基づき共同で複数の実施医療機関において治験を実施する場合には他の実施医療機関の治験責任医師を含む。）に通知しなければならない。

3　自ら治験を実施する者は、治験使用薬の品質、有効性及び安全性に関する事項その他の治験を適正に行うために重要な情報を知ったときは、必要に応じ、治験実施計画書及び治験薬概要書を改訂しなければならない。

（モニタリングの実施）

第二十六条の七　自ら治験を実施する者は、モニタリングに関する手順書を作成し、第二十七条第一項の治験審査委員会の意見を踏まえて、当該手順書に従って、モニタリングを実施させなければならない。

2　モニターは、モニタリングの対象となる実施医療機関においてその対象となる治験に従事してはならない。

3　第一項の規定によりモニタリングを実施する場合には、実施医療機関において実地に行わなければならない。ただし、他の方法により十分にモニタリングを実施することができる場合には、この限りではない。

（モニターの責務）

第二十六条の八　モニターは、モニタリングの結果、実施医療機関における治験がこの省令又は治験実施計画書に従って行われていないことを確認した場合には、その旨を直ちに当該実施医療機関の治験責任医師に告げなければならない。

2　モニターは、モニタリングを実地に実施したときは、その都度次に掲げる事項を記載したモニタリング報告書を自ら治験を実施する者及び当該モニタリングに係る実施医療機関の長に提出しなければならない。

一　モニタリングを行った日付

二　モニターの氏名

三　モニタリングの際に説明等を聴取した治験責任医師等の氏名

四　モニタリングの結果の概要

五　前項の規定により治験責任医師に告げた事項

六　前号の事項について講じられるべき措置及び当該措置に関するモニターの所見

（監査）

第二十六条の九　自ら治験を実施する者は、監査に関する計画書及び業務に関する手順書を作成し、第二十七条第一項の治験審査委員会の意見を踏まえて、当該計画書及び手順書に従って監査を実施させなければならない。

2　監査担当者は、当該監査に係る治験を実施する医療機関において当該治験の実施（その準備及び管理を含む。）及びモニタリングに従事してはならない。

3　監査担当者は、監査を実施した場合には、監査で確認した事項を記録した監査報告書及び監査が実施されたことを証明する監査証明書を作成し、これを自ら治験を実施する者及び実施医療機関の長に提出しなければならない。

（治験の中止等）

第二十六条の十　自ら治験を実施する者は、実施医療機関がこの省令又は治験実施計画書に違反することにより適正な治験に支障を及ぼしたと認める場合（第四十六条に規定する場合を除く。）には、当該実施医療機関における治験を中止しなければならない。

2　自ら治験を実施する者は、治験を中断し、又は中止する場合には、速やかにその旨及びその理由を実施医療機関の長に文書により通知しなければならない。

3　自ら治験を実施する者は、当該治験により収集された臨床試験の試験成績に関する資料が法第十四条第三項及び医薬品、医療機器等の品質、有効性及び安全性の確保等に関する法律施行規則第四十五条の四第一項の申請書に添付されないことを知り得た場合には、その旨及びその理由を実施医療機関の長に文書により通知しなければならない。

（総括報告書）

第二十六条の十一　自ら治験を実施する者は、治験を終了し、又は中止したときは、総括報告書を作成しなければならない。

（記録の保存等）

第二十六条の十二　自ら治験を実施する者は、次に掲げる治験に関する記録（文書及びデータを含む。）を、治験薬提供者が被験薬に係る医薬品についての製造販売の承認を受ける日（第二十六条の十第三項の規定により通知したときは、通知した日後三年を経過した日）又は治験の中止若しくは終了の後三年を経過した日のうちいずれか遅い日までの期間適切に保存しなければならない。

一　治験実施計画書、承認書、総括報告書その他この省令の規定により自ら治

験を実施する者が作成した文書又はその写し
二　症例報告書、第三十二条第七項の規定により通知された文書その他この省令の規定により実施医療機関の長又は治験分担医師から入手した記録
三　モニタリング、監査その他の治験の実施の基準及び管理に係る業務の記録（前二号及び第五号に掲げるものを除く。）
四　治験を行うことにより得られたデータ
五　第二十六条の二第五項に規定する記録

第四章　治験を行う基準

第一節　治験審査委員会

（治験審査委員会の設置）

第二十七条　実施医療機関の長は、治験を行うことの適否その他の治験に関する調査審議を次に掲げるいずれかの治験審査委員会に行わせなければならない。
一　実施医療機関の長が設置した治験審査委員会
二　一般社団法人又は一般財団法人が設置した治験審査委員会
三　特定非営利活動促進法（平成十年法律第七号）第二条第二項に規定する特定非営利活動法人が設置した治験審査委員会
四　医療関係者により構成された学術団体が設置した治験審査委員会
五　私立学校法（昭和二十四年法律第二百七十号）第三条に規定する学校法人（医療機関を有するものに限る。）が設置した治験審査委員会
六　独立行政法人通則法（平成十一年法律第百三号）第二条第一項に規定する独立行政法人（医療の提供等を主な業務とするものに限る。）が設置した治験審査委員会
七　国立大学法人法（平成十五年法律第百十二号）第二条第一項に規定する国立大学法人（医療機関を有するものに限る。）が設置した治験審査委員会
八　地方独立行政法人法（平成十五年法律第百十八号）第二条第一項に規定する地方独立行政法人（医療機関を有するものに限る。）が設置した治験審査委員会
2　前項第二号から第四号までに掲げる治験審査委員会は、その設置をする者（以下「治験審査委員会の設置者」という。）が次に掲げる要件を満たすものでなければならない。
一　定款その他これに準ずるものにおいて、治験審査委員会を設置する旨の定めがあること。
二　その役員（いかなる名称によるかを問わず、これと同等以上の職権又は支配力を有する者を含む。次号において同じ。）のうちに医師、歯科医師、薬剤師、看護師その他の医療関係者が含まれていること。

三　その役員に占める次に掲げる者の割合が、それぞれ三分の一以下であること。
　イ　特定の医療機関の職員その他の当該医療機関と密接な関係を有する者
　ロ　特定の法人の役員又は職員その他の当該法人と密接な関係を有する者
四　治験審査委員会の設置及び運営に関する業務を適確に遂行するに足りる財産的基礎を有していること。
五　財産目録、貸借対照表、損益計算書、事業報告書その他の財務に関する書類をその事務所に備えて置き、一般の閲覧に供していること。
六　その他治験審査委員会の業務の公正かつ適正な遂行を損なうおそれがないこと。

（治験審査委員会の構成等）

第二十八条　治験審査委員会は､次に掲げる要件を満たしていなければならない。
一　治験について倫理的及び科学的観点から十分に審議を行うことができること。
二　五名以上の委員からなること。
三　委員のうち、医学、歯学、薬学その他の医療又は臨床試験に関する専門的知識を有する者以外の者（次号及び第五号の規定により委員に加えられている者を除く。）が加えられていること。
四　委員のうち､実施医療機関と利害関係を有しない者が加えられていること。
五　委員のうち、治験審査委員会の設置者と利害関係を有しない者が加えられていること。

2　治験審査委員会の設置者は、次に掲げる事項について記載した手順書、委員名簿並びに会議の記録及びその概要を作成し、当該手順書に従って業務を行わせなければならない。
一　委員長の選任方法
二　会議の成立要件
三　会議の運営に関する事項
四　第三十一条第一項の適否の審査の実施時期に関する事項
五　会議の記録に関する事項
六　記録の保存に関する事項
七　その他必要な事項

3　治験審査委員会の設置者は、前項に規定する当該治験審査委員会の手順書、委員名簿及び会議の記録の概要を公表しなければならない。

4　治験審査委員会の設置者は、治験審査委員会の事務を行う者を選任しなければならない。

（治験審査委員会の会議）

第二十九条　次に掲げる委員は、審査の対象となる治験に係る審議及び採決に参加することができない。

一　治験依頼者の役員又は職員その他の治験依頼者と密接な関係を有する者

二　自ら治験を実施する者又は自ら治験を実施する者と密接な関係を有する者

三　実施医療機関の長、治験責任医師等又は治験協力者

2　審議に参加していない委員は、採決に参加することができない。

（治験審査委員会の審査）

第三十条　実施医療機関の長は、当該実施医療機関において治験を行うことの適否について、あらかじめ、第二十七条第一項の治験審査委員会の意見を聴かなければならない。

2　実施医療機関の長は、前項の治験審査委員会（当該実施医療機関の長が設置した第二十七条第一項第一号に掲げる治験審査委員会及び同項第五号から第八号までに掲げる治験審査委員会のうち当該実施医療機関を有する法人が設置したものを除く。）に調査審議を行わせることとする場合には、あらかじめ、次に掲げる事項を記載した文書により当該治験審査委員会の設置者との契約を締結しなければならない。

一　当該契約を締結した年月日

二　当該実施医療機関及び当該治験審査委員会の設置者の名称及び所在地

三　当該契約に係る業務の手順に関する事項

四　当該治験審査委員会が意見を述べるべき期限

五　被験者の秘密の保全に関する事項

六　その他必要な事項

3　前項の契約の締結については、第十二条第二項から第六項までの規定を準用する。この場合において、これらの規定中「治験の依頼をしようとする者」とあるのは「実施医療機関の長」と、「受託者」とあるのは「 第二十七条第一項の治験審査委員会（当該実施医療機関の長が設置した同項第一号に掲げる治験審査委員会及び同項第五号から第八号までに掲げる治験審査委員会のうち当該実施医療機関を有する法人が設置したものを除く。）の設置者」と読み替えるものとする。

4　実施医療機関の長は、第一項の規定により第二十七条第一項の治験審査委員会の意見を聴くに当たり、治験を行うことの適否の判断の前提となる特定の専門的事項を調査審議させるため必要があると認めるときは、当該治験審査委員会の承諾を得て、当該専門的事項について当該治験審査委員会以外の治験審査委員会（第二十七条第一項各号に掲げるもの（同項第二号から第四号までに掲げるものにあっては、同条第二項各号に掲げる要件を満たすものに限る。）に限る。）の意見を聴くことができる。

5　実施医療機関の長は、前項の規定により意見を聴いた治験審査委員会（以下

「専門治験審査委員会」という。）が意見を述べたときは、速やかに当該意見を第一項の規定により意見を聴いた治験審査委員会に報告しなければならない。

6　実施医療機関の長は、第四項の規定により専門治験審査委員会（当該実施医療機関の長が設置した第二十七条第一項第一号に掲げる治験審査委員会及び同項第五号から第八号までに掲げる治験審査委員会のうち当該実施医療機関を有する法人が設置したものを除く。）の意見を聴く場合には、あらかじめ、次に掲げる事項を記載した文書により当該専門治験審査委員会の設置者との契約を締結しなければならない。

一　当該契約を締結した年月日

二　当該実施医療機関及び当該専門治験審査委員会の設置者の名称及び所在地

三　当該契約に係る業務の手順に関する事項

四　当該専門治験審査委員会が調査審議を行う特定の専門的事項の範囲及び当該専門治験審査委員会が意見を述べるべき期限

五　被験者の秘密の保全に関する事項

六　その他必要な事項

7　前項の契約の締結については、第十二条第二項から第五項までの規定を準用する。この場合において、これらの規定中「治験の依頼をしようとする者」とあるのは「実施医療機関の長」と、「受託者」とあるのは「第三十条第五項に規定する専門治験審査委員会（当該実施医療機関の長が設置した第二十七条第一項第一号に掲げる治験審査委員会及び同項第五号から第八号までに掲げる治験審査委員会のうち当該実施医療機関を有する法人が設置したものを除く。）の設置者」と読み替えるものとする。

8　実施医療機関の長は、第一項又は第四項の規定により、第二十七条第一項の治験審査委員会（当該実施医療機関の長が設置した同項第一号に掲げる治験審査委員会を除く。）に意見を聴くときは、第二十八条第二項に規定する当該治験審査委員会の手順書及び委員名簿を入手しなければならない。

（継続審査等）

第三十一条　実施医療機関の長は、治験の期間が一年を越える場合には、一年に一回以上、当該実施医療機関において治験を継続して行うことの適否について、前条第一項の規定により意見を聴いた治験審査委員会（当該治験を継続して行うことの適否の判断の前提となる特定の専門的事項について前条第四項の規定により意見を聴いた専門治験審査委員会がある場合にあっては、同条第一項の規定により意見を聴いた治験審査委員会及び当該専門治験審査委員会）の意見を聴かなければならない。

2　実施医療機関の長は、第二十条第二項及び第三項、第二十六条の六第二項並びに第四十八条第二項及び第三項の規定により通知を受けたとき、第五十

四条第三項の規定により報告を受けたときその他実施医療機関の長が必要があると認めたときは、当該実施医療機関において治験を継続して行うことの適否について、前条第一項の規定により意見を聴いた治験審査委員会（当該治験を継続して行うことの適否の判断の前提となる特定の専門的事項について前条第四項の規定により意見を聴いた専門治験審査委員会がある場合にあっては、同条第一項の規定により意見を聴いた治験審査委員会及び当該専門治験審査委員会）の意見を聴かなければならない。

3　前二項の規定により専門治験審査委員会の意見を聴く場合については、前条第五項の規定を準用する。

4　実施医療機関の長は、第二十六条の八第二項に規定するモニタリング報告書を受け取ったとき又は第二十六条の九第三項に規定する監査報告書を受け取ったときは、当該実施医療機関において治験が適切に行われているかどうか又は適切に行われたかどうかについて、前条第一項の規定により意見を聴いた治験審査委員会の意見を聴かなければならない。

（治験審査委員会の責務）

第三十二条　第二十七条第一項の治験審査委員会（以下この条において「治験審査委員会」という。）は、第三十条第一項の規定により実施医療機関の長から意見を聴かれたときは、審査の対象とされる治験が倫理的及び科学的に妥当であるかどうかその他当該治験が当該実施医療機関において行うのに適当であるかどうかを、次に掲げる資料に基づき審査し、文書により意見を述べなければならない。

一　第十条第一項各号又は第十五条の七各号に掲げる文書

二　被験者の募集の手順に関する資料

三　第七条第五項又は第十五条の四第四項に規定する情報その他治験を適正に行うために重要な情報を記載した文書

四　治験責任医師等となるべき者の履歴書

五　その他当該治験審査委員会が必要と認める資料

2　専門治験審査委員会は、第三十条第四項の規定により実施医療機関の長から意見を聴かれたときは、審査の対象とされる特定の専門的事項について前項各号に掲げる資料（当該専門治験審査委員会が必要と認めるものに限る。）に基づき審査し、文書により意見を述べなければならない。

3　治験審査委員会及び専門治験審査委員会は、前条第一項又は第二項の規定により実施医療機関の長から意見を聴かれたときは、治験審査委員会にあっては当該実施医療機関において当該治験が適切に行われているかどうかを調査した上で当該実施医療機関において治験を継続して行うことの適否を意見を、専門治験審査委員会にあっては意見を聴かれた特定の専門的事項につい

て調査した上で当該治験を継続して行うことの適否の判断の前提となる専門的事項を審査し、文書により意見をそれぞれ審査し、意見を聴かれた事項に係る事態の緊急性に応じて速やかに、文書により意見を述べなければならない。

4　治験審査委員会は、前条第四項の規定により、実施医療機関の長から意見を聴かれたときは、当該実施医療機関において当該治験が適切に行われているかどうか又は適切に行われていたかどうかについて審査し、文書により意見を述べなければならない。

5　第三十条第四項の規定により実施医療機関の長が専門治験審査委員会の意見を聴いた場合においては、治験審査委員会は、第一項又は第三項の規定により意見を述べるに当たり、同条第五項（前条第三項において準用する場合を含む。）の規定により報告された当該専門治験審査委員会の意見を踏まえて、これを行わなければならない。

6　実施医療機関の長は、第一項又は第三項の規定による治験審査委員会の意見を治験の依頼をしようとする者又は治験依頼者及び治験責任医師となるべき者又は治験責任医師に文書により通知しなければならない。

7　実施医療機関の長は、第一項、第三項又は第四項の規定による治験審査委員会の意見を自ら治験を実施しようとする者又は自ら治験を実施する者に文書により通知しなければならない。

8　第六項の規定による文書による通知については、第十条第二項から第五項までの規定を準用する。この場合において、これらの規定中「治験の依頼をしようとする者」とあるのは「実施医療機関の長」と、「実施医療機関の長」とあるのは「治験の依頼をしようとする者又は治験依頼者」と読み替えるものとする。

（治験審査委員会の意見）

第三十三条　実施医療機関は、第三十条第一項の規定により意見を聴いた治験審査委員会が、治験を行うことが適当でない旨の意見を述べたときは、治験の依頼を受け、又は治験の実施を承認してはならない。

2　実施医療機関は、第三十一条第一項又は第二項の規定により意見を聴いた治験審査委員会が、治験を継続して行うことが適当でない旨の意見を述べたときは、治験の契約を解除し、又は治験を中止しなければならない。

3　実施医療機関の長は、第三十一条第四項の規定により意見を聴いた治験審査委員会が、当該実施医療機関において当該治験が適切に行われていない旨又は適切に行われていなかった旨の意見を述べたときは、必要な措置を講じなければならない。

（記録の保存）

第三十四条　治験審査委員会を設置した者は、第二十八条第二項に規定する手順書、委員名簿並びに会議の記録及びその概要、第三十条第二項及び第六項の規定による契約に関する資料、第三十二条第一項各号に掲げる資料、同条第二項に規定する資料並びに第四十条第一項から第四項までの規定による治験審査委員会及び専門治験審査委員会に対する通知を、被験薬に係る医薬品についての製造販売の承認を受ける日（第二十四条第三項又は第二十六条の十第三項に規定する通知を受けたときは、通知を受けた日）又は治験の中止若しくは終了の後三年を経過した日のうちいずれか遅い日までの期間保存しなければならない。

第二節　実施医療機関

（実施医療機関の要件）

第三十五条　実施医療機関は、次に掲げる要件を満たしていなければならない。

一　十分な臨床観察及び試験検査を行う設備及び人員を有していること。

二　緊急時に被験者に対して必要な措置を講ずることができること。

三　治験責任医師等、薬剤師、看護師その他治験を適正かつ円滑に行うために必要な職員が十分に確保されていること。

（実施医療機関の長）

第三十六条　実施医療機関の長は、治験に係る業務に関する手順書を作成しなければならない。

2　実施医療機関の長は、当該実施医療機関における治験がこの省令、治験実施計画書、治験依頼者が治験を依頼する場合にあっては治験の契約書、自ら治験を実施する者が治験を実施する場合にあっては第十五条の七第五号から第十一号までに規定する文書及び前項の手順書に従って適正かつ円滑に行われるよう必要な措置を講じなければならない。

3　実施医療機関の長は、被験者の秘密の保全が担保されるよう必要な措置を講じなければならない。

（モニタリング等への協力）

第三十七条　実施医療機関の長は、治験依頼者が実施し、又は自ら治験を実施する者が実施させるモニタリング及び監査並びに第二十七条第一項の治験審査委員会及び第三十条第五項の専門治験審査委員会（専門治験審査委員会にあっては、第三十条第四項の規定により意見を聴く場合に限る。以下「治験審査委員会等」という。）による調査に協力しなければならない。

2　実施医療機関の長は、前項のモニタリング、監査又は調査が実施される際には、モニター、監査担当者又は治験審査委員会等の求めに応じ、第四十一条第二項各号に掲げる治験に関する記録を閲覧に供しなければならない。

（治験事務局）

第三十八条　実施医療機関の長は、治験に係る業務に関する事務を行う者を選任しなければならない。

（治験使用薬の管理）

第三十九条　治験薬管理者（治験薬を管理する者をいう。）は、第十六条第六項又は第二十六条の二第六項の手順書に従って治験使用薬を適切に管理しなければならない。

（業務の委託等）

第三十九条の二　実施医療機関（自ら治験を実施する者が治験を実施する場合にあっては、治験責任医師又は実施医療機関。以下この条において同じ。）は、治験の実施に係る業務の一部を委託する場合には、次に掲げる事項を記載した文書により当該業務を受託する者との契約を締結しなければならない。

一　当該委託に係る業務の範囲

二　当該委託に係る業務の手順に関する事項

三　前号の手順に基づき当該委託に係る業務が適正かつ円滑に行われているかどうかを実施医療機関が確認することができる旨

四　当該受託者に対する指示に関する事項

五　前号の指示を行った場合において当該措置が講じられたかどうかを実施医療機関が確認することができる旨

六　当該受託者が実施医療機関に対して行う報告に関する事項

七　その他当該委託に係る業務について必要な事項

（治験の中止等）

第四十条　実施医療機関の長は、第二十条第二項及び第三項の規定により治験依頼者から又は第二十六条の六第二項の規定により自ら治験を実施する者から通知を受けたときは、直ちにその旨を治験審査委員会等に文書により通知しなければならない。

2　実施医療機関の長は、第二十四条第二項の規定により治験依頼者から若しくは第二十六条の十第二項の規定により自ら治験を実施する者から治験を中断し、若しくは中止する旨の通知を受けたとき又は第二十四条第三項の規定により治験依頼者から申請書に添付しないことを決定した旨の通知若しくは第二十六条の十第三項の規定により自ら治験を実施する者から申請書に添付されない

ことを知った旨の通知を受けたときは、速やかにその旨及びその理由を治験責任医師及び治験審査委員会等に文書により通知しなければならない。

3　実施医療機関の長は、第四十九条第二項の規定により治験責任医師から治験を中断し、又は中止する旨の報告を受けた場合は、速やかにその旨及びその理由を治験審査委員会等及び治験依頼者に文書により通知しなければならない。

4　実施医療機関の長は、第四十九条第三項の規定により治験責任医師から治験を終了する旨の報告を受けたときは、その旨及びその結果の概要を治験審査委員会等及び治験依頼者に通知しなければならない。

5　第三項の規定による文書による通知については、第十条第二項から第五項までの規定を準用する。この場合において、これらの規定中「治験の依頼をしようとする者」とあるのは「実施医療機関の長」と、「実施医療機関の長」とあるのは「治験依頼者」と読み替えるものとする。

（記録の保存）

第四十一条　実施医療機関の長は、記録保存責任者を置かなければならない。

2　前項の記録保存責任者は、次に掲げる治験に関する記録（文書を含む。）を被験薬に係る医薬品についての製造販売の承認を受ける日（第二十四条第三項又は第二十六条の十第三項の規定により通知を受けたときは、通知を受けた日後三年を経過した日）又は治験の中止若しくは終了の後三年を経過した日のうちいずれか遅い日までの期間保存しなければならない。

一　原資料

二　契約書又は承認書、同意文書及び説明文書その他この省令の規定により実施医療機関に従事する者が作成した文書又はその写し

三　治験実施計画書、第三十二条第一項から第三項までの規定により治験審査委員会等から入手した文書その他この省令の規定により入手した文書

四　治験使用薬の管理その他の治験に係る業務の記録

第三節　治験責任医師

（治験責任医師の要件）

第四十二条　治験責任医師は、次に掲げる要件を満たしていなければならない。

一　治験を適正に行うことができる十分な教育及び訓練を受け、かつ、十分な臨床経験を有すること。

二　治験実施計画書、治験薬概要書及び第十六条第七項又は第二十六条の二第七項に規定する文書に記載されている治験使用薬の適切な使用方法に精通ていること。

三　治験を行うのに必要な時間的余裕を有すること。

（治験分担医師等）

第四十三条　治験責任医師は、当該治験に係る治験分担医師又は治験協力者が存する場合には、分担する業務の一覧表を作成しなければならない。

２　治験責任医師は、治験分担医師及び治験協力者に治験の内容について十分に説明するとともに、第二十条第二項及び第三項の規定により通知された事項、第二十六条の六第二項の規定により通知した事項その他分担させる業務を適正かつ円滑に行うために必要な情報を提供しなければならない。

（被験者となるべき者の選定）

第四十四条　治験責任医師等は、次に掲げるところにより、被験者となるべき者を選定しなければならない。

一　倫理的及び科学的観点から、治験の目的に応じ、健康状態、症状、年齢、同意の能力等を十分に考慮すること。

二　同意の能力を欠く者にあっては、被験者とすることがやむを得ない場合を除き、選定しないこと。

三　治験に参加しないことにより不当な不利益を受けるおそれがある者を選定する場合にあっては、当該者の同意が自発的に行われるよう十分な配慮を行うこと。

（被験者に対する責務）

第四十五条　治験責任医師等は、治験使用薬の適正な使用方法を被験者に説明し、かつ、必要に応じ、被験者が治験使用薬を適正に使用しているかどうかを確認しなければならない。

２　治験責任医師等は、被験者が他の医師により治療を受けている場合には、被験者の同意の下に、被験者が治験に参加する旨を当該他の医師に通知しなければならない。

３　実施医療機関の長及び治験責任医師等は、被験者に生じた有害事象に対して適切な医療が提供されるよう、事前に、必要な措置を講じておかなければならない。

４　治験責任医師等は、被験者に有害事象が生じ、治療が必要であると認めるときは、その旨を被験者に通知しなければならない。

（治験実施計画書からの逸脱）

第四十六条　治験責任医師等は、治験審査委員会が事前に承認した治験実施計画書を遵守して、治験を実施しなければならない。

２　治験責任医師は、被験者の緊急の危険を回避するためその他医療上やむを得ない理由により治験実施計画書に従わなかった場合には、全てこれを記録し、その旨及びその理由を記載した文書を直ちに治験依頼者が治験を依頼する場合

にあっては治験依頼者及び実施医療機関の長に、自ら治験を実施する者が治験を実施する場合にあっては実施医療機関の長に提出しなければならない。

3　治験依頼者が治験を依頼する場合における前項の規定による文書の提出については、第十条第二項から第五項までの規定を準用する。この場合において、これらの規定中「治験の依頼をしようとする者」とあるのは「治験責任医師」と、「実施医療機関の長」とあるのは「治験依頼者」と読み替えるものとする。

（症例報告書）

第四十七条　治験責任医師等は、治験実施計画書に従って正確に症例報告書を作成し、これに氏名を記載しなければならない。

2　治験責任医師等は、症例報告書の記載を変更し、又は修正するときは、これにその日付及び氏名を記載しなければならない。

3　治験責任医師は、治験分担医師が作成した症例報告書を点検し、内容を確認した上で、これに氏名を記載しなければならない。

（治験中の副作用等報告）

第四十八条　治験責任医師は、治験の実施状況の概要を、適宜実施医療機関の長に文書により報告しなければならない。

2　治験依頼者が治験を依頼する場合にあっては、治験責任医師は、治験使用薬の副作用によると疑われる死亡その他の重篤な有害事象の発生を認めたときは、直ちに実施医療機関の長に報告するとともに、治験依頼者に通知しなければならない。この場合において、治験依頼者、実施医療機関の長又は治験審査委員会等から更に必要な情報の提供を求められたときは、当該治験責任医　師はこれに応じなければならない。

3　自ら治験を実施する者が治験を実施する場合にあっては、治験責任医師は、治験使用薬の副作用によると疑われる死亡その他の重篤な有害事象の発生を認めたときは、直ちに実施医療機関の長（一つの実施計画書に基づき共同で複数の実施医療機関において治験を実施する場合には他の実施医療機関の治験責任医師を含む。）に報告するとともに、治験薬提供者に通知しなければならない。この場合において、治験薬提供者、実施医療機関の長又は治験審査委員会等から更に必要な情報の提供を求められたときは、当該治験責任医師はこれに応じなければならない。

（治験の中止等）

第四十九条　治験責任医師は、第四十条第二項の通知により治験が中断され、又は中止されたときは、被験者に速やかにその旨を通知するとともに、適切な医療の提供その他必要な措置を講じなければならない。

2　治験責任医師は、自ら治験を中断し、又は中止したときは、実施医療機関の

長に速やかにその旨及びその理由を文書により報告しなければならない。
3　治験責任医師は、治験を終了したときは、実施医療機関の長にその旨及びその結果の概要を文書により報告しなければならない。

第四節　被験者の同意

（文書による説明と同意の取得）
第五十条　治験責任医師等は、被験者となるべき者を治験に参加させるときは、あらかじめ治験の内容その他の治験に関する事項について当該者の理解を得るよう、文書により適切な説明を行い、文書により同意を得なければならない。
2　被験者となるべき者が同意の能力を欠くこと等により同意を得ることが困難であるときは、前項の規定にかかわらず、被験者となるべき者の代諾者の同意を得ることにより、当該被験者となるべき者を治験に参加させることができる。
3　治験責任医師等は、前項の規定により被験者となるべき者の代諾者の同意を得た場合には、代諾者の同意に関する記録及び代諾者と被験者との関係についての記録を作成しなければならない。
4　治験責任医師等は、当該被験者に対して治験薬の効果を有しないと予測される治験においては、第二項の規定にかかわらず、同意を得ることが困難な被験者となるべき者を治験に参加させてはならない。ただし、第七条第二項又は第十五条の四第二項に規定する場合は、この限りではない。
5　治験責任医師等は、説明文書の内容その他治験に関する事項について、被験者となるべき者（被験者となるべき者の代諾者の同意を得る場合にあっては、当該者。次条から第五十三条までにおいて同じ。）に質問をする機会を与え、かつ、当該質問に十分に答えなければならない。

（説明文書）
第五十一条　治験責任医師等は、前条第一項の説明を行うときは、次に掲げる事項を記載した説明文書を交付しなければならない。
一　当該治験が試験を目的とするものである旨
二　治験の目的
三　治験責任医師の氏名及び連絡先
四　治験の方法
五　予測される治験薬による被験者の心身の健康に対する利益（当該利益が見込まれない場合はその旨）及び予測される被験者に対する不利益
六　他の治療方法に関する事項
七　治験に参加する期間
八　治験の参加をいつでも取りやめることができる旨
九　治験に参加しないこと又は参加を取りやめることにより被験者が不利益

な取扱いを受けない旨

十　被験者の秘密が保全されることを条件に、モニター、監査担当者及び治験審査委員会等が原資料を閲覧できる旨

十一　被験者に係る秘密が保全される旨

十二　健康被害が発生した場合における実施医療機関の連絡先

十三　健康被害が発生した場合に必要な治療が行われる旨

十四　健康被害の補償に関する事項

十五　当該治験の適否等について調査審議を行う治験審査委員会の種類、各治験審査委員会において調査審議を行う事項その他当該治験に係る治験審査委員会に関する事項

十六　被験者が負担する治験の費用があるときは、当該費用に関する事項

十七　当該治験に係る必要な事項

2　説明文書には、被験者となるべき者に権利を放棄させる旨又はそれを疑わせる記載及び治験依頼者、自ら治験を実施する者、実施医療機関、治験責任医師等の責任を免除し、若しくは軽減させる旨又はそれを疑わせる記載をしてはならない。

3　説明文書には、できる限り平易な表現を用いなければならない。

（同意文書等への署名等）

第五十二条　第五十条第一項又は第二項に規定する同意は、被験者となるべき者が説明文書の内容を十分に理解した上で、当該内容の治験に参加することに同意する旨を記載した文書（以下「同意文書」という。）に、説明を行った治験責任医師等及び被験者となるべき者（第三項に規定する立会人が立ち会う場合にあっては、被験者となるべき者及び立会人。次条において同じ。）が日付を記載して、これに署名しなければ、効力を生じない。

2　第五十条第一項又は第二項に規定する同意は、治験責任医師等に強制され、又はその判断に不当な影響を及ぼされたものであってはならない。

3　説明文書を読むことができない被験者となるべき者（第五十条第二項に規定する被験者となるべき者を除く。）に対する同条第一項に規定する説明及び同意は、立会人を立ち会わせた上で、しなければならない。

4　前項の立会人は、治験責任医師等及び治験協力者であってはならない。

（同意文書の交付）

第五十三条　治験責任医師等は、治験責任医師等及び被験者となるべき者が署名した同意文書の写しを被験者（代諾者の同意を得た場合にあっては、当該者。次条において同じ。）に交付しなければならない。

（被験者の意思に影響を与える情報が得られた場合）

第五十四条　治験責任医師等は、治験に継続して参加するかどうかについて被験者の意思に影響を与えるものと認める情報を入手した場合には、直ちに当該情報を被験者に提供し、これを文書により記録するとともに、被験者が治験に継続して参加するかどうかを確認しなければならない。この場合においては、第五十条第五項及び第五十二条第二項の規定を準用する。

２　治験責任医師は、前項の場合において、説明文書を改訂する必要があると認めたときは、速やかに説明文書を改訂しなければならない。

３　治験責任医師は、前項の規定により説明文書を改訂したときは、その旨を実施医療機関の長に報告するとともに、治験の参加の継続について改めて被験者の同意を得なければならない。この場合においては、第五十一条から前条までの規定を準用する。

（緊急状況下における救命的治験）

第五十五条　治験責任医師等は、第七条第三項又は第十五条の四第三項に規定する治験においては、次の各号の全てに該当する場合に限り、被験者となるべき者及び代諾者となるべき者の同意を得ずに当該被験者となるべき者を治験に参加させることができる。

一　被験者となるべき者に緊急かつ明白な生命の危険が生じていること。

二　現在における治療方法では十分な効果が期待できないこと。

三　被験薬の使用により被験者となるべき者の生命の危険が回避できる可能性が十分にあると認められること。

四　予測される被験者に対する不利益が必要な最小限度のものであること。

五　代諾者となるべき者と直ちに連絡を取ることができないこと。

２　治験責任医師等は、前項に規定する場合には、速やかに被験者又は代諾者となるべき者に対して当該治験に関する事項について適切な説明を行い、当該治験への参加について文書により同意を得なければならない。

第五章　再審査等の資料の基準

（再審査等の資料の基準）

第五十六条　法第十四条又は第十九条の二の承認を受けた者が行う医薬品の臨床試験の実施に係る法第十四条第三項（法第十四条の二の二第五項において読み替えて適用する場合に限る。）、第十四条の四第五項及び第十四条の六第四項に規定する資料の収集及び作成については、第四条から第六条まで、第七条（第三項第一号を除く。）、第九条、第十条（第一項第二号を除く。）、第十一条から第十五条まで、第十六条から第二十三条まで、第二十四条第一項及び第二項、第二十五条、第二十六条並びに第二十七条から第五十五条までの規定を準用する。この場合において、これらの規定（見出しを含み、第十

六条第二項ただし書を除く。）中「治験」とあるのは「製造販売後臨床試験」と、「治験実施計画書」とあるのは「製造販売後臨床試験実施計画書」と、「治験責任医師」とあるのは「製造販売後臨床試験責任医師」と、「治験国内管理人」とあるのは「製造販売後臨床試験国内管理人」と、「治験調整医師」とあるのは「製造販売後臨床試験調整医師」と、「治験調整委員会」とあるのは「製造販売後臨床試験調整委員会」と、「治験分担医師」とあるのは「製造販売後臨床試験分担医師」と、「治験責任医師等」とあるのは「製造販売後臨床試験責任医師等」と、「治験依頼者」とあるのは「製造販売後臨床試験依頼者」と、「治験薬管理者」とあるのは「製造販売後臨床試験薬管理者」と、「治験協力者」とあるのは「製造販売後臨床試験協力者」と、「治験審査委員会」とあるのは「製造販売後臨床試験審査委員会」と、「専門治験審査委員会」とあるのは「専門製造販売後臨床試験審査委員会」と、「治験審査委員会等」とあるのは「製造販売後臨床試験審査委員会等」と、「治験使用薬」とあるのは「製造販売後臨床試験使用薬」と、「治験使用薬等」とあるのは「製造販売後臨床試験使用薬等」と、これらの規定（見出しを含み、第十一条、第十六条の見出し及び同条第一項、第二項並びに第五項から第七項まで、第十七条（見出しを含む。）並びに第三十九条（見出しを含む。）の規定を除く。）中「治験薬」とあるのは「製造販売後臨床試験薬」と、第七条第一項第二号中「全部又は一部」とあるのは「一部」と、第十一条中「治験薬」とあるのは、「被験者、製造販売後臨床試験責任医師等又は製造販売後臨床試験協力者が被験薬及び対照薬の識別をできない状態（以下「盲検状態」という。）にした製造販売後臨床試験薬」と、第十二条第一項及び第十三条第一項中「全部又は一部」とあるのは「一部」と、第十六条の見出し及び同条第一項、第二項、第五項及び第七項中「治験薬」とあるのは「盲検状態にした製造販売後臨床試験薬」と、同条第一項第一号中「治験用」とあるのは「製造販売後臨床試験用」と、同条第二項ただし書中「被験者、治験責任医師等若しくは治験協力者が被験薬及び対照薬の識別をできない状態」とあるのは「盲検状態」と、「拡大治験」とあるのは「拡大製造販売後臨床試験」と、同条第二項第一号中「予定される」とあるのは「承認されている」と、第十七条（見出しを含む。）中「治験薬」とあるのは「盲検状態にした製造販売後臨床試験薬」と、第二十条第二項中「法第八十条の二第六項に規定する事項」とあるのは「法第六十八条の十第一項に規定する事項（医薬品、医療機器等の品質、有効性及び安全性の確保等に関する法律施行規則第二百二十八条の二十第一項第一号及び第二号に規定する事項であって当該製造販売後臨床試験において発生したものに限る。）」と、「当該被験薬について初めて治験の計画を届け出た日」とあるのは「当該被験薬に係る医薬品の製造販売の承認の際に厚生労働大臣が指定した日」と、同条第三項中「治験薬概要書」とあるのは「添付文書若しくは注意

事項等情報」と、「直ちにその旨を治験責任医師」とあるのは「直ちにその旨を当該製造販売後臨床試験責任医師」と、同条第四項中「治験実施計画書及び治験薬概要書」とあるのは「製造販売後臨床試験実施計画書」と、第二十六条第一項中「に係る医薬品についての製造販売の承認（法第十四条の二の二第一項の規定により条件及び期限を付したものを除く。第二十六条の十二、第三十四条及び第四十一条第二項において同じ。）を受ける日（第二十四条第三項の規定により通知したときは、通知した日後三年を経過した日）又は治験の中止若しくは終了の後三年を経過した日のうちいずれか遅い日までの期間」とあるのは「の再審査又は再評価が終了した日後五年間」と、第三十四条中「に係る医薬品についての製造販売の承認を受ける日（第二十四条第三項又は第二十六条の十第三項に規定する通知を受けたときは、通知を受けた日）又は治験の中止若しくは終了の後三年を経過した日のうちいずれか遅い日までの期間」とあるのは「の再審査又は再評価が終了する日まで」と、第三十八条見出し中「治験事務局」とあるのは「製造販売後臨床試験事務局」と、第三十九条（見出しを含む。）中「治験薬」とあるのは「盲検状態にした製造販売後臨床試験薬」と、「第十六条第六項又は第二十六条の二第六項」とあるのは「第十六条第六項」と、第四十条第一項中「第二十条第二項及び第三項の規定により治験依頼者から又は第二十六条の六第二項の規定により自ら治験を実施する者」とあるのは「製造販売後臨床試験依頼者」と、同条第二項中「第二十四条第二項の規定により治験依頼者から若しくは第二十六条の十第二項の規定により自ら治験を実施する者」とあるのは「製造販売後臨床試験依頼者」と、「通知を受けたとき又は第二十四条第三項の規定により治験依頼者から申請書に添付しないことを決定した旨の通知若しくは第二十六条の十第三項の規定により自ら治験を実施する者から申請書に添付されないことを知った旨の通知」とあるのは「通知」と、第四十一条第二項中「に係る医薬品についての製造販売の承認を受ける日（第二十四条第三項又は第二十六条の十第三項の規定により通知を受けたときは、通知を受けた日後三年を経過した日）又は治験の中止若しくは終了の後三年を経過した日のうちいずれか遅い日までの期間」とあるのは「の再審査又は再評価が終了する日まで」と、第四十二条第二号中「治験実施計画書、治験薬概要書」とあるのは「製造販売後臨床試験実施計画書」と読み替えるものとする。

第六章　治験の依頼等の基準

（法第八十条の二第一項の厚生労働省令で定める基準）

第五十七条　法第八十条の二第一項の厚生労働省令で定める基準は、第四条第一項、第五条、第七条第一項（第九号及び第十一号から第十三号までを除く。）、

第八条第一項、第十一条、第十三条（同条第一項第十号、第十二号から第十五号まで及び第十七号を除く。）、第十四条及び第十五条の規定を準用する。この場合において、第四条第一項中「実施医療機関及び治験責任医師の選定、治験使用薬の管理、治験使用薬等の副作用情報等の収集、記録の保存その他の治験の依頼及び管理に係る」とあるのは「治験使用薬の管理及び記録の保存の」と、第五条中「試験その他治験の依頼をするために必要な試験」とあるのは「試験」と、第十三条第一項中「前条の規定により」とあるのは「治験の依頼及び管理に係る」と読み替えるものとする。

（法第八十条の二第四項の厚生労働省令で定める基準）

第五十八条　治験の依頼を受けた者に係る法第八十条の二第四項の厚生労働省令で定める基準は、第二十七条から第五十五条まで（第二十九条第一項第二号、第三十一条第四項、第三十二条第四項及び第七項、第三十三条第三項並びに第四十八条第三項を除く。）の規定を準用する。

2　自ら治験を実施する者に係る法第八十条の二第四項の厚生労働省令で定める基準は、第十五条の二第一項、第十五条の三、第十五条の四第一項（第九号及び第十一号から第十三号までを除く。）、第十五条の五第一項、第十五条の七（第九号、第十号及び第十二号から第十四号までを除く。）、第十五条の九、第二十六条の二（第一項第五号及び第七項を除く。）、第二十六条の七第一項及び第三項、第二十六条の十二（第一号から第四号までを除く。）、第二十七条から第五十五条まで（第二十九条第一項第一号、第三十二条第六項及び第八項並びに第四十八条第二項を除く。）の規定を準用する。この場合において、第十五条の二第一項中「治験実施計画書の作成、治験使用薬の管理、治験使用薬等の副作用情報等の収集、記録の保存その他の治験の実施の準備及び管理に係る」とあるのは「治験使用薬の管理及び記録の保存の」と、第十五条の三中「試験その他治験を実施するために必要な試験」とあるのは「試験」と、第二十六条の二第五項中「製造数量等の製造に関する」とあるのは「製造数量の」と、「安定性等の品質」とあるのは「品質」と、第二十六条の十二中「適切に保存」とあるのは「保存」と読み替えるものとする。

（法第八十条の二第五項の厚生労働省令で定める基準）

第五十九条　法第八十条の二第五項の厚生労働省令で定める基準は、第十六条（第一項第五号及び第七項を除く。）、第二十一条第一項並びに第二十六条第一項（第一号から第四号までを除く。）及び第二項の規定を準用する。この場合において、第十六条第五項中「製造数量等の製造に関する」とあるのは「製造数量の」と、「安定性等の品質」とあるのは「品質」と、第二十六条第一項中「適切に保存」とあるのは「保存」と読み替えるものとする。

附　則　抄

（施行期日）

第一条　この省令は、平成九年四月一日から施行する。

（承認審査資料の基準に関する経過措置）

第二条　法第十四条第三項に規定する資料のうち、この省令の施行前に収集され、又は作成されたもの及びこの省令の施行の際現に収集され、又は作成されているものについては、第三条中「次条から第五十五条までの規定の定めるところ」とあるのは「第三十条第一項、第三十五条、第四十四条、第四十七条第一項、第五十条第一項及び第二項の規定の定めるところ並びに薬事法施行規則等の一部を改正する省令（平成九年厚生省令第二十九号）第一条の規定による改正前の薬事法施行規則（昭和三十六年厚生省令第一号）第六十七条各号の規定の例」と、第五十条第一項中「文書により適切な説明を行い、文書により同意」とあるのは「適切な説明を行い、同意」とする。

2　法第十四条第三項に規定する資料のうち、平成九年六月三十日までに法第八十条の二第一項の治験の依頼が行われた治験又は同日までに同条第二項の規定により届け出られた計画に係る治験により収集され、又は作成されたもの（前項に規定するものを除く。）については、第三条中「次条」とあるのは「次条から第六条まで、第七条（第一項第九号を除く。）、第八条から第十二条まで、第十三条（第九号から第十三号まで及び第十五号を除く。）、第十四条、第十五条、第十六条（第六項を除く。）、第十七条から第二十条まで、第二十四条から第二十七条まで、第二十八条第二項及び第三項、第二十九条から第三十五条まで、第三十八条、第四十条から第五十条まで、第五十一条（第一項第十号を除く。）並びに第五十二条」とする。

3　法第十四条第三項に規定する資料のうち、平成十年三月三十一日までに法第八十条の二第一項の治験の依頼が行われた治験又は同日までに同条第二項の規定により届け出られた計画に係る治験により収集され、又は作成されたもの（第一項及び前項に規定するものを除く。）については、第三条中「次条」とあるのは「次条から第六条まで、第七条（第一項第九号を除く。）、第八条から第十二条まで、第十三条（第十二号及び第十五号を除く。）、第十四条から第二十条まで、第二十四条から第二十七条まで、第二十八条第二項及び第三項、第二十九条から第三十五条まで、第三十八条から第五十条まで、第五十一条（第一項第十号を除く。）並びに第五十二条」とする。

（再審査等の資料の基準に関する経過措置）

第三条　法第十四条の四第四項及び第十四条の五第四項に規定する資料のうち、平成九年六月三十日までに依頼が行われた市販後臨床試験により収集され、又は作成されたものについては、第五十六条中「第三項第一号」とあるのは「第一項第九号及び第三項第一号」と、「から第十六条まで」とあるのは「　、第

十二条、第十三条（第九号から第十三号まで及び第十五号を除く。）、第十四条、第十五条、第十六条（第六項を除く。）」と、「第二十三条」とあるのは「第二十条」と、「第二十五条」とあるのは「第二十五条から第二十七条まで、第二十八条第二項及び第三項、第二十九条から第三十五条まで、第三十八条、第四十条から第五十条まで、第五十一条（第一項第十号を除く。）並びに第五十二条」とする。

2　法第十四条の四第四項及び第十四条の五第四項に規定する資料のうち、平成十年三月三十一日までに依頼がなされた市販後臨床試験（前項に規定する市販後臨床試験を除く。）により収集され、又は作成されたものについては、第五十六条中「第三項第一号」とあるのは「第一項第九号及び第三項第一号」と、「第十一条」とあるのは「第十一条、第十二条、第十三条（第十二号及び第十五号を除く。）、第十四条」と、「第二十三条」とあるのは「第二十条」と、「第二十五条」とあるのは「第二十五条から第二十七条まで、第二十八条第二項及び第三項、第二十九条から第三十五条まで、第三十八条から第五十条まで、第五十一条（第一項第十号を除く。）並びに第五十二条」とする。

（法第八十条の二第一項の厚生省令で定める基準に関する経過措置）

第四条　この省令の施行前に治験の計画書であって第七条第一項（第二号から第四号まで及び第九号から第十三号までを除く。）の規定に適合するものが作成されていた場合における当該治験に係る法第八十条の二第一項に規定する治験の依頼については、第五十七条の規定にかかわらず、薬事法施行規則等の一部を改正する省令（平成九年厚生省令第二十九号）第一条の規定による改正前の薬事法施行規則（昭和三十六年厚生省令第一号。附則第六条において「旧施行規則」という。）第六十七条（第七号から第十一号までを除く。）の規定の例による。

2　平成九年四月一日から六月三十日までの間に法第八十条の二第二項の規定により届け出られた計画に係る治験（前項の場合における当該治験を除く。）に対する第五十七条の規定の適用については、第五十七条中「第十一号、第十三号」とあるのは、「第九号」とする。

3　平成九年七月一日から平成十年三月三十一日までの間に法第八十条の二第二項の規定により届け出られた計画に係る治験（第一項の場合における当該治験を除く。）に対する第五十七条の適用については、第五十七条中「第十一号、第十三号」とあるのは「第十一号」とする。

（法第八十条の二第四項の厚生省令で定める基準に関する経過措置）

第五条　この省令の施行前に治験の計画書であって第七条第一項（第二号から第四号まで及び第九号から第十三号までを除く。）の規定に適合するものが作成されていた場合における当該治験の依頼を受けた者に係る法第八十条の二第四項の治験をすることについては、第五十八条の規定にかかわらず、第三十条第一項、第三十五条、第四十四条、第四十七条第一項並びに第五十条第一項及び

第二項の規定の例による。この場合において、第五十条第一項中「文書により適切な」とあるのは「適切な」とする。

2　平成九年四月一日から六月三十日までの間に法第八十条の二第一項の治験の依頼を受けた者又は同日までに同条第二項の規定により届け出られた計画に係る治験の依頼を受けた者（前項に規定する者を除く。）に対する第五十八条の適用については、第五十八条中「第二十七条」とあるのは「第二十七条、第二十八条第二項及び第三項、第二十九条から第三十五条まで、第三十八条、第四十条から第五十条まで、第五十一条（第一項第十号を除く。）並びに第五十二条」とする。

3　平成九年七月一日から平成十年三月三十一日までの間に法第八十条の二第一項の治験の依頼を受けた者（第一項及び前項に規定する治験の依頼を受けた者を除く。）に対する第五十八条の適用については、第五十八条中「第二十七条」とあるのは「第二十七条、第二十八条第二項及び第三項、第二十九条から第三十五条まで、第三十八条から第五十条まで、第五十一条（第一項第十号を除く。）並びに第五十二条」とする。

（法第八十条の二第五項の厚生省令で定める基準に関する経過措置）

第六条　この省令の施行前に治験の計画書であって第七条第一項（第二号から第四号まで及び第九号から第十三号までを除く。）の規定に適合するものが作成されていた場合における当該治験の依頼をした者に係る法第八十条の二第五項に規定する治験の管理については、第五十九条の規定にかかわらず、旧施行規則第六十七条第七号、第八号及び第十号の規定の例による。

2　平成九年四月一日から六月三十日までの間に法第八十条の二第一項の治験の依頼をした者又は同日までに同条第二項の規定により届け出られた計画に係る治験の依頼をした者（前項に規定する者を除く。）に対する第五十九条の適用については、第五十九条中「第七項」とあるのは「第六項及び第七項」と、「　、第二十一条第一項並びに」とあるのは「並びに」とする。

3　平成九年七月一日から平成十年三月三十一日までの間に法第八十条の二第一項の治験の依頼をした者（第一項及び前項に規定する者を除く。）については、「　、第二十一条第一項並びに」とあるのは「並びに」とする。

附　則（平 15・6・12 厚労省令 106）

1　この省令は、薬事法及び採血及び供血あつせん業取締法の一部を改正する法律附則第一条第一号に掲げる規定の施行の日（平成十五年七月三十日）から施行する。

2　この省令の施行の際現に、この省令による改正前の医薬品の臨床試験の実施の基準に関する省令第十二条第一項及び第十三条第一項の規定に基づき締結された契約に基づき実施される治験に係る取扱いについては、なお従前の例による。

附　則（平16・12・21厚労令172）

（施行期日）

第一条　この省令は、薬事法及び採血及び供血あつせん業取締法の一部を改正する法律第二条の規定の施行の日（平成十七年四月一日）から施行する。

（経過措置）

第二条　この省令の施行前に実施された又はこの省令の際現に実施されている医薬品の臨床試験については、この省令による改正後の医薬品の臨床試験の実施の基準に関する省令の規定にかかわらず、なお従前の例による。

附　則（平18・3・31厚労令72）抄

（施行期日）

第一条　この省令は、平成十八年四月一日から施行する。

（経過措置）

第二条　この省令の施行前に実施された又はこの省令の施行の際現に実施されている医薬品の臨床試験については、この省令による改正後の医薬品の臨床試験の実施の基準に関する省令（次項において「新令」という。）の規定にかかわらず、なお従前の例による。

第三条　この省令の施行前に治験実施計画書（医薬品の臨床試験の実施の基準に関する省令第七条第一項から第三項まで又は第十五条の四第一項から第三項までの規定に適合するものに限る。）又は製造販売後臨床試験実施計画書（この省令による改正前の医薬品の臨床試験の実施の基準に関する省令第五十六条において準用する第七条第一項から第三項まで（第三項第一号を除く。）の規定に適合するものに限る。）が作成された医薬品の臨床試験（前項に該当するものを除く。）については、新令の規定にかかわらず、なお従前の例による。

附　則　（平20・2・29厚労令24）抄

（施行期日）

第一条　この省令は、平成二十年四月一日から施行する。ただし、第二十条第二項及び第三項の改正規定、第二十八条第三項の改正規定、第三十一条第二項及び第四十条第一項の改正規定（「第二十条第二項」の下に「及び第三項」を加える部分に限る。）、第四十三条第二項の改正規定並びに第五十六条第一項の改正規定（「第二十条第二項」の下に「及び第三項」を加える部分に限る。）は、平成二十一年四月一日から施行する。

（経過措置）

第二条　この省令の施行前に実施された又はこの省令の施行の際現に実施されている医薬品の臨床試験については、この省令による改正後の医薬品の臨床試験

の実施の基準に関する省令（次項において「新令」という。）の規定にかかわらず、なお従前の例による。

第三条　この省令の施行前に治験実施計画書（医薬品の臨床試験の実施の基準に関する省令第七条第一項から第三項まで又は第十五条の四第一項から第三項までの規定に適合するものに限る。）又は製造販売後臨床試験実施計画書（この省令による改正前の医薬品の臨床試験の実施の基準に関する省令第五十六条において準用する第七条第一項から第三項まで（第三項第一号を除く。）の規定に適合するものに限る。）が作成された医薬品の臨床試験（前条に該当するものを除く。）については、新令の規定にかかわらず、なお従前の例による。

附　則（平 24・12・28 厚労令 161）抄

（施行期日）

第一条　この省令は、公布の日から施行する。

（経過措置）

第三条　この省令の施行前に治験実施計画書が作成された治験についての治験依頼者に係る通知（基準省令第二十条第二項の通知をいう。以下同じ。）については、平成二十六年六月三十日までの間は、なお従前の例による。

2　前項の規定にかかわらず、同項の治験依頼者が平成二十六年六月三十日までの間に通知を行う場合において、当該通知については、当該治験依頼者の選択により、第二条の規定による改正後の基準省令（以下「新基準省令」という。）第二十条第二項の規定の適用を受けることができる。

3　新基準省令第二十条第二項の規定は、第一項の治験依頼者に係る通知については、平成二十六年七月一日から適用する。

4　新基準省令第二十条第二項の規定は、この省令の施行後に治験実施計画書が作成された治験についての治験依頼者に係る通知については、平成二十六年七月一日から適用する。

5　前項の治験依頼者に係る通知であって、平成二十六年六月三十日までの間に行われるものについては、第二条の規定による改正前の基準省令第二十条第二項の通知とみなして、同項の規定を適用する。

6　前項の規定にかかわらず、同項の通知については、同項の治験依頼者の選択により、新基準省令第二十条第二項の規定の適用を受けることができる。

附　則（令 4・5・20 厚労令 84）抄

（施行期日）

第一条　この省令は、医薬品、医療機器等の品質、有効性及び安全性の確保等に関する法律等の一部を改正する法律（令和四年法律第四十七号）の公布の日〔令和 4 年 5 月 20 日〕から施行する。

医薬品の製造販売後の調査及び試験の実施の基準に関する省令

（平成16年12月20日 厚生労働省令第171号）

改正　平25：3/11厚労令26　平26：7/30厚労令87　平29：10/26厚労令116　令2：8/31厚労令155　令4：5/20厚労令84　令5：12/26厚労令161

薬事法（昭和三十五年法律第百四十五号）第十四条の四第四項並びに第十四条の六第四項（これらの規定を同法第十九条の四において準用する場合を含む。）及び第八十二条の規定に基づき、医薬品の製造販売後の調査及び試験の実施の基準に関する省令を次のように定める。［編注：前文は省令公布時のまま］

医薬品の製造販売後の調査及び試験の実施の基準に関する省令

（趣旨）

第一条　この省令は、医薬品、医療機器等の品質、有効性及び安全性の確保等に関する法律（昭和三十五年法律第百四十五号。以下「法」という。）第十四条の二の二第五項の規定により読み替えて適用される法第十四条第三項並びに第十四条の四第五項及び第十四条の六第四項（これらの規定を法第十九条の二第五項及び法第十九条の四において準用する場合を含む。）の厚生労働省令で定める基準のうち製造販売後の調査及び試験に係るもの（医薬品の臨床試験の実施の基準に関する省令（平成九年厚生省令第二十八号）に定めるものを除く。）及び医薬品の製造販売業者又は外国製造医薬品等特例承認取得者が医薬品、医療機器等の品質、有効性及び安全性の確保等に関する法律施行規則（昭和三十六年厚生省令第一号）第十四条第一項に規定する医療用医薬品（体外診断用医薬品及び専ら疾病の診断に使用されることが目的とされている医薬品であって皮膚に貼り付けられるものを除く。）について行う製造販売後の調査及び試験の業務に関して遵守すべき事項を定めるものとする。

（定義）

第二条　この省令において「製造販売後調査等」とは、医薬品の製造販売業者又は外国製造医薬品等特例承認取得者（以下「製造販売業者等」という。）が、医薬品の品質、有効性及び安全性に関する情報の収集、検出、確認又は検証のために行う調査又は試験であって、次に掲げるものをいう。

一　使用成績調査（医療機関から収集した情報を用いて、診療において、医薬品の副作用による疾病等の種類別の発現状況並びに品質、有効性及び安全性に関する情報の検出又は確認のために行う調査であって、次に掲げるものをいう。以下同じ。）

イ　一般使用成績調査（医薬品を使用する者の条件を定めることなく行う調査（ハに規定する使用成績比較調査に該当するものを除く。）をいう。）

ロ　特定使用成績調査（小児、高齢者、妊産婦、腎機能障害又は肝機能障害を有する者、医薬品を長期に使用する者その他医薬品を使用する者の条件を定めて行う調査（ハに規定する使用成績比較調査に該当するものを除く。）をいう。）

ハ　使用成績比較調査（特定の医薬品を使用する者の情報と当該医薬品を使用しない者の情報とを比較することによって行う調査をいう。）

二　製造販売後データベース調査（医療情報データベース取扱事業者が提供する医療情報データベースを用い、医薬品の副作用による疾病等の種類別の発現状況並びに品質、有効性及び安全性に関する情報の検出又は確認のために行う調査をいう。以下同じ。）

三　製造販売後臨床試験（治験、使用成績調査若しくは製造販売後データベース調査の成績に関する検討を行った結果得られた推定等を検証し、又は診療においては得られない品質、有効性及び安全性に関する情報を収集するため、医薬品について法第十四条第一項若しくは第十三項（法第十九条の二第五項において準用する場合を含む。）又は第十九条の二第一項の承認に係る用法、用量、効能及び効果に従い行う試験をいう。以下同じ。）

2　この省令において「医療情報データベース」とは、一定の期間において収集される診療録その他の診療に関する記録、診療報酬請求書、疾病登録等に関する情報の集合物であって、それらの情報を電子計算機を用いて検索することができるように体系的に構成したものをいう。

3　この省令において「医療情報データベース取扱事業者」とは、医療情報データベースを事業の用に供している者をいう。

（製造販売後調査等業務手順書）

第三条　製造販売業者等は、製造販売後調査等を適正かつ円滑に実施するため、次に掲げる手順を記載した製造販売後調査等業務手順書を作成しなければならない。

一　使用成績調査に関する手順

二　製造販売後データベース調査に関する手順

三　製造販売後臨床試験に関する手順

四　自己点検に関する手順

五　製造販売後調査等業務に従事する者に対する教育訓練に関する手順

六　製造販売後調査等業務の委託に関する手順

七　製造販売後調査等業務の記録の保存に関する手順

八　その他製造販売後調査等を適正かつ円滑に実施するために必要な手順

2　製造販売業者等は、製造販売後調査等業務手順書を作成し、又は改訂したと

きは、当該製造販売後調査等業務手順書にその日付を記載し、これを保存しなければならない。

（製造販売後調査等管理責任者）

第四条　製造販売業者等は、製造販売後調査等に係る業務を統括する者（以下「製造販売後調査等管理責任者」という。）を置かなければならない。

2　製造販売後調査等管理責任者は、販売に係る部門に属する者であってはならない。

3　製造販売業者等は、製造販売後調査等管理責任者に次に掲げる業務を行わせなければならない。

一　医薬品ごとに使用成績調査、製造販売後データベース調査又は製造販売後臨床試験の概要を記載した製造販売後調査等基本計画書を作成し、これを保存すること。

二　製造販売後調査等業務手順書及び製造販売後調査等基本計画書（医薬品、医薬部外品、化粧品、医療機器及び再生医療等製品の製造販売後安全管理の基準に関する省令（平成十六年厚生労働省令第百三十五号。以下「基準省令」という。）第九条の二第一項第一号の規定により医薬品等総括製造販売責任者（法第十七条第二項に規定する医薬品等総括製造販売責任者をいう。以下同じ。）又は安全管理責任者（基準省令第四条第二項に規定する安全管理責任者をいう。以下同じ。）が医薬品リスク管理計画書（基準省令第九条の二第一項第一号に規定する医薬品リスク管理計画書をいう。以下同じ。）を作成したときは、医薬品リスク管理計画書）に基づき、使用成績調査、製造販売後データベース調査又は製造販売後臨床試験ごとに、実施方法及び評価方法を記載した使用成績調査実施計画書、製造販売後データベース調査実施計画書又は医薬品の臨床試験の実施の基準に関する省令に規定する製造販売後臨床試験実施計画書その他製造販売後調査等を行うために必要な事項を文書により定めること。

三　医薬品に関する情報の検討の結果、必要があると認めるときは、製造販売後調査等基本計画書又は前号の文書を改訂すること。

四　製造販売後調査等基本計画書又は第二号に規定する文書（以下この号において「製造販売後調査等基本計画書等」という。）を作成し、又は前号の規定により改訂した場合は、製造販売後調査等基本計画書等にその日付を記載し、これを保存すること。

五　製造販売後調査等を行うのに必要があると認めるときは、製造販売業者等に文書により意見を述べ、当該文書又はその写しを保存すること。

4　製造販売後調査等管理責任者は、基準省令第九条の二第一項第一号の規定により総括製造販売責任者又は安全管理責任者が医薬品リスク管理計画書を作成し、かつ、これを保存しているときは、前項第一号の規定にかかわらず、製造

販売後調査等基本計画書を作成し、これを保存することを要しない。
5　製造販売業者等は、第三項第五号の規定により製造販売後調査等管理責任者が述べる意見を尊重しなければならない。
6　製造販売業者等は、製造販売後調査等管理責任者が製造販売後調査等の業務を遂行するに当たって支障を生ずることがないようにしなければならない。

（製造販売後調査等）

第五条　製造販売業者等は、製造販売後調査等業務手順書に基づき、次に掲げる製造販売後調査等の実施の業務を製造販売後調査等管理責任者に行わせなければならない。
一　製造販売後調査等の実施について企画、立案及び調整を行うこと。
二　製造販売後調査等が製造販売後調査等業務手順書、製造販売後調査等基本計画書（基準省令第九条の二第一項第一号の規定により総括製造販売責任者又は安全管理責任者が医薬品リスク管理計画書を作成したときは、医薬品リスク管理計画書）及び前条第三項第二号に規定する文書（以下「製造販売後調査等業務手順書等」という。）に基づき適正かつ円滑に行われていることを確認すること。
三　製造販売後調査等の結果について製造販売業者等（基準省令第九条の二第一項第一号の規定により総括製造販売責任者又は安全管理責任者が医薬品リスク管理計画書を作成したときは、製造販売業者等及び安全管理責任者）に対し文書により報告すること。
2　製造販売業者等は、使用成績調査又は製造販売後臨床試験の実施ごとに、製造販売後調査等管理責任者に調査及び試験の実施状況を把握するための記録を作成させ、これを保存させなければならない。
3　製造販売業者等は、基準省令第九条の二第一項第一号の規定により総括製造販売責任者又は安全管理責任者が医薬品リスク管理計画書を作成したときは、使用成績調査又は製造販売後臨床試験の実施ごとに、製造販売後調査等管理責任者に調査及び試験の実施状況の記録を安全管理責任者に対し文書により提供させなければならない。

（使用成績調査）

第六条　製造販売業者等は、使用成績調査を実施する場合には、製造販売後調査等業務手順書等に基づき、製造販売後調査等管理責任者又は製造販売業者等が指定する者にこれを行わせなければならない。
2　製造販売業者等は、使用成績調査を実施する場合には、製造販売後調査等業務手順書に基づき、当該使用成績調査の目的を十分に果たしうる医療機関に対し、当該使用成績調査の契約を文書により行い、これを保存しなければならない。

3　製造販売業者等は、前項の規定による文書による契約の締結に代えて、第五項で定めるところにより、当該医療機関の承諾を得て、電子情報処理組織を使用する方法その他の情報通信の技術を利用する方法であって次に掲げるもの（以下この条において「電磁的方法」という。）により契約を締結することができる。この場合において、当該製造販売業者等は、当該文書による契約を締結したものとみなす。

一　製造販売業者等の使用に係る電子計算機と、医療機関の使用に係る電子計算機とを電気通信回線で接続した電子情報処理組織を使用する方法のうちイ又はロに掲げるもの

イ　製造販売業者等の使用に係る電子計算機と医療機関の使用に係る電子計算機とを接続する電気通信回線を通じて送信し、それぞれの使用に係る電子計算機に備えられたファイルに記録する方法

ロ　製造販売業者等の使用に係る電子計算機に備えられたファイルに記録された前項の契約を電気通信回線を通じて医療機関の閲覧に供し、当該医療機関の使用に係る電子計算機に備えられたファイルに記録する方法（電磁的方法による契約を行う旨の承諾若しくは契約を行わない旨の申出をする場合にあっては、製造販売業者等の使用に係る電子計算機に備えられたファイルにその旨を記録する方法）

二　電磁的記録媒体（電磁的記録（電子的方式、磁気的方式その他人の知覚によっては認識することができない方式で作られる記録であって、電子計算機による情報処理の用に供されるものをいう。）に係る記録媒体をいう。）をもって調製するファイルに前項の規定による契約を記録したものを交付する方法

4　前項各号に掲げる方法は、次に掲げる技術的基準に適合するものでなければならない。

一　製造販売業者等及び医療機関がファイルへの記録を出力することにより文書を作成することができるものであること。

二　ファイルに記録された文書に記載すべき事項について、改変が行われていないかどうかを確認することができる措置を講じていること。

5　製造販売業者等は、第三項の契約を行おうとするときは、あらかじめ、当該契約を行おうとする医療機関に対し、その用いる次に掲げる電磁的方法の種類及び内容を示し、文書又は電磁的方法による承諾を得なければならない。

一　第三項各号に掲げる方法のうち製造販売業者等が使用するもの

二　ファイルへの記録の方式

6　前項の承諾を得た製造販売業者等は、契約を行おうとする医療機関から文書又は電磁的方法により電磁的方法による契約を行わない旨の申出があったときは、当該医療機関に対し、第三項の依頼又は契約を電磁的方法によってしてはならない。ただし、当該医療機関が再び前項の規定による承諾をした場合は、

この限りでない。
7　使用成績調査実施計画書には、次に掲げる事項について定めなければならない。
一　調査の目的
二　調査の対象者の数
三　調査の対象者の範囲
四　調査の方法
五　調査の実施期間
六　調査を行う事項
七　解析を行う項目及び方法
八　その他必要な事項

（製造販売後データベース調査）
第六条の二　製造販売業者等が、製造販売後データベース調査を実施する場合には、前条第一項から第六項までの規定を準用する。この場合において、これらの規定中「使用成績調査」とあるのは「製造販売後データベース調査」と、「医療機関」とあるのは「医療情報データベース取扱事業者」と読み替えるものとする。
2　製造販売後データベース調査実施計画書には、次に掲げる事項について定めなければならない。
一　調査の目的
二　調査に用いる医療情報データベースの概要
三　調査の対象者の数
四　調査の対象者の範囲
五　調査の方法
六　調査の対象期間
七　調査を行う事項
八　解析を行う項目及び方法
九　その他必要な事項

（製造販売後臨床試験）
第七条　製造販売業者等は、製造販売後臨床試験を実施する場合には、製造販売後調査等業務手順書等に基づき、製造販売後調査等管理責任者又は製造販売業者等が指定する者にこれを行わせなければならない。
2　製造販売後臨床試験の実施においては、医薬品の臨床試験の実施の基準に関する省令第五十六条の例による。

（自己点検）

第八条　製造販売業者等は、製造販売後調査等業務手順書に基づき、次に掲げる業務を製造販売後調査等管理責任者又は製造販売業者等が指定する者に行わせなければならない。

一　製造販売後調査等業務について定期的に自己点検を行うこと。ただし、前条第二項の規定により例によることとされている医薬品の臨床試験の実施の基準に関する省令第五十六条において準用する同令第二十三条の規定により監査を実施した事項については、この条に規定する自己点検の実施を要しない。

二　製造販売後調査等管理責任者以外の者が自己点検を行う場合には、自己点検の結果を製造販売後調査等管理責任者に対して文書により報告すること。

三　自己点検の結果の記録を作成し、これを保存すること。

2　製造販売後調査等管理責任者は、製造販売後調査等業務手順書に基づき、自己点検の結果を製造販売業者等に対し文書により報告しなければならない。

3　製造販売後調査等管理責任者は、自己点検の結果に基づき、製造販売後調査等業務の改善が行われる必要があると認めるときは、その措置を講ずるとともに、当該措置の記録を作成し、これを保存しなければならない。

（製造販売後調査等業務に従事する者に対する教育訓練）

第九条　製造販売業者等は、製造販売後調査等業務手順書及び製造販売後調査等管理責任者が作成した研修計画に基づき、次に掲げる業務を製造販売後調査等管理責任者又は製造販売業者等が指定する者に行わせなければならない。

一　製造販売後調査等業務に従事する者に対して、製造販売後調査等業務に関する教育訓練を計画的に行うこと。

二　製造販売後調査等管理責任者以外の者が教育訓練を行う場合には、その実施状況を製造販売後調査等管理責任者に対して文書により報告すること。

三　教育訓練に関する記録を作成し、これを保存すること。

（製造販売後調査等業務の委託）

第十条　製造販売業者等は、製造販売後調査等業務（その管理に係るものを除く。以下この条において同じ。）の一部を、その業務を適正かつ円滑に遂行しうる能力のある者に委託することができる。

2　製造販売業者等は、製造販売後調査等業務を委託する場合には、製造販売後調査等業務手順書に基づき、次に掲げる事項を記載した文書により受託者との契約を締結しなければならない。ただし、製造販売後臨床試験業務の委託に関しては、医薬品の臨床試験の実施の基準に関する省令の規定に基づき契約を締結しなければならない。

一　当該委託の範囲

二　受託業務に係る第三条第一項各号に掲げる製造販売後調査等業務の手順に

関する事項
三　前号の手順に基づき当該委託業務が適正かつ円滑に行われているかどうかを製造販売業者等又は製造販売後調査等管理責任者が確認することができる旨
四　委託した業務について、受託者に対する製造販売業者等又は製造販売後調査等管理責任者による指示に関する事項
五　前号の指示を行った場合における当該指示に基づく措置が講じられたかどうかを製造販売業者等又は製造販売後調査等管理責任者が確認することができる旨
六　製造販売業者等又は製造販売後調査等管理責任者及び受託者の相互の間における製造販売後調査等に関する情報の提供の方法に関する事項
七　受託者が製造販売業者等又は製造販売後調査等管理責任者に対して行う報告に関する事項
八　受託者が当該受託業務について作成した文書の保存に関する事項
九　その他必要な事項

3　製造販売業者等は、製造販売後調査等管理責任者に次に掲げる業務を行わせなければならない。
一　次に掲げる事項について確認し、その結果の記録を作成し、これを保存すること。
イ　受託者において当該委託に係る業務が製造販売後調査等業務手順書等に基づいて適正かつ円滑に行われているかどうかの確認
ロ　製造販売後調査等管理責任者による受託者に対する指示の履行状況についての確認
二　前号の確認を踏まえ、必要があると認められるときは、当該受託者に対し必要な指示を文書により行い、その写し又は当該文書を保存すること。
三　前項第七号の報告について記録を作成し、それを保存すること。

4　製造販売後調査等管理責任者は、製造販売後調査等業務手順書に基づき、製造販売業者等に前項第一号の確認の結果又は第二項の指示若しくは報告の内容について文書により報告しなければならない。

5　次の表の第一欄に掲げる事項に係る文書については、それぞれ同表の第二欄に掲げる規定を準用する。この場合において、これらの規定中同表の第三欄に掲げる字句は、それぞれ同表の第四欄に掲げる字句に読み替えるものとする。

第一欄	第二欄	第三欄	第四欄
第二項の契約	第六条第三項から第六項	医療機関	受託者
第二項第四号の指示	第六条第三項、第四項第一号及び第五項及び第六項	医療機関	受託者
第二項第七号の報告	第六条第三項、第四項第一号、第五項及び第六項	製造販売業者等	受託者
		医療機関	製造販売業者等

（製造販売後調査等業務に係る記録の保存）

第十一条　この省令の規定により保存されていることとされている文書その他の記録の保存期間は、次に掲げる記録の区分に応じ、それぞれ当該各号に定める期間とする。ただし、第七条の規定による製造販売後臨床試験を実施した場合においては、同条第二項において例によることとされている医薬品の臨床試験の実施の基準に関する省令第五十六条において読み替えて準用する同令第二十六条、第三十四条及び第四十一条に規定する期間とする。

一　法第十四条の二の二第五項の規定による申請に係る法第十四条の承認に係る記録　製造販売の承認（法第十四条の二の二第一項の規定により条件及び期限を付したものを除く。）を受ける日又は製造販売後調査の中止若しくは終了の後三年を経過した日のうちいずれか遅い日までの期間

二　再審査又は再評価に係る記録　再審査又は再評価が終了した日から五年間

三　前二号に掲げる記録以外の記録　利用しなくなった日又は当該記録の最終の記載の日から五年間

2　製造販売業者等は、製造販売後調査等業務手順書に基づき、記録を保存することとされている者に代えて、製造販売業者等が指定する者に、当該記録を保存させることができる。

（製造販売後調査等に係る再審査等の資料の基準）

第十二条　製造販売後調査等に係る法第十四条の二の二第五項の規定により読み替えて適用される法第十四条第三項並びに法第十四条の四第五項及び法第十四条の六第四項（これらの規定を法第十九条の二第五項及び第十九条の四において準用する場合を含む。）に規定する資料の収集及び作成については、第三条から第八条まで、第十条及び第十一条の規定によるほか、医薬品の臨床試験の実施の基準に関する省令に定めるところによる。

附　則　抄

（施行期日）

第一条　この省令は、薬事法及び採血及び供血あつせん業取締法の一部を改正する法律の施行の日（平成十七年四月一日）から施行する。

（医薬品の市販後調査の基準に関する省令の廃止）

第二条　医薬品の市販後調査の基準に関する省令（平成九年厚生省令第十号）は廃止する。

（経過措置）

第三条　この省令の施行の前に医薬品の市販後調査の基準に関する省令（平成九年厚生省令第十号）に基づき開始された使用成績調査、特別調査又は市販後臨床試験については、なお従前の例による。

附　則（平 25・3・11 厚労令 26）抄

（施行期日）

1　この省令は、平成二十六年十月一日から施行する。

（経過措置）

2　この省令の施行前に承認された医薬品の市販直後調査については、なお従前の例による。

附　則（平 26・7・30 厚労令 87）抄

（施行期日）

第一条　この省令は、薬事法等の一部を改正する法律（以下「改正法」という。）の施行の日（平成二十六年十一月二十五日）から施行する。

附　則（平 29・10・26 厚労令 116）抄

（施行期日）

第一条　この省令は、平成三十年四月一日から施行する。

附　則（令 2・8・31 厚労令 155）抄

（施行期日）

第一条　この省令は、医薬品、医療機器等の品質、有効性及び安全性の確保等に関する法律等の一部を改正する法律（令和元年法律第六十三号）の施行の日（令和二年九月一日）から施行する。

附　則（令 4・5・20 厚労令 84）抄

（施行期日）

第一条　この省令は、医薬品、医療機器等の品質、有効性及び安全性の確保等に関する法律等の一部を改正する法律（令和四年法律第四十七号）の公布の日〔令和 4 年 5 月 20 日〕から施行する。

医療機器及び体外診断用医薬品の製造管理及び品質管理の基準に関する省令

（平成16年12月17日 厚生労働省令第169号）

改正　平26：7/30厚労令87　平29：7/31厚労令84　令2：8/31厚労令155　令3：1/29厚労令15、3/26厚労令60　令4：5/20厚労令84、9/13厚労令128

［編注：前文は省令公布時のまま］

薬事法（昭和三十五年法律第百四十五号）第十四条第二項第四号及び第十九条の二第五項において準用する第十四条第二項第四号の規定に基づき、医療機器及び体外診断用医薬品の製造管理及び品質管理の基準に関する省令を次のように定める。

医療機器及び体外診断用医薬品の製造管理及び品質管理の基準に関する省令

目次

第一章　総則

（趣旨）

第一条　この省令は、医薬品、医療機器等の品質、有効性及び安全性の確保等に関する法律（昭和三十五年法律第百四十五号。以下「法」という。）第二十三条の二の五第二項第四号（第二十三条の二の十七第五項において準用する場合を含む。以下同じ。）及び第八十条第二項に規定する厚生労働省令で定める基準を定めるものとする。

（定義）

第二条　この省令で「製造販売業者等」とは、医療機器又は体外診断用医薬品（以下「医療機器等」という。）の製造販売業者（法第二十三条の二の十七第四項に規定する選任外国製造医療機器等製造販売業者（以下「選任外国製造医療機器等製造販売業者」という。）及び法第二十三条の三第一項の規定により選任された指定高度管理医療機器等の製造販売業者（以下「選任外国指定高度管理医療機器等製造販売業者」という。）を除く。）、法第二十三条の二の十七第四項に規定する外国製造医療機器等特例承認取得者（以下「外国製造医療機器等特例承認取得者」という。）又は法第二十三条の二の二十三第一項に規定する外国指定高度管理医療機器製造等事業者（以下「外国指定高度管理医療機器製造等事業者」という。）をいう。

2　この省令で「製品」とは、構成部品等からなり、製造所の製造工程を経た物（製造の中間工程で造られたものであって、以後の製造工程を経ることによって製品となるもの（以下「中間製品」という。）を含む。以下同じ。）又は法第二条第十三項に規定する医療機器プログラムをいう。

3　この省令で「構成部品等」とは、製造工程において使用される部品、組立品（製品に使用されるものに限る。）、原料、材料、容器、被包、表示物（添付文書を含む。以下同じ。）等であって、製品の一部となるもの及び製品のソフトウェア（法第二条第十三項に規定する医療機器プログラムを除く。）をいう。

4　この省令で「製造用物質」とは、製造工程において中間製品に使用される物（製品の一部となるものを除く。）をいう。

5　この省令で「ロット」とは、一の製造期間内に一連の製造工程により均質性を有するように製造された製品、製造用物質及び構成部品等（以下「製品等」という。）の一群をいう。

6　この省令で「施設」とは、品質管理監督システムに含まれる製品実現（開発から出荷及びこれに附帯するサービスの提供までに行われる一連の業務をいう。以下同じ。）に係る施設（製造所を含む。）をいう。

7　この省令で「バリデーション」とは、施設の構造設備並びに手順、工程その他の製造管理及び品質管理の方法（以下「製造手順等」という。）が期待される結果を与えることを検証し、これを文書とすることをいう。

8　この省令で「工程入力情報」とは、ある工程を実施するに当たって提供される、製造管理及び品質管理のために必要な情報等をいう。

9　この省令で「工程出力情報」とは、ある工程を実施した結果得られる情報等をいう。

10　この省令で「管理監督者」とは、製造販売業者等の品質管理監督システムに係る業務を最上位で管理監督する役員等をいう。ただし、第八十二条及び第八十三条において読み替えて準用する第二章から第五章の二までにおいては、製

造業者の品質管理監督システムに係る業務を最上位で管理監督する役員等をいう。

11　この省令で「製品受領者」とは、製品の出荷後に当該製品を取り扱う者（輸送のみに関与する者を除く。以下同じ。）をいう。ただし、第八十二条及び第八十三条において読み替えて準用する第二章から第五章の二までにおいては、製品の製造業者からの出荷後に当該製品を取り扱う全ての者をいう。

12　この省令で「品質方針」とは、製品の品質を確保するために管理監督者が定め、表明する基本的な方針をいう。

13　この省令で「品質管理監督システム」とは、製造販売業者等が品質に関して管理監督を行うためのシステムであって、当該管理監督のための資源配分がなされ、適切に運用されるものをいう。ただし、第八十二条において読み替えて準用する第二章から第五章の二までにおいては、製造業者が品質に関して製造所の管理監督を行うためのシステムを、第八十三条において読み替えて準用する第二章から第五章の二までにおいては、製造業者が品質に関して管理監督を行うためのシステムをいう。

14　この省令で「照査」とは、設定された目標を達成する上での適切性及び有効性を判定することをいう。

15　この省令で「資源」とは、個人の有する知識及び技能並びに技術、設備その他の施設における業務に活用される資源をいう。

16　この省令で「業務運営基盤」とは、施設における業務に必要な施設、設備及びサービスの体系をいう。

17　この省令で「通知書」とは、製品の受渡し時に提供した情報を補足し、又は当該製品に係る医療機器等の使用若しくは回収においてとるべき措置について助言するために、製造販売業者等が製品の受渡しの後に発行する文書をいう。

18　この省令で「特別採用」とは、製品に係る要求事項（以下「製品要求事項」という。）に適合していない製品について、その製品の製造管理及び品質管理に支障がなく、薬事に関する法令又はこれらに基づく命令若しくは処分（以下「法令の規定等」という。）に適合することを適切に確認した上で、その使用若しくは操作の許可、工程の次の段階に進むことの許可又は出荷若しくは受入れの決定を行うことをいう。

19　この省令で「再製造単回使用医療機器」とは、単回使用の医療機器（一回限り使用できることとされている医療機器をいう。以下同じ。）のうち、再製造（単回使用の医療機器が使用された後、新たに製造販売をすることを目的として、これに検査、分解、洗浄、滅菌その他必要な処理を行うことをいう。以下同じ。）をされたものをいう。

20　この省令で「再生部品」とは、第三項に規定する構成部品等のうち、医療機関において使用された単回使用の医療機器の全部又は一部であって、再製造の

用に供されるものをいう。
21　この省令で「植込医療機器」とは、人の身体内に埋設される若しくは人の身体の自然開口部に挿入される医療機器又は人の皮膚若しくは眼の表面を代替する医療機器であって、その全部又は一部が三十日以上留置されることを目的として使用されるものをいう。
22　この省令で「類似製品グループ」とは、医療機器等の製造販売業者等が製造販売する当該医療機器等に係る製品であって、当該製品に係る医療機器等の意図した用途に応じた機能、性能及び安全性について同等の基本設計を有するものの一群をいう。
23　この省令で「市販後監視」とは、医療機器等の製造販売から得られた情報の収集及び分析に係る体系的な業務（製造販売後安全管理に関する業務を含む。）をいう。
24　この省令で「購買物品等」とは、製造販売業者等が他から提供される中間製品、構成部品等及び製造に用いる物質並びにサービスをいう。
25　この省令で「無菌バリアシステム」とは、製品に係る医療機器等の使用のときまで当該医療機器等を微生物による汚染から防止することを目的として用いられる包装をいう。
26　この省令で「使用性」とは、製品に係る医療機器等の特性のうち、使用者による安全かつ適正な使用又は操作のために必要であって、意図した用途に応じた機能、性能及び安全性が十分に発揮され、かつ、使用者の要求を充足させるために必要な性質をいう。

（適用の範囲）

第三条　製造販売業者等は、第二章及び第三章の規定に基づき、製品の製造管理及び品質管理を行わなければならない。
2　製造販売業者等は、生物由来製品たる医療機器等、法第四十三条第二項の厚生労働大臣の指定する医療機器及び細胞組織医療機器（人又は動物の細胞又は組織から構成された医療機器をいう。以下同じ。）（以下「生物由来医療機器等」と総称する。）に係る製品の製造管理及び品質管理については、第二章及び第三章の規定のほか、第四章の規定に基づき行わなければならない。
3　製造販売業者等は、放射性医薬品（放射性医薬品の製造及び取扱規則（昭和三十六年厚生省令第四号）第一条第一号に規定する放射性医薬品をいう。以下同じ。）たる体外診断用医薬品（以下「放射性体外診断用医薬品」という。）に係る製品の製造管理及び品質管理については、第二章及び第三章の規定のほか、第五章の規定に基づき行わなければならない。
4　製造販売業者等は、再製造単回使用医療機器に係る製品の製造管理及び品質管理については、第二章及び第三章の規定のほか、第五章の二の規定に基づき

行わなければならない。

第二章　医療機器等の製造管理及び品質管理に係る基本的要求事項

第一節　通則

（適用）

第四条　法第二十三条の二の五第一項に規定する医療機器及び体外診断用医薬品並びに法第二十三条の二の二十三第一項に規定する指定高度管理医療機器等以外の医療機器等に係る製品については、第三十条から第三十六条の二までの規定を適用しない。

2　製造販売業者等は、製品に係る医療機器等の特性により、この章の第四節から第六節までのいずれかの規定を適用することができない場合においては、当該規定をその品質管理監督システムに適用しないことができる。

3　製造販売業者等は、前二項の規定のいずれかに該当する場合においては、品質管理監督システムの基準を規定する文書（以下「品質管理監督システム基準書」という。）にその旨及びその理由を記載しなければならない。

第二節　品質管理監督システム

（品質管理監督システムに係る要求事項）

第五条　製造販売業者等は、この章の規定に従って、品質管理監督システムを文書化するとともに、その実効性を維持しなければならない。

2　製造販売業者等は、この省令で文書化することを求められている全ての要求事項、手順、活動及び実施要領を、確立し、実施し、及び維持しなければならない。

3　製造販売業者等は、法第二十三条の二第一項の規定による製造販売業の許可、法第二十三条の二の三第一項の規定による製造業の登録、法第二十三条の二の四第一項の規定による医療機器等外国製造業者の登録、法第二十四条第一項の規定による医薬品の販売業の許可、法第三十九条第一項の規定による高度管理医療機器等の販売業及び貸与業の許可若しくは法第四十条の二第一項の規定による医療機器の修理業の許可を受けた場合又は法第三十九条の三第一項の規定による管理医療機器の販売業及び貸与業の届出を行った場合においては、そのいずれに該当するかをこの省令に規定する文書その他品質管理監督システムを実施する上で必要な文書（記録を除く。以下「品質管理監督文書」という。）に記載しなければならない。

（品質管理監督システムの確立）

第五条の二　製造販売業者等は、次に掲げる事項を明確にして品質管理監督システムを確立しなければならない。

一　品質管理監督システムに必要な工程（以下単に「工程」という。）の内容（当該工程により達成される結果を含む。）並びに当該工程における各施設及びその各部門の関与の態様

二　製品に係る医療機器等の機能、性能及び安全性に係るリスク並びに当該リスクに応じた管理の程度

三　工程の順序及び相互の関係

（品質管理監督システムの業務）

第五条の三　製造販売業者等は、工程のそれぞれについて、次に掲げる業務を行わなければならない。

一　工程の実施及び管理の実効性の確保に必要な判定基準及び方法を定めること。

二　工程の実施、監視及び測定に必要な資源及び情報を利用できるようにすること。

三　工程により達成される結果を得るため及び工程の実効性を維持するために所要の措置をとること。

四　工程を監視するとともに、定量的に把握する必要がある場合においては、併せて測定し、及び分析すること。

五　法令の規定等に係る要求事項に適合していることを実証するために必要な記録を作成し、これを保管すること。

（品質管理監督システムの管理監督）

第五条の四　製造販売業者等は、この章の規定に従って工程を管理監督しなければならない。

2　製造販売業者等は、工程を変更しようとするときは、あらかじめ、次に掲げる事項を確認しなければならない。

一　当該変更が品質管理監督システムに及ぼす影響

二　当該変更が製品に係る医療機器等の意図した用途に応じた機能、性能及び安全性に及ぼす影響

三　当該変更に際して必要となる申請、届出、報告、提出その他の手続

（外部委託）

第五条の五　製造販売業者等は、製品要求事項への適合性に影響を及ぼす工程を外部委託することとしたときは、当該工程が当該外部委託を受ける事業者

（以下この条において「受託事業者」という。）により管理されているようにしなければならない。

2　製造販売業者等は、製品に関連するリスク及び受託事業者の能力に応じた方法により前項の工程を管理しなければならない。

3　製造販売業者等は、第一項の工程の管理の方法について受託事業者と合意した場合には、合意した内容を品質に関する実施要領に定めなければならない。ただし、一般医療機器のうち製造管理又は品質管理に注意を要するものとして厚生労働大臣が指定する医療機器以外の医療機器（以下「限定一般医療機器」という。）に係る工程については、この限りでない。

→平26厚生労働省告示316

（ソフトウェアの使用）

第五条の六　製造販売業者等（限定第三種医療機器製造販売業者（限定一般医療機器のみを製造販売する製造販売業者をいう。以下同じ。）を除く。以下この条において同じ。）は、品質管理監督システムにソフトウェアを使用する場合においては、当該ソフトウェアの適用に係るバリデーションについて手順を文書化しなければならない。

2　製造販売業者等は、前項のソフトウェアを品質管理監督システムに初めて使用するとき及び当該ソフトウェア又はその適用を変更するときは、あらかじめ、バリデーションを行わなければならない。ただし、当該ソフトウェア又はその適用の変更前にバリデーションを行う必要がない正当な理由を示すことができる場合においては、当該ソフトウェア又はその適用の変更後にバリデーションを行えば足りるものとする。

3　前項に規定するバリデーションを行うときは、製造販売業者等は、品質管理監督システムへのソフトウェアの使用に伴うリスク（当該ソフトウェアの使用が製品に係る医療機器等の機能、性能及び安全性に及ぼす影響を含む。）に応じて、バリデーションを行わなければならない。

4　製造販売業者等は、第二項のバリデーションから得られた記録を作成し、これを保管しなければならない。

（品質管理監督システムの文書化）

第六条　製造販売業者等は、品質管理監督文書に、次に掲げる事項（限定第三種医療機器製造販売業者にあっては、第一号を除く。）を記載しなければならない。

一　品質方針及び品質目標

二　品質管理監督システムの基準

三　この章に規定する手順及び記録

四　各施設における工程について、実効性のある計画的な実施及び管理がなされるようにするために必要な事項（当該実施及び管理の記録を含む。）
五　その他法令の規定等により文書化することが求められる事項

（品質管理監督システム基準書）
第七条　製造販売業者等は、次に掲げる事項を記載した品質管理監督システム基準書を文書化しなければならない。
一　品質管理監督システムの範囲（適用を除外する事項又は非適用とする事項がある場合においては、その詳細及びそれを正当とする理由を含む。）
二　品質管理監督システムのために作成した手順書（確立した手順を記載した文書をいう。以下同じ。）の内容又は当該手順書の文書番号その他参照情報
三　各工程の相互の関係
2　製造販売業者等（限定第三種医療機器製造販売業者を除く。）は、品質管理監督システム基準書に、品質管理監督文書の体系の概要を記載しなければならない。

（製品標準書）
第七条の二　製造販売業者等は、製品又は類似製品グループごとに、品質管理監督システムに係る次に掲げる事項（正当な理由があるときは、第五号又は第六号を除く。）を含む要求事項を記載した文書（以下「製品標準書」という。）を作成し、これを保管しなければならない。
一　当該製品又は当該類似製品グループに係る医療機器等の一般的名称及び販売名又は類似製品グループの総称、意図した用途並びに表示物
二　当該製品又は当該類似製品グループに係る製品の仕様
三　当該製品又は当該類似製品グループに係る製品の製造、保管、取扱い及び送達の方法
四　当該製品又は当該類似製品グループに係る製品の測定及び監視に係る手順
五　製品の設置に係る要求事項
六　製品の供給に附帯したサービスに係る業務（以下「附帯サービス業務」という。）に係る要求事項

（品質管理監督文書の管理）
第八条　製造販売業者等は、品質管理監督文書を管理しなければならない。
2　製造販売業者等は、次に掲げる業務に必要な管理方法を手順書に記載しなければならない。
一　品質管理監督文書を発行するに当たり、当該品質管理監督文書の妥当性を

照査し、その発行を承認すること。

二　品質管理監督文書について所要の照査を行い、更新を行うに当たり、その更新を承認すること。

三　品質管理監督文書の変更内容及び最新の改訂状況が識別できるようにすること。

四　品質管理監督文書を改訂した場合は、当該品質管理監督文書の改訂版を利用できるようにすること。

五　品質管理監督文書が読みやすく、容易に内容を把握することができる状態にあることを確保すること。

六　外部で作成された品質管理監督文書（品質管理監督システムの計画及び実施に必要であると判断したものに限る。）を識別し、その配付を管理すること。

七　品質管理監督文書の劣化又は紛失を防止すること。

八　廃止した品質管理監督文書が意図に反して使用されることを防止すること。当該文書を保持する場合においては、その目的にかかわらず、廃止されたものであることが適切に識別できるようにしておくこと。

3　製造販売業者等（限定第三種医療機器製造販売業者を除く。）は、品質管理監督文書の変更に当たっては、当該変更の決定の根拠となる情報を入手することができる立場にある、当該品質管理監督文書を最初に承認した部門又はその他のあらかじめ指定した部門に、当該品質管理監督文書への変更を照査させ、当該部門の承認を得ることとしなければならない。

4　製造販売業者等は、品質管理監督文書又はその写しを、少なくとも一部、第六十七条で定める期間保管しなければならない。

（記録の管理）

第九条　製造販売業者等は、この章に規定する要求事項への適合及び品質管理監督システムの実効性のある実施を実証するために必要な記録を作成し、これを保管しなければならない。

2　製造販売業者等は、前項の記録の識別、保管、セキュリティ確保（当該記録について、漏えい、滅失又は毀損の防止その他安全管理を行うことをいう。）、完全性の確保（当該記録が正確であり、記録が作成された時点から不適切な改変がない状態を保つことをいう。）、検索、保管期間及び廃棄についての所要の管理方法に関する手順を文書化しなければならない。

3　製造販売業者等は、保有する個人情報（医療機器等の使用によって得られたものに限る。以下この項において同じ。）を適正に管理するための方法を定め、当該方法に従って、個人情報を管理しなければならない。

4　製造販売業者等は、第一項の記録について、読みやすく容易に内容を把握することができ、かつ、検索することができるようにしなければならない。

５　製造販売業者等は、第一項の記録を、第六十八条で定める期間保管しなければならない。

第三節　管理監督者の責任

（管理監督者の関与）

第十条　管理監督者は、品質管理監督システムの確立及び実施並びにその実効性の維持に責任をもって関与していることを、次に掲げる業務（限定第三種医療機器製造販売業者の管理監督者にあっては、第一号及び第五号に掲げる業務に限る。）を行うことによって実証しなければならない。

一　法令の規定等及び製品受領者が要求する事項（以下「製品受領者要求事項」という。）（限定第三種医療機器製造販売業者の管理監督者にあっては、法令の規定等に限る。）に適合することの重要性を、全ての施設に周知すること。

二　品質方針を定めること。

三　品質目標が定められているようにすること。

四　第十八条第一項に規定する照査を実施すること。

五　資源が利用できる体制を確保すること。

（製品受領者の重視）

第十一条　管理監督者（限定第三種医療機器製造販売業者の管理監督者を除く。次条から第十四条まで、第十六条、第十八条及び第十九条において同じ。）は、適用される法令の規定等及び製品受領者要求事項が明確にされ、かつ、製品がこれらに適合しているようにしなければならない。

（品質方針）

第十二条　管理監督者は、品質方針が次に掲げる条件に適合しているようにしなければならない。

一　製造販売業者等の意図に照らし適切なものであること。

二　品質管理監督システムに係る要求事項への適合及び品質管理監督システムの実効性の維持について、管理監督者が責任をもって関与することを規定していること。

三　品質目標の策定及び照査に当たっての枠組みとなるものであること。

四　全ての施設に周知され、理解されていること。

五　品質管理監督システムの適切性を維持するために照査されていること。

（品質目標）

第十三条　管理監督者は、各施設において、各部門及び各階層に応じた品質目標

（製品要求事項への適合のために必要な目標を含む。）が定められているようにしなければならない。

2　前項の品質目標は、その達成状況を評価しうるものであって、かつ、品質方針との整合性のとれたものとしなければならない。

（品質管理監督システムの計画の策定）

第十四条　管理監督者は、品質管理監督システムが第五条から第五条の六までの規定及び品質目標に適合するよう、その実施に当たっての計画が策定されているようにしなければならない。

2　管理監督者は、品質管理監督システムの変更を計画し、実施する場合においては、品質管理監督システムが不備のないものであることを維持しなければならない。

（責任及び権限）

第十五条　管理監督者は、全ての施設において、各部門及び当該部門の構成員に係る責任及び権限が定められ、文書化され、周知されているようにしなければならない。

2　管理監督者は、品質に影響を及ぼす業務を管理監督し、実施し、又は検証する者の全てについて、相互の関係を定め、当該職務を行うために必要な独立性を確保するとともに、必要な責任及び権限が与えられているようにしなければならない。

（管理責任者）

第十六条　管理監督者は、製造販売業者等の役員、管理職の地位にある者その他これに相当する者のうちから製造販売業者等の品質管理監督システムの実施及び維持の責任者（以下「管理責任者」という。）を任命しなければならない。

2　管理監督者は、管理責任者に、次に掲げる業務に係る責任及び権限を与えなければならない。

一　工程が確立され、文書化され、実施され、及び維持されるとともに、その実効性が維持されているようにすること。

二　品質管理監督システムの実効性及びその改善の必要性を管理監督者に報告すること。

三　全ての施設において、法令の規定等及び品質管理監督システムに係る要求事項についての認識が向上するようにすること。

（内部情報伝達）

第十七条　管理監督者は、各施設内及び各施設間において、適切に情報の伝達が行われる仕組みを確立するとともに、品質管理監督システムの実効性に関わる

情報交換が確実に行われることを担保しなければならない。

（管理監督者照査）

第十八条　製造販売業者等は、品質管理監督システムについて、その適切性、妥当性及び実効性の維持を確認するための照査（品質管理監督システム（品質方針及び品質目標を含む。）の改善又は変更の必要性の評価を含む。以下「管理監督者照査」という。）に係る手順を文書化しなければならない。

2　管理監督者は、前項の規定により文書化した手順に従って、あらかじめ定めた間隔で管理監督者照査を実施しなければならない。

3　製造販売業者等は、管理監督者照査の結果の記録を作成し、これを保管しなければならない。

（管理監督者照査に係る工程入力情報）

第十九条　管理監督者は、次に掲げる情報を管理監督者照査に用いる工程入力情報としなければならない。

一　製品受領者及び供給者からの意見

二　苦情の処理

三　厚生労働大臣、都道府県知事又は医薬品、医療機器等の品質、有効性及び安全性の確保等に関する法律施行令（昭和三十六年政令第十一号。以下「令」という。）第三十七条の二十三に規定する医療機器等製造販売業許可権者への通知

四　監査

五　工程の監視及び測定

六　製品（限定一般医療機器に係る製品を除く。）の監視及び測定

七　是正措置（不適合（この省令に規定する要求事項等に適合しないことをいう。以下同じ。）の再発を防止するために不適合の原因を除去する措置をいう。以下同じ。）

八　予防措置（起こり得る不適合の発生を防止するために、その原因を除去する措置をいう。以下同じ。）

九　従前の管理監督者照査の結果を受けてとった措置

十　品質管理監督システムに影響を及ぼすおそれのある変更

十一　部門、構成員等からの改善のための提案

十二　前回の管理監督者照査の後において、新たに制定され、又は改正された法令の規定等

（管理監督者照査に係る工程出力情報）

第二十条　製造販売業者等は、管理監督者照査に用いる工程入力情報及び管理

監督者照査から得られた次に掲げる事項（限定一般医療機器に係る製品にあっては、第二号に掲げる事項を除く。）を記録するとともに、所要の措置をとらなければならない。
一　品質管理監督システム及び工程の適切性、妥当性及び実効性の維持に必要な改善
二　製品受領者要求事項に関連した製品の改善
三　前回の管理監督者照査の後において、新たに制定され、又は改正された法令の規定等への対応
四　次条に規定する必要な資源

第四節　資源の管理監督

（資源の確保）

第二十一条　製造販売業者等は、次に掲げる業務に必要な資源を明確にし、確保しなければならない。
一　品質管理監督システムを実施するとともに、その実効性を維持すること。
二　製品及び品質管理監督システムを法令の規定等及び製品受領者要求事項（限定第三種医療機器製造販売業者にあっては、法令の規定等に限る。）に適合させること。

（品質業務従事者の能力）

第二十二条　製造販売業者等は、製品の品質に影響を及ぼす業務に従事する全ての者について、適切な教育訓練、技能及び経験に基づき、業務に必要な能力を有することを担保しなければならない。
2　製造販売業者等は、構成員に対する適切な教育訓練の実施及び製品の品質に影響を及ぼす業務に対する構成員の確実な認識に係る工程を文書化しなければならない。

（能力、認識及び教育訓練）

第二十三条　製造販売業者等は、次に掲げる業務（限定第三種医療機器製造販売業者にあっては、第三号に掲げる業務を除く。）を行わなければならない。
一　製品の品質に影響を及ぼす業務に従事する者にどのような能力が必要かを明確にすること。
二　前号の能力を取得又は維持させるために教育訓練の実施その他の措置をとること。
三　前号の措置の実効性を評価すること。
四　全ての構成員が、自らの業務の意味及び重要性を認識するとともに、品質目標の達成に向けて自らの貢献の方途を認識しているようにすること。

五　構成員の教育訓練、技能及び経験について適切な記録を作成し、これを保管すること。

（業務運営基盤）

第二十四条　製造販売業者等は、製品要求事項への適合の達成、製品の混同の防止及び製品の適切な取扱いの確保のために必要な業務運営基盤（次に掲げる設備又はサービスを保有又は実施している場合には、当該設備又はサービスを含む。以下この項において同じ。）に係る要求事項を文書化しなければならない。ただし、限定第三種医療機器製造販売業者は、製品要求事項への適合の達成に必要な次に掲げる業務運営基盤を明確にし、確保し、及び維持すれば足りるものとする。

一　各施設の建物及び作業室並びにこれらに附属する水道その他の設備

二　工程に係る設備（ソフトウェアを含む。）

三　前二号に掲げるもののほか、輸送、情報の伝達等に係る製品要求事項への適合の達成、製品の混同の防止及び製品の適切な取扱いの確保を支援するサービス

2　製造販売業者等は、保守業務又はその欠如が製品の品質に影響を及ぼすおそれがある場合においては、当該保守業務に係る要求事項（当該保守業務の実施の間隔に係る要求事項を含み、保守業務の実施に当たって製造、作業環境の管理、監視及び測定に係る設備を用いる場合においては、当該設備に係る要求事項とする。）を明確にし、当該要求事項に係る適切な運用を文書化しなければならない。ただし、限定第三種医療機器製造販売業者にあっては、当該保守業務について適切な運用を確立するとともに、これを文書化すれば足りるものとする。

3　製造販売業者等（限定第三種医療機器製造販売業者を除く。）は、業務運営基盤の保守業務に係る記録を作成し、これを保管しなければならない。

（作業環境）

第二十五条　製造販売業者等（限定第三種医療機器製造販売業者を除く。以下この条から第三十六条の二までにおいて同じ。）は、製品（限定一般医療機器に係る製品を除く。以下この条から第三十六条の二までにおいて同じ。）を製品要求事項に適合させるために必要な作業環境に係る当該要求事項を文書化し、管理監督しなければならない。

2　製造販売業者等は、作業環境が製品の品質に悪影響を及ぼすおそれがある工程については、当該作業環境に係る要求事項を明確にし、当該要求事項に係る適切な運用を確立するとともに、当該作業環境を監視し、管理するための手順を文書化しなければならない。ただし、第四十一条第一項第一号又は

第二号の規定により製品の清浄化が行われる場合において、当該清浄化工程よりも前の工程については、この限りでない。

3　製造販売業者等は、構成員と製品等又は作業環境との接触が当該製品に係る医療機器等の意図した用途に応じた機能、性能及び安全性に悪影響を及ぼすおそれがある工程については、構成員の健康状態、清浄の程度及び作業衣等に係る要求事項を明確にし、当該要求事項に係る適切な運用を文書化しなければならない。ただし、第四十一条第一項第一号又は第二号の規定により製品の清浄化が行われる場合において、当該清浄化工程よりも前の工程については、この限りでない。

4　製造販売業者等は、特殊な作業環境の条件下で一時的に作業することが求められる全ての構成員について、第二十三条第二号に規定する教育訓練を受けさせ、業務に必要な能力を有することを担保しなければならない。ただし、同号に規定する教育訓練を受け、業務に必要な能力を有することを担保した構成員に他の構成員を監督させる場合においては、この限りでない。

（汚染管理）

第二十五条の二　製造販売業者等は、他の製品等、作業環境又は構成員の汚染を防止するために、汚染された又は汚染された可能性のある製品等の管理（第四十七条第一項の規定による識別を含む。以下この項において「汚染管理」という。）を行う必要がない場合を除き、汚染管理に係る実施要領を策定し、これを文書化しなければならない。

2　製造販売業者等は、異物又は微生物による滅菌医療機器等（製造工程において滅菌される医療機器等をいう。以下同じ。）の汚染の防止を管理する要求事項を文書化し、製品の組立又は包装の工程に係る清浄の程度を維持管理しなければならない。

第五節　製品実現

（製品実現計画）

第二十六条　製造販売業者等は、製品実現に必要な工程についての計画（以下「製品実現計画」という。）を策定するとともに、確立しなければならない。

2　製造販売業者等は、製品実現計画と製品実現に必要な工程以外の工程に係る要求事項との整合性を確保しなければならない。

3　製造販売業者等は、製品実現に係る全ての工程における製品のリスクマネジメントに係る要求事項を明確にし、適切な運用を確立するとともに、これを文書化しなければならない。

4　製造販売業者等は、前項のリスクマネジメントに係る記録を作成し、これ

を保管しなければならない。
5　製造販売業者等は、製品実現計画の策定に当たっては、次に掲げる事項を明確にしなければならない。ただし、当該事項のうち、製品又は工程の特性から該当しない事項については、この限りでない。
一　当該製品に係る品質目標及び製品要求事項
二　当該製品に固有の工程（業務運営基盤及び作業環境を含む。）、当該工程に係る文書の策定及び当該工程に要する資源の確保の必要性
三　所要の検証、バリデーション、監視、測定、試験検査、取扱い、保管、流通及び追跡可能性（履歴、適用又は所在を追跡できる状態にあることをいう。以下同じ。）の確保に係る業務であって当該製品に固有のもの並びに工程の次の段階に進むことを許可するための基準及び製品の出荷の可否を決定するための基準（以下「出荷可否決定等基準」という。）
四　製品実現に係る工程及びその結果としての製品が製品要求事項に適合していることを実証するために必要な記録
6　製造販売業者等は、製品実現計画について、当該製品実現計画を実行するに当たって適した形式で文書化しなければならない。

（製品要求事項の明確化）

第二十七条　製造販売業者等は、次に掲げる事項を製品要求事項として明確にしなければならない。
一　当該製品に係る製品受領者要求事項（製品受領者への製品の送達及び製品受領者が製品を受領した後の業務に係る要求事項を含む。）
二　製品受領者が明示してはいないものの、製品受領者が当該製品についてあらかじめ指定し、又は意図した用途であって、製造販売業者等にとって既知のものに必要な要求事項
三　法令の規定等のうち、当該製品に関するもの
四　当該製品に係る医療機器等の安全かつ適正な使用又は操作のために必要な使用者に対する教育訓練に係る要求事項
五　その他製造販売業者等が必要と判断した当該製品に係る要求事項

（製品要求事項の照査）

第二十八条　製造販売業者等は、製品を供給するに当たって、あらかじめ、製品要求事項の照査を実施しなければならない。
2　製造販売業者等は、前項の照査を実施するに当たっては、次に掲げる事項を確認しなければならない。
一　当該製品に係る製品要求事項が定められ、文書化されていること。
二　製品受領者との取決め又は製品受領者からの指示における要求事項が従前

に提示されたものと相違する場合においては、当該相違点について、製品受領者と合意していること。

三　法令の規定等に適合していること。

四　前条第四号の教育訓練を使用者が受けられるようにしている又は受けられるように計画していること。

五　各施設が、定められた要求事項に適合する能力を有していること。

3　製造販売業者等は、第一項の照査の結果に係る記録及び当該照査の結果に基づきとった措置に係る記録を作成し、これを保管しなければならない。

4　製造販売業者等は、製品受領者が要求事項を書面で示さない場合においては、当該要求事項を受諾するに当たり、あらかじめ、その製品受領者要求事項の内容を確認しなければならない。

5　製造販売業者等は、製品要求事項が変更された場合においては、関連する文書が改訂されるようにするとともに、関連する構成員に対し変更後の製品要求事項を確実に周知し、理解させなければならない。

（情報等の交換）

第二十九条　製造販売業者等は、次に掲げる事項に関する製品受領者との間の相互の情報又は意見の交換のための実施要領を策定し、これを文書化しなければならない。

一　製品情報

二　問合せ、契約及び注文の取扱い（これらの変更を含む。）

三　製品受領者からの意見（苦情を含む。）

四　第六十条の三第二項に規定する通知書

2　製造販売業者等は、法令の規定等に従い、厚生労働大臣、都道府県知事又は令第三十七条の二十三に規定する医療機器等適合性調査実施者と、相互の情報又は意見の交換のため意思疎通を図らなければならない。

（設計開発）

第三十条　製造販売業者等は、製品の設計開発のための手順を文書化しなければならない。

2　製造販売業者等は、設計開発の計画（以下「設計開発計画」という。）を策定するとともに、設計開発を管理しなければならない。

3　製造販売業者等は、設計開発計画を文書化し、保管するとともに、設計開発計画を変更する必要がある場合には、設計開発の進行に応じ更新しなければならない。

4　製造販売業者等は、設計開発計画の策定において、次に掲げる事項を文書化しなければならない。

一　設計開発の段階

二　設計開発の各段階における適切な照査
三　設計開発の各段階における適切な検証、バリデーション及び設計移管業務（設計開発からの工程出力情報について、あらかじめ、実際の製造に見合うものであるかどうかについて検証した上で、製造工程に係る仕様とする業務をいう。以下同じ。）
四　設計開発に係る部門又は構成員の責任及び権限
五　設計開発において工程入力情報から工程出力情報への追跡可能性を確保する方法
六　設計開発に必要な資源

（設計開発への工程入力情報）

第三十一条　製造販売業者等は、設計開発を行う場合にあっては、製品要求事項に関連した次に掲げる設計開発への工程入力情報を明確にするとともに、当該工程入力情報に係る記録を作成し、これを保管しなければならない。
一　意図した用途に応じた機能、性能、使用性及び安全性に係る製品要求事項
二　法令の規程等に基づく要求事項
三　第二十六条第三項に規定するリスクマネジメントに係る工程出力情報たる要求事項
四　従前の当該設計開発に類似した設計開発から得られた情報であって、当該設計開発への工程入力情報として適用可能な要求事項
五　その他設計開発に必須の要求事項
2　製造販売業者等は、前項に規定する設計開発への工程入力情報について、その妥当性を照査し、承認しなければならない。
3　製造販売業者等は、第一項各号に掲げる要求事項について、漏れがなく、不明確ではなく、かつ、互いに相反することがないようにしなければならない。

（設計開発からの工程出力情報）

第三十二条　製造販売業者等は、設計開発からの工程出力情報について、次に掲げる条件に適合するものとしなければならない。
一　設計開発への工程入力情報に係る要求事項に適合するものであること。
二　購買、製造及びサービスの提供のために適切な情報を提供するものであること。
三　出荷可否決定等基準を含み、又は当該出荷可否決定等基準を参照できるものであること。
四　製品の安全かつ適正な使用方法又は操作方法に不可欠な当該製品の特性を規定しているものであること。
2　製造販売業者等は、設計開発からの工程出力情報を、設計開発への工程入

力情報と対比した検証に適した形式にしなければならない。

3　製造販売業者等は、設計開発から工程の次の段階に進むことを許可するに当たり、あらかじめ、当該設計開発からの工程出力情報について承認しなければならない。

4　製造販売業者等は、設計開発からの工程出力情報の記録を作成し、これを保管しなければならない。

（設計開発照査）

第三十三条　製造販売業者等は、次に掲げる事項を目的とした設計開発に係る体系的な照査（以下「設計開発照査」という。）を実施する上で必要な実施要領を文書に定め、その適切な段階において、設計開発計画及び当該実施要領に従い、設計開発照査を実施しなければならない。

一　設計開発の結果が全ての要求事項に適合することができるかどうかについて評価すること。

二　設計開発に問題がある場合においては、当該問題の内容を識別できるようにするとともに、必要な措置を提案すること。

2　製造販売業者等は、設計開発照査に、当該設計開発照査の対象となっている設計開発段階に関連する部門の代表者及び当該設計開発に係る専門家を参加させなければならない。

3　製造販売業者等は、設計開発照査の結果及びその結果に基づく全ての所要の措置の記録（当該設計開発照査の対象となっている設計開発、参加者及び実施日に係る情報を含む。）を作成し、これを保管しなければならない。

（設計開発の検証）

第三十四条　製造販売業者等は、設計開発からの工程出力情報が設計開発への工程入力情報に係る要求事項に適合するものとするため、設計開発を検証する上で必要な実施要領を文書に定め、設計開発計画及び当該実施要領に従い、当該設計開発の検証（以下この条において「設計開発検証」という。）を実施しなければならない。

2　製造販売業者等は、設計開発検証に係る計画（設計開発検証の方法（設計開発検証に統計学的方法を用いる場合においては、検体の数の設定の根拠を含む。）及び判定基準を含む。）を文書化しなければならない。

3　製造販売業者等は、設計開発検証の対象とされた製品に係る医療機器等が他の機械器具等と一体的に使用又は操作される医療機器等である場合においては、当該一体的に使用又は操作される状態を維持したまま設計開発検証を実施しなければならない。

4　製造販売業者等は、設計開発検証の結果及び結論の記録（当該結果及び結

論に基づき所要の措置をとった場合においては、その記録を含む。）を作成し、これを保管しなければならない。

（設計開発バリデーション）

第三十五条　製造販売業者等は、設計開発された製品を、あらかじめ規定された機能若しくは性能又は意図した用途に係る要求事項に適合するものとするため、設計開発のバリデーション（以下この条において「設計開発バリデーション」という。）を行う上で必要な実施要領を文書に定め、設計開発計画及び当該実施要領に従い、設計開発バリデーションを実施しなければならない。

2　製造販売業者等は、設計開発バリデーションに係る計画（設計開発バリデーションの方法（設計開発バリデーションに統計学的方法を用いる場合においては、検体の数の設定の根拠を含む。）及び判定基準を含む。）を文書化しなければならない。

3　製造販売業者等は、設計開発を行った製品から選択した製品（製品を代表するものに限る。）について設計開発バリデーションを実施しなければならない。

4　製造販売業者等は、初回の製造に係る一群の医療機器等及びロット（これらと同等であるものを含む。）から前項の製品の選択を行うとともに、当該選択の根拠の記録を作成し、これを保管しなければならない。

5　製造販売業者等は、設計開発に係る医療機器等が法第二十三条の二の五第三項の厚生労働省令で定める医療機器等である場合又は法第二十三条の二の九第四項の厚生労働省令で定める医療機器等である場合においては、これらの規定に基づき行う資料の収集及び作成を、設計開発バリデーションの一部として実施しなければならない。

6　設計開発に係る医療機器等が法第二十三条の二の五第三項の厚生労働省令で定める医療機器等である場合においては、製造販売業者等が当該資料の収集及び作成を目的として行った当該設計開発に係る医療機器等に係る製品の送達は、製品の出荷とみなさない。

7　製造販売業者等は、設計開発バリデーションの対象とされた製品に係る医療機器等が他の機械器具等と一体的に使用又は操作される医療機器等である場合においては、当該一体的に使用又は操作される状態を維持したまま設計開発バリデーションを実施しなければならない。

8　製造販売業者等は、製品の出荷を行うに当たり、あらかじめ、設計開発バリデーションを完了しなければならない。ただし、当該製品に係る医療機器等の使用時の組立て又は設置の後でなければ設計開発バリデーションを行うことができない場合においては、当該医療機器等を使用する製品受領者への受渡しまでに設計開発バリデーションを行わなければならない。

9　製造販売業者等は、設計開発バリデーションの結果及び結論の記録（当該結果及び結論に基づき所要の措置をとった場合においては、その記録を含む。）を作成し、これを保管しなければならない。

（設計移管業務）

第三十五条の二　製造販売業者等は、設計移管業務（次に掲げる業務を含む。）に係る手順を文書化しなければならない。

一　製造工程に係る仕様を決定する前に、設計開発からの工程出力情報が実際の製造に見合うものであるかを適切に検証していることを確認すること。

二　前号の製造工程を経ることによって適合製品（製品要求事項に適合する製品をいう。以下同じ。）を適切に製造できることを確認すること。

2　製造販売業者等は、設計移管業務を行った場合においては、その結果及び結論を記録し、これを保管しなければならない。

（設計開発の変更の管理）

第三十六条　製造販売業者等は、設計開発の変更に関する手順を文書化しなければならない。

2　製造販売業者等は、設計開発の変更を実施する場合においては、当該変更が医療機器等の意図した用途に応じた機能、性能、安全性及び使用性並びに法令の規定等の適合性に及ぼす影響の有無及び程度を検証しなければならない。

3　製造販売業者等は、設計開発の変更を識別しなければならない。

4　製造販売業者等は、設計開発の変更を実施する場合においては、あらかじめ、当該変更の照査、検証、バリデーション及び承認を実施しなければならない。ただし、バリデーションを実施しないことについて正当な理由があるときは、この限りでない。

5　製造販売業者等は、前項の照査の範囲を、設計開発の変更が、構成部品等、工程内の製品、既に引き渡された製品、リスクマネジメントに係る工程入力情報又は工程出力情報及び製品実現に係る工程に及ぼす影響の評価を含むものとしなければならない。

6　製造販売業者等は、設計開発の変更、当該変更の照査及び所要の措置に係る記録を作成し、これを保管しなければならない。

（設計開発に係る記録簿）

第三十六条の二　製造販売業者等は、製品又は類似製品グループごとに、設計開発に係る要求事項への適合を証明する記録及び設計開発の変更の記録並びに設計開発において参照した資料に係る記録簿を作成し、これを保管しなけ

ればならない。

（購買工程）

第三十七条　製造販売業者等は、購買物品等が自らの規定する購買物品等に係る要求事項（以下「購買物品等要求事項」という。）に適合するようにするための手順を文書化しなければならない。

2　製造販売業者等は、次に掲げる事項を考慮して、購買物品等の供給者の評価及び選定に係る基準を定めるとともに、当該基準に従って供給者を評価し、及び選定しなければならない。ただし、限定第三種医療機器製造販売業者にあっては、購買物品等がその後の製品実現に係る工程又は最終製品（中間製品以外の製品をいう。）に及ぼす影響を考慮して、当該購買物品等の供給者の評価に係る基準を定めるとともに、当該基準に従って当該供給者を評価すれば足りるものとする。

一　購買物品等要求事項に適合する購買物品等を供給する能力

二　購買物品等の供給に係る実績

三　購買物品等が製品の品質に及ぼす影響

四　医療機器等の意図した用途に応じた機能、性能及び安全性に係るリスク

3　　製造販売業者等は、購買物品等の供給者に対する監視及び再評価（限定一般医療機器に係る製品の購買物品等の供給者にあっては、再評価）に係る計画を策定しなければならない。

4　製造販売業者等は、前項の計画に基づき、供給者の購買物品等の供給に係る実績を監視するとともに、当該監視の結果を考慮して、供給者を再評価しなければならない。ただし、限定一般医療機器に係る製品の購買物品等の供給者にあっては、当該供給者を再評価すれば足りるものとする。

5　製造販売業者等は、供給された購買物品等について、購買物品等要求事項への不適合が判明した場合においては、当該不適合によるリスクに応じて、供給者と協力して必要な措置をとらなければならない。

6　製造販売業者等は、第二項の評価及び選定並びに第三項の監視及び再評価の結果に係る記録（第二項の評価及び選定並びに第三項の監視及び再評価の結果に基づき所要の措置をとった場合においてはその記録を含むこととし、限定第三種医療機器製造販売業者にあっては、第二項の評価及び第三項の再評価の結果に係る記録に限る。）を作成し、これを保管しなければならない。

（購買情報）

第三十八条　製造販売業者等は、購買物品等に関する情報（以下「購買情報」という。）を明確にし、かつ、購買情報に次に掲げる購買物品等要求事項を含めなければならない。ただし、当該購買物品等要求事項のうち、購買物品等

の特性から該当しないものについては、この限りでない。

一　購買物品等の仕様

二　購買物品、購買物品の供給者の事業所における手順、工程並びに設備及び器具に係る要求事項

三　購買物品等の供給者の構成員の適格性の確認に係る要求事項

四　購買物品等の供給者の品質管理監督システムに係る要求事項

2　製造販売業者等は、購買物品等の供給者に対し購買物品等要求事項を提示するに当たり、あらかじめ、当該購買物品等要求事項の妥当性を確認しなければならない。

3　製造販売業者等は、購買物品等要求事項のほか、購買物品等要求事項への適合性に影響を及ぼす変更を供給者が当該製造販売業者等にあらかじめ通知することについて、書面で合意した内容を購買情報に含めなければならない。

4　製造販売業者等（限定第三種医療機器製造販売業者を除く。）は、第四十八条第二項の規定により手順書で定めた事項に従い、関連する購買情報が記載された文書及び記録を作成し、これを保管しなければならない。ただし、限定一般医療機器に係る製品については、この限りでない。

（購買物品等の検証）

第三十九条　製造販売業者等は、購買物品等が購買物品等要求事項に適合している状態を確保するため、試験検査その他の検証に係る手順を確立し、これを実施しなければならない。この場合において、製造販売業者等は、供給者の評価の結果に基づき、購買物品等に係るリスクに応じて検証の範囲を定めなければならない。

2　製造販売業者等は、購買物品等の変更に当たっては、当該変更が製品実現に係る工程又は医療機器等に及ぼす影響を検証しなければならない。

3　製造販売業者等は、自ら又は関連する製品受領者が購買物品等の供給者の事業所において購買物品等の検証を実施することとしたときは、当該検証の方法及び購買物品等の供給者からの出荷の可否の決定の方法について、購買情報の中で明確にしなければならない。

4　製造販売業者等は、購買物品等の検証の記録を作成し、これを保管しなければならない。

（製造及びサービス提供の管理）

第四十条　製造販売業者等（限定第三種医療機器製造販売業者を除く。第三項において同じ。）は、製品（限定一般医療機器に係る製品を除く。第三項において同じ。）の製造及びサービスの提供について、当該製品を製品の仕様に係る要求事項に適合させるための計画を策定するとともに、次に掲げる条件そ

の他の適切な条件の下で実施し、監視し、及び管理しなければならない。ただし、当該条件以外の条件の下で実施し、監視し、及び管理することが適切であることを示すことができる場合については、この限りでない。

一　製造手順書及び製造管理方法を定めた文書を利用できること。

二　当該製品の製造及びサービスの提供に見合う業務運営基盤を整備していること。

三　工程指標値及び製品の特性の監視及び測定を実施していること。

四　監視及び測定のための設備及び器具が利用でき、かつ、当該設備及び器具を使用していること。

五　手順書及び要求事項を記載した文書に定められた包装及び表示に係る作業を実施していること。

六　この省令の規定に基づき、工程の次の段階に進むことの許可、市場への出荷の決定、製品受領者への製品の送達及び製品受領者が製品を受領した後の業務を行っていること。

2　製造販売業者等は、製品の各ロット（ロットを構成しない製品にあっては、当該製品。以下同じ。）について、第四十八条第二項の規定により手順書に規定した範囲の追跡を可能とし、かつ、製造数量及び出荷決定数量を識別できるようにした記録を作成し、これを保管しなければならない。ただし、限定一般医療機器に係る製品については、製品の各ロットについて、製造数量及び出荷決定数量を識別できるようにした記録を作成し、これを保管すれば足りるものとする。

3　製造販売業者等は、前項の規定により作成した製品の各ロットについての記録を検証し、承認しなければならない。

（製品の清浄管理）

第四十一条　製造販売業者等（限定第三種医療機器製造販売業者を除く。以下この条から第五十一条まで及び第五十三条において同じ。）は、その製品（限定一般医療機器に係る製品を除く。以下この条から第五十一条まで及び第五十三条において同じ。）が、次の各号のいずれかに該当する場合においては、当該製品の清浄及び汚染管理に係る要求事項を文書化しなければならない。

一　製品の滅菌又は使用若しくは操作がなされる前に、当該製造販売業者等又は当該製品の製造を行う者による清浄が行われる場合

二　当該製造販売業者等が未滅菌のまま供給（出荷を含む。）し、滅菌又は使用若しくは操作がなされる前に、使用者が清浄を行う場合

三　当該製造販売業者等による滅菌前又は製品受領者による使用若しくは操作前に清浄を行うことができないものの、使用又は操作中の清浄が重要である場合

四　使用者が未滅菌で使用又は操作を行うものの、使用又は操作中の清浄が重要である場合

五　当該製造販売業者等がその製造中に、製造用物質を除去することとしている場合

2　製造販売業者等は、前項第一号及び第二号の清浄を行う場合においては、第二十五条第二項及び第三項の要求事項を清浄化工程よりも前の工程に適用しないことができる。

（設置業務）

第四十二条　製造販売業者等は、医薬品、医療機器等の品質、有効性及び安全性の確保等に関する法律施行規則（昭和三十六年厚生省令第一号。以下「施行規則」という。）第百十四条の五十五第一項に規定する設置管理医療機器に係る製品又はこれに類する医療機器を取り扱う場合においては、他の方法によることが適切であることを示すことができる場合を除き、医療機器の設置及び当該設置の検証に係る可否の決定基準を含む要求事項を明確にし、当該要求事項に係る適切な運用を文書化しなければならない。

2　前項の場合において、製品受領者要求事項により当該製造販売業者等又は当該製造販売業者等があらかじめ指定した者以外の者が医療機器の設置及び当該設置の検証を実施することができることとされている場合にあっては、当該設置及び設置の検証に係る要求事項を文書化し、当該設置及び設置の検証を実施する者に対して、提供しなければならない。

3　製造販売業者等は、実施された第一項の医療機器の設置及び当該設置の検証（製造販売業者等又は製造販売業者等があらかじめ指定した者が実施したものに限る。）の記録を作成し、これを保管しなければならない。

（附帯サービス業務）

第四十三条　製造販売業者等は、附帯サービス業務の実施があらかじめ定められた要求事項である場合においては、当該業務の実施及び当該要求事項への適合状況に係る検証のための手順に係る体系を文書化しなければならない。また、必要がある場合には、参照する試料及び測定の手順についても、併せて文書化しなければならない。

2　製造販売業者等は、次に掲げる目的を達成するため、実施した附帯サービス業務（他者が実施した附帯サービス業務を含む。）の記録を分析しなければならない。

一　製品受領者からの意見が苦情であるかどうか判断すること。

二　品質管理監督システムの改善（第六十二条に規定する変更を含む。第六十一条第三項において同じ。）のための工程入力情報とすること（当該改善

が必要である場合に限る。)。

3　製造販売業者等は、附帯サービス業務を実施した場合（附帯サービス業務を他者が実施した場合を含む。）においては、当該附帯サービス業務に係る記録を作成し、これを保管しなければならない。

（滅菌医療機器等の製造管理に係る特別要求事項）

第四十四条　滅菌医療機器等を取り扱う製造販売業者等は、各滅菌ロットについて、その滅菌工程の工程指標値の記録を作成し、これを保管しなければならない。

2　滅菌医療機器等を取り扱う製造販売業者等は、前項の記録を、製品の各製造ロットまで追跡することが可能なものとしなければならない。

（製造工程等のバリデーション）

第四十五条　製造販売業者等は、実施した製品の製造及びサービスの提供に係る工程について、それ以降の監視若しくは測定では当該工程の結果たる工程出力情報を検証することができない場合（製品が使用若しくは操作され、又はサービスが提供された後にのみ不具合が明らかになる場合を含む。）又は当該工程出力情報を検証しない場合においては、当該工程について、バリデーションを行わなければならない。

2　製造販売業者等は、前項の規定によりバリデーションの対象とされた工程が製品実現計画に定めた結果を得ることができることについて、バリデーションによって実証しなければならない。

3　製造販売業者等は、第一項の規定によりバリデーションの対象とされた工程について、次に掲げる事項に係るバリデーションの手順を文書化し、これに基づく適切な運用を確立しなければならない。

一　当該工程の照査及び承認のための判定基準

二　設備及び器具の承認並びに構成員に係る適格性の確認

三　方法、手順及び判定基準

四　統計学的方法（検体の数の設定の根拠を含み、バリデーションに統計学的方法を用いる場合に限る。）

五　第九条（第三項を除く。）に規定する記録に係る要求事項

六　再バリデーション（製造手順を変更した場合等において、再度バリデーションを行うことをいう。以下同じ。）

七　再バリデーションの判定基準

八　当該工程の変更の承認

4　製造販売業者等は、製造及びサービスの提供にソフトウェアを使用する場合にあっては、当該ソフトウェアの適用に係るバリデーション及び再バリデ

ーションの手順を文書化しなければならない。

5　製造販売業者等は、前項のソフトウェアを製造及びサービスの提供のために初めて使用するとき並びに当該ソフトウェア又はその適用を変更するときは、あらかじめ、バリデーションを行わなければならない。ただし、当該ソフトウェア又はその適用の変更前にバリデーションを行う必要がない正当な理由を示すことができる場合においては、当該ソフトウェア又はその適用の変更後にバリデーションを行えば足りるものとする。

6　製造販売業者等は、製造及びサービスの提供へのソフトウェアの使用に伴うリスク（当該ソフトウェアの使用が製品に係る医療機器等の機能、性能及び安全性に及ぼす影響を含む。）に応じて、当該ソフトウェアのバリデーション及び再バリデーションを行わなければならない。

7　製造販売業者等は、第一項、第二項、第五項及び前項に規定するバリデーション又は再バリデーションの結果及び結論の記録（当該結果及び結論に基づき所要の措置をとった場合においては、その記録を含む。）を作成し、これを保管しなければならない。

（滅菌工程のバリデーション）

第四十六条　滅菌医療機器等を取り扱う製造販売業者等は、滅菌工程及び無菌バリアシステムに係る工程のバリデーションに係る手順を文書化しなければならない。

2　滅菌医療機器等を取り扱う製造販売業者等は、滅菌工程若しくは無菌バリアシステムに係る工程を初めて実施する場合又は当該滅菌医療機器等若しくは当該工程を変更する場合においては、あらかじめ、バリデーションを行わなければならない。ただし、当該工程の実施前又は変更前にバリデーションを行う必要がない正当な理由を示すことができる場合においては、この限りでない。

3　滅菌医療機器等を取り扱う製造販売業者等は、滅菌工程及び無菌バリアシステムに係る工程のバリデーション又は再バリデーションの結果及び結論の記録（当該結果及び結論に基づき所要の措置をとった場合においては、その記録を含む。）を作成し、これを保管しなければならない。

（識別）

第四十七条　製造販売業者等は、製品の識別に係る手順を文書化するとともに、製品実現に係る全ての段階において、適切な手段により、製品を識別しなければならない。

2　製造販売業者等は、製品実現に係る全ての段階において、監視及び測定に係る要求事項に照らして製品の状態を識別しなければならない。

3　製造販売業者等は、試験検査に合格した製品（許可された特別採用の下で出荷の決定がなされたものを含む。）のみが出荷され、又は当該製品が使用され、操作され、若しくは設置されるようにするために、製品の状態を、製造、保管、設置及び附帯サービス業務に係る全ての段階において識別できるようにし、これを維持しなければならない。

4　製造販売業者等は、当該製造販売業者等に返却された製品について、適合製品から明確に識別されるようにするための手順を文書化しなければならない。

（追跡可能性の確保）

第四十八条　製造販売業者等は、製品及び構成部品等の追跡可能性の確保に係る手順を文書化しなければならない。

2　製造販売業者等は、前項の規定により文書化した手順において、法令の規定等に基づき、製品及び構成部品等ごとに、追跡可能性の確保の範囲及び保管すべき記録を定めなければならない。

（植込医療機器に係る製品の追跡可能性の確保）

第四十九条　製造販売業者等は、構成部品等又は作業環境の条件によって植込医療機器に係る製品が製品要求事項に適合しなくなるおそれがある場合においては、当該構成部品等及び作業環境の条件を前条第二項に基づいて記録するとともに、これらの条件全てに係る記録の追跡可能性を確保しなければならない。

2　製造販売業者等は、植込医療機器に係る製品の出荷後の追跡可能性を確保するため、当該製品を取り扱う販売業者等（販売業者又は貸与業者をいう。以下同じ。）に、当該製品の流通に係る記録を作成させるとともに、これを保管させなければならない。

3　製造販売業者等は、当該製品について法第二十三条の二の五第七項若しくは第九項若しくは第二十三条の二の六の二第二項（医療機器又は体外診断用医薬品の製造管理又は品質管理の方法についての調査に係る部分に限り、法第二十三条の二の八第二項において準用する場合を含む。第八十一条の二の六第三項において同じ。）の規定による調査、第二十三条の二の十の二第四項の規定による調査、法第二十三条の二の二十三第四項若しくは第六項の規定による調査又は法第六十九条第一項若しくは第五項の規定による立入検査等を受けた場合その他厚生労働大臣、都道府県知事又は令第三十七条の二十三に規定する医療機器等適合性調査実施者から求めがあった場合に、前項の記録を提示できるように販売業者等に保管させておかなければならない。

4　製造販売業者等は、植込医療機器に係る製品の荷受人の氏名及び住所（法

人にあっては、名称及び所在地）を記録し、これを保管しなければならない。

第五十条　削除

（製品受領者の物品等）

第五十一条　製造販売業者等は、製品等に使用し、又は組み込むために提供された製品受領者の物品等（製品受領者が所有権を有する知的財産、情報等を含む。）を管理し、又は使用している間、当該物品等を識別し、検証し、保護し、及び防護しなければならない。

2　製造販売業者等は、前項の物品等を紛失し、若しくは損傷した場合、又は前項の物品等が使用に適さないことが判明した場合においては、製品受領者にその内容を報告するとともに、記録を作成し、これを保管しなければならない。

（製品の保持）

第五十二条　製造販売業者等は、製造から処理、保管、取扱い及び流通までの間（限定第三種医療機器製造販売業者にあっては、その担当する業務の間）における製品及び構成部品等の適合性の保持（識別、取扱い、包装、保管及び保護を含む。）に係る手順を文書化しなければならない。ただし、限定一般医療機器に係る製品については、当該製品についてその製造販売業者等が担当する業務の間に限る。

2　製造販売業者等は、製造から流通までの間、製品又は構成部品等を変質、汚染又は損傷から保護するため、次に掲げるいずれかの措置をとらなければならない。

一　製品を保護するために必要な包装又は梱包の仕様を定め、当該包装又は梱包を用いること。

二　製品の適合性を保持するための特別な条件に係る要求事項を文書に定めること（製品又は構成部品等が包装又は梱包によって適合性を保持することができないものである場合に限る。）。

3　製造販売業者等は、前項第二号の特別な条件が要求される場合においては、当該条件について管理するとともに、これを記録しなければならない。ただし、限定一般医療機器に係る製品及び構成部品等については、この限りでない。

（設備及び器具の管理）

第五十三条　製造販売業者等は、製品の製品要求事項への適合性の実証に必要な監視及び測定並びに当該監視及び測定のための設備及び器具を明確にしなければ

ばならない。
2　製造販売業者等は、前項の監視及び測定について、実施可能で、かつ、当該監視及び測定に係る要求事項と整合性のとれた方法で実施するための手順を文書化しなければならない。
3　製造販売業者等は、監視及び測定の結果の妥当性を確保するために必要な場合においては、監視及び測定のための設備及び器具を、次に掲げる条件に適合するものとしなければならない。
一　あらかじめ定めた間隔で、又は使用の前に、計量の標準まで追跡することが可能な方法により校正又は検証がなされていること。ただし、当該標準が存在しない場合においては、校正又は検証の根拠について記録すること。
二　所要の調整又は再調整がなされているとともに、その記録が作成され、及び保管されていること。
三　校正の状態が明確になるよう、校正の状態について識別できるようにされていること。
四　監視及び測定の結果を無効とする操作から保護されていること。
五　取扱い、維持及び保管の間、損傷及び劣化から保護されていること。
4　製造販売業者等は、校正及び検証について、その内容を手順書に定め、当該手順書に従い、実施しなければならない。
5　製造販売業者等は、監視及び測定のための設備及び器具の、監視及び測定に係る要求事項への不適合が判明した場合においては、従前の監視及び測定の結果の妥当性を評価し、記録しなければならない。
6　製造販売業者等は、前項の場合において、当該監視及び測定のための設備及び器具並びに前項の不適合により影響を受けた製品について、適切な措置をとらなければならない。
7　製造販売業者等は、監視及び測定のための設備及び器具の校正及び検証の結果の記録を作成し、これを保管しなければならない。
8　製造販売業者等は、監視及び測定のためにソフトウェアを使用する場合においては、当該ソフトウェアの適用に係るバリデーションの手順を文書化しなければならない。
9　製造販売業者等は、前項のソフトウェアを監視及び測定のために初めて使用するとき並びに当該ソフトウェア又はその適用を変更するときは、あらかじめ、バリデーションを行わなければならない。ただし、当該ソフトウェア又はその適用の変更前にバリデーションを行う必要がない正当な理由を示すことができる場合においては、当該ソフトウェア又はその適用の変更後にバリデーションを行えば足りるものとする。
10　製造販売業者等は、監視及び測定へのソフトウェアの使用に伴うリスク（当

該ソフトウェアの使用が製品に係る医療機器等の機能、性能及び安全性に及ぼす影響を含む。）に応じて、当該ソフトウェアのバリデーション及び再バリデーションを行わなければならない。

11　製造販売業者等は、第九項に規定するバリデーションの結果及び結論の記録（当該結果及び結論に基づき所要の措置をとった場合においては、その記録を含む。）の記録を作成し、これを保管しなければならない。

第六節　測定、分析及び改善

（測定、分析及び改善）

第五十四条　製造販売業者等（限定第三種医療機器製造販売業者を除く。次項及び次条において同じ。）は、次に掲げる業務に必要な監視、測定、分析及び改善（次項において「監視等」という。）に係る工程について、計画を策定し、実施しなければならない。

一　製品（限定一般医療機器に係る製品を除く。）の適合性を実証すること。

二　品質管理監督システムの適合性を確保すること。

三　品質管理監督システムの実効性を維持すること。

2　製造販売業者等は、前項の計画において、前項に規定する工程に適用可能な監視等の方法（統計学的方法を含む。）及び当該方法の適用範囲について規定しなければならない。

（製品受領者の意見）

第五十五条　製造販売業者等は、品質管理監督システムの実施状況の測定の一環として、自らが製品受領者要求事項に適合しているかどうかについての情報を収集及び監視しなければならない。

2　製造販売業者等は、前項の情報の入手及び活用に係る方法を文書化しなければならない。

3　製造販売業者等は、製品実現及び改善工程に係る工程入力情報とするため、並びに製品要求事項の監視に活用するためのリスクマネジメントに係る工程入力情報とするため、製品受領者からの意見収集の仕組み（製造工程からのデータ収集の仕組みを含む。）に係る手順を文書化しなければならない。

4　製造販売業者等は、法第六十八条の二の六第一項の規定に基づき収集された情報等製品の出荷後において得る知見の照査を、前項の意見収集の仕組みの一部としなければならない。

（苦情処理）

第五十五条の二　製造販売業者等は、苦情を遅滞なく処理するために必要な手

順（次に掲げる事項に関する要求事項及び実施に係る責任を含む。）を文書化しなければならない。

一　情報の入手及び記録

二　製品受領者からの情報が苦情であるかどうかの判断

三　苦情の調査

四　法第六十八条の十第一項及び法第六十八条の十一の規定に基づく報告の必要性の評価

五　苦情に係る製品に対する措置

六　修正（発見された不適合を除去するための措置をいう。以下同じ。）又は是正措置の必要性の評価

2　製造販売業者等は、ある製品受領者の苦情について、調査を行わないこととする場合は、その理由を特定し、当該理由を文書化しなければならない。

3　製造販売業者等は、苦情の処理においてとった全ての修正及び是正措置を文書化しなければならない。

4　製造販売業者等は、苦情の調査の結果、当該製造販売業者等を含む工程に関与する全ての者以外の者による業務が製品受領者の苦情に関係する場合においては、関連情報を関係する当該者との間で相互に伝達しなければならない。

5　製造販売業者等は、苦情の処理に係る記録を作成し、これを保管しなければならない。

（厚生労働大臣等への報告）

第五十五条の三　製造販売業者等は、法第六十八条の十第一項及び法第六十八条の十一の規定に基づく報告に係る手順を文書化しなければならない。

2　製造販売業者等は、前項の規定に係る報告の記録を作成し、これを保管しなければならない。

（内部監査）

第五十六条　製造販売業者等は、品質管理監督システムが次に掲げる要件に適合しているかどうかを明確にするために、あらかじめ定めた間隔で内部監査を実施しなければならない。

一　実施要領、法令の規定等及び当該品質管理監督システム（限定一般医療機器に係る製品にあっては、製品実現計画を除く。）に係る要求事項に適合していること。

二　効果的に実施され、かつ維持されていること。

2　製造販売業者等は、内部監査の計画、実施、記録、及び監査結果に関する責任並びにこれらの要求事項に係る手順を文書化しなければならない。

3　製造販売業者等は、内部監査の対象となる工程及び領域の状態及び重要性並びに従前の監査の結果を考慮して、内部監査実施計画を策定しなければならない。

4　製造販売業者等は、内部監査の判定基準、範囲、頻度及び方法を定め、記録しなければならない。

5　製造販売業者等は、内部監査を行う構成員（以下「内部監査員」という。）の選定及び内部監査の実施においては、客観性及び公平性を確保しなければならない。

6　製造販売業者等（限定第三種医療機器製造販売業者を除く。）は、内部監査員に自らの業務を内部監査させてはならない。

7　製造販売業者等は、内部監査及びその結果（監査した工程及び領域の明確化を含む。）の記録を作成し、これを保管しなければならない。

8　製造販売業者等は、内部監査された領域に責任を有する責任者に、発見された不適合及び当該不適合の原因を除去するために必要な全ての修正及び是正措置を遅滞なくとらせるとともに、当該修正及び是正措置の検証を行わせ、その結果を報告させなければならない。

（工程の監視及び測定）

第五十七条　製造販売業者等は、品質管理監督システムに係るそれぞれの工程を適切な方法で監視するとともに、当該工程の監視において定量的な評価を行う必要がある場合においては、測定をしなければならない。

2　製造販売業者等（限定第三種医療機器製造販売業者を除く。次項において同じ。）は、前項の監視の方法について、工程が第十四条第一項の計画に定めた結果を得ることができることを実証できるものとしなければならない。

3　製造販売業者等は、第十四条第一項の計画に定めた結果を得ることができない場合においては、製品（限定一般医療機器に係る製品を除く。）の適合性を確保するために、修正及び是正措置をとらなければならない。ただし、修正又は是正措置をとらない正当な理由がある場合においては、この限りでない。

（製品の監視及び測定）

第五十八条　製造販売業者等は、製品が製品要求事項に適合していることを検証するために、製品の特性を監視し、かつ、測定しなければならない。

2　製造販売業者等（限定第三種医療機器製造販売業者を除く。）は、前項の監視及び測定に係る実施要領並びに当該監視及び測定に係る手順書を定め、当該実施要領及び手順書に従って、製品実現に係る工程の適切な段階において当該監視及び測定を実施しなければならない。

3　製造販売業者等は、出荷可否決定等基準への適合性の証拠となる記録等を作成し、これを保管しなければならない。

4　製造販売業者等は、工程の次の段階に進むことの許可及び出荷の決定を行った者を特定する記録（限定第三種医療機器製造販売業者以外の製造販売業者等が、出荷可否決定等基準への適合性の実証に必要な監視及び測定のために設備及び器具を使用した場合においては、当該設備及び器具を特定する記録を含む。）を作成し、これを保管しなければならない。

5　製造販売業者等は、第二項の実施要領及び手順書に従った監視及び測定が支障なく完了するまでは、工程の次の段階に進むことの許可、出荷の決定及びサービスの提供を行ってはならない。

（植込医療機器固有の要求事項）

第五十九条　製造販売業者等（限定第三種医療機器製造販売業者を除く。次条から第六十一条まで（第六十条の三第二項を除く。）において同じ。）は、植込医療機器に係る製品（限定一般医療機器に係る製品を除く。次条において同じ。）について、当該製品に係る全ての試験又は検査業務を行った構成員を特定する記録を作成しなければならない。

（不適合製品の管理）

第六十条　製造販売業者等は、製品要求事項に適合しない製品（以下「不適合製品」という。）について、意図に反した使用若しくは操作又は出荷を防ぐことを確実にするため、これを識別し、管理しなければならない。

2　製造販売業者等は、不適合製品の識別、不適合情報の文書、不適合製品の隔離並びに不適合製品の評価（調査の必要性の評価及び不適合に対して責任を有する外部の者への通知の必要性の評価を含む。）及び措置に係る管理並びにそれに関連する責任及び権限について手順を文書化しなければならない。

3　製造販売業者等は、不適合製品の管理においてとった全ての措置の記録（不適合の内容、不適合製品の調査及び評価並びに当該措置を講じた理由を含む。）を作成し、これを保管しなければならない。

（出荷前の不適合製品に対する措置）

第六十条の二　製造販売業者等は、次に掲げる方法のうちいずれか一以上のものにより、不適合製品を処理しなければならない。

一　発見された不適合を除去するための措置をとること。

二　本来の意図された使用又は操作ができないようにするための措置をとること。

三　特別採用の下で、使用若しくは操作の許可、工程の次の段階に進むこと

の許可又は出荷の決定を行うこと。
2　製造販売業者等は、不適合製品について、法令の規定等に適合しない場合には、特別採用による不適合製品の処理を行ってはならない。
3　製造販売業者等は、不適合製品の特別採用を行った場合においては、当該特別採用を許可した者を特定する記録を作成し、これを保管しなければならない。
4　製造販売業者等は、出荷前の不適合製品についてとった全ての措置の記録（不適合の内容、不適合製品の調査及び評価並びに当該措置を講じた理由を含む。）を作成し、これを保管しなければならない。

（出荷後の不適合製品の処理）

第六十条の三　製造販売業者等は、製品受領者への製品の送達後又は当該製品に係る医療機器等について使用若しくは操作がなされた後に不適合製品を発見した場合においては、その不適合による影響又は起こり得る影響に対して適切な措置をとらなければならない。
2　製造販売業者等は、不適合製品に係る通知書の発行及び実施に係る手順を文書化するとともに、当該手順を随時実施できるものとしなければならない。
3　製造販売業者等は、前二項に係る記録を作成し、これを保管しなければならない。

（製造し直し）

第六十条の四　製造販売業者等は、製品を製造し直すことが必要な場合には、製品に及ぼす悪影響を考慮して、製造し直すための手順書を定め、当該手順書に従って製造し直さなければならない。この場合において、製造販売業者等は、当該手順書の発行に当たっては、通常の手順書と同様の承認手続を行わなければならない。
2　製造販売業者等は、製造し直した製品について、適用される判定基準及び法令の規定等への適合性を実証するための再検証を行わなければならない。
3　製造販売業者等は、製造し直した製品に係る記録を作成し、これを保管しなければならない。

（データの分析）

第六十一条　製造販売業者等は、品質管理監督システムが適切性、妥当性及び実効性のあるものであることを実証するために、適切なデータを明確にした上で、当該データの収集及び分析を行うための手順（当該収集及び分析を行うに当たっての適切な方法（統計学的方法及びその適用の範囲を含む。）を決定するための手順を含む。）を文書化しなければならない。

2　製造販売業者等は、データの分析に当たっては、監視及び測定の結果から得られたデータ並びにその他関連情報源からのデータ（次の各号（正当な理由があるときは、第六号を除く。）に掲げる情報を含む。）を用いなければならない。

一　製品受領者の意見

二　製品要求事項への適合性

三　工程及び製品の特性及び傾向（改善を行う端緒となるものを含む。）

四　購買物品等の供給者等

五　監査

六　附帯サービス業務の記録（附帯サービスの提供を行う製品の附帯サービス業務に限る。）

3　製造販売業者等は、データの分析により、品質管理監督システムが適切性、妥当性及び実効性のあるものであることを実証できなかった場合においては、当該分析の結果を改善のための工程入力情報として活用しなければならない。

4　製造販売業者等は、データの分析の結果に係る記録を作成し、これを保管しなければならない。ただし、限定一般医療機器に係る製品については、この限りでない。

（改善）

第六十二条　製造販売業者等（限定第三種医療機器製造販売業者を除く。）は、その品質方針、品質目標、監査の結果、市販後監視、データの分析、是正措置、予防措置及び管理監督者照査を通じて、医療機器等の意図した用途に応じた機能、性能及び安全性並びに継続的に品質管理監督システムの適切性、妥当性及び実効性を維持するために変更が必要な事項を全て明らかにするとともに、当該変更を実施しなければならない。

（是正措置）

第六十三条　製造販売業者等は、発見された不適合による影響に応じて、当該不適合の再発を防ぐために必要な全ての是正措置を遅滞なくとらなければならない。

2　製造販売業者等は、次に掲げる事項に関して必要な要求事項を定めた是正措置に係る手順を文書化しなければならない。

一　不適合（製品受領者の苦情を含む。）の照査

二　不適合の原因の特定

三　不適合が再発しないことを確保するための措置の必要性の評価

四　所要の是正措置に係る計画の策定、当該是正措置の内容の記録及び当該是正措置の実施（当該是正措置に変更がある場合においては、当該計画及

び記録の更新を含む。）

五　是正措置が法令の規定等への適合性又は医療機器等の意図した用途に応じた機能、性能及び安全性に及ぼす悪影響の検証

六　是正措置をとった場合には、その是正措置の実効性についての照査

3　製造販売業者等は、是正措置に関し調査を行った場合においては、当該調査及び是正措置の結果に係る記録を作成し、これを保管しなければならない。

（予防措置）

第六十四条　製造販売業者等（限定第三種医療機器製造販売業者を除く。以下この条及び次条において同じ。）は、起こり得る問題の影響に照らし、当該問題の発生を防止するために適切な予防措置を明確にし、とらなければならない。

2　製造販売業者等は、次に掲げる事項に関して必要な要求事項を定めた予防措置に係る手順を文書化しなければならない。

一　起こり得る不適合及びその原因の特定

二　予防措置の必要性の評価

三　所要の予防措置に係る計画の策定、当該予防措置の内容の記録及び当該予防措置の実施（当該予防措置に変更がある場合においては、当該計画及び記録の更新を含む。）

四　予防措置が法令の規定等への適合性又は医療機器等の意図した用途に応じた機能、性能及び安全性に及ぼす悪影響の検証

五　予防措置をとった場合には、その予防措置の実効性についての照査

3　製造販売業者等は、予防措置に関し調査を行った場合においては、当該調査及び予防措置の結果に係る記録を作成し、これを保管しなければならない。

第三章　医療機器等の製造管理及び品質管理に係る追加的要求事項

第六十五条　削除

（品質管理監督システムに係る追加的要求事項）

第六十六条　製造販売業者等は、第二章の規定のほか、第三章から第五章の二までの規定（第三条の規定により適用するものとされた規定に限る。以下この条において同じ。）に基づき、品質管理監督システムを確立し、文書化し、実施するとともに、その実効性を維持しなければならない。

2　製造販売業者等は、工程について、第二章の規定のほか、第三章から第五章の二までの規定に基づき管理監督しなければならない。

3　製造販売業者等は、品質管理監督文書に、第六条各号に掲げる事項のほか、第三章から第五章の二までに規定する手順及び記録を記載しなければならな

い。

（品質管理監督文書の保管期限）

第六十七条　第八条第四項の規定により製造販売業者等が品質管理監督文書又はその写しを保管する期間は、当該品質管理監督文書の廃止の日から次の各号に掲げる期間（教育訓練に係るものにあっては五年間）とする。ただし、製品の製造又は試験検査に用いた品質管理監督文書については、次条に規定する期間、当該品質管理監督文書が利用できるように保管することで足りる。

一　特定保守管理医療機器に係る製品にあっては、十五年間（当該製品の有効期間又は使用の期限（以下単に「有効期間」という。）に一年を加算した期間が十五年より長い場合にあっては、当該有効期間に一年を加算した期間）

二　特定保守管理医療機器以外の医療機器等に係る製品にあっては、五年間（当該製品の有効期間に一年を加算した期間が五年より長い場合にあっては、当該有効期間に一年を加算した期間）

（記録の保管期限）

第六十八条　製造販売業者等は、第九条第一項又はこの章に規定する記録を、作成の日から次の各号に掲げる期間（教育訓練に係るものにあっては五年間）保管しなければならない。

一　特定保守管理医療機器に係る製品にあっては、十五年間（当該製品の有効期間に一年を加算した期間が十五年より長い場合にあっては、当該有効期間に一年を加算した期間）

二　特定保守管理医療機器以外の医療機器等に係る製品にあっては、五年間（当該製品の有効期間に一年を加算した期間が五年より長い場合にあっては、当該有効期間に一年を加算した期間）

（不具合等報告）

第六十九条　製造販売業者等は、全ての施設及び関連する法第二十三条の二の三第一項又は法第二十三条の二の四第一項の規定による登録を受けた製造所（以下「登録製造所」という。）に、当該施設及び関連する登録製造所が製品に関して施行規則第二百二十八条の二十第一項各号及び同条第二項各号に掲げる事項を知った場合に当該事項を当該製造販売業者等に通知させるための手順を文書化させなければならない。

（製造販売後安全管理基準との関係）

第七十条　製造販売業者等は、製品に係る医療機器等の製造販売後安全管理に関する業務を行う場合においては、この省令の規定のほか医薬品、医薬部外品、化粧品、医療機器及び再生医療等製品の製造販売後安全管理の基準に関

する省令（平成十六年厚生労働省令第百三十五号。以下「製造販売後安全管理基準」という。）の規定に従わなければならない。

（医療機器等総括製造販売責任者の業務）

第七十一条　製造販売業者は、次の各号に掲げる業務を、法第二十三条の二の十四第二項に規定する医療機器等総括製造販売責任者（以下「医療機器等総括製造販売責任者」という。）に行わせなければならない。

一　製品の出荷の決定その他の製造管理及び品質管理に係る業務を統括し、これに責任を負うこと。

二　業務を公正かつ適正に行うために必要があると認めるときは、製造販売業者、管理監督者その他の当該業務に関して責任を有する者に対し文書により必要な意見を述べ、その写しを五年間保管すること。

三　次条第一項に規定する国内品質業務運営責任者を監督すること（次項の規定により医療機器等総括製造販売責任者が国内品質業務運営責任者を兼ねる場合を除く。）。

四　管理責任者及び次条第一項に規定する国内品質業務運営責任者（限定第三種医療機器製造販売業者にあっては、管理責任者を除く。）の意見を尊重すること。

五　製造管理又は品質管理に関係する部門と製造販売後安全管理基準第四条第一項に規定する安全管理統括部門（次条第二項第九号において「安全管理統括部門」という。）との密接な連携を図らせること。

2　医療機器等総括製造販売責任者は、管理監督者若しくは管理責任者又は次条第一項に規定する国内品質業務運営責任者を兼ねることができる。

（国内品質業務運営責任者）

第七十二条　製造販売業者は、この省令の規定に従って行う国内の製品の品質を管理する業務（以下「品質管理業務」という。）の責任者として、国内に所在する施設に、次に掲げる要件を満たす国内品質業務運営責任者を置かなければならない。

一　製造販売業者における品質保証部門の責任者であること。

二　品質管理業務その他これに類する業務に三年以上従事した者であること。

三　国内の品質管理業務を適正かつ円滑に遂行しうる能力を有する者であること。

四　医療機器等の販売に係る部門に属する者でないことその他国内の品質管理業務の適正かつ円滑な遂行に支障を及ぼすおそれがない者であること。

2　製造販売業者は、国内品質業務運営責任者に、この省令の規定に基づき作成された手順書等に基づき、次に掲げる業務を行わせなければならない。

一　国内の品質管理業務を統括すること。

二　国内の品質管理業務が適正かつ円滑に行われていることを確認すること。
三　国内に流通させる製品について、市場への出荷の決定をロットごと（ロットを構成しない医療機器等にあっては、製造番号又は製造記号ごと）に行い、その結果及び出荷先等市場への出荷の記録を作成すること（次項の規定により市場への出荷の可否の決定をあらかじめ指定した者に行わせる場合にあっては、当該製品の市場への出荷の可否の決定の状況について適切に把握すること。）。
四　国内に流通する製品について、当該製品の品質に影響を与えるおそれのある製造方法、試験検査方法等の変更がなされる場合にあっては、当該変更に係る情報を国内外から収集し、かつ、把握するとともに、当該変更が製品の品質に重大な影響を与えるおそれがある場合には、速やかに管理責任者（限定第三種医療機器製造販売業者の国内品質業務運営責任者にあっては、管理監督者。次号から第七号までにおいて同じ。）及び医療機器等総括製造販売責任者に対して文書により報告し、必要かつ適切な措置がとられるようにすること。
五　国内に流通する製品について、当該製品の品質等に関する情報（品質不良又はそのおそれに係る情報を含む。）を国内外から収集するとともに、当該情報を得たときは、速やかに管理責任者及び医療機器等総括製造販売責任者に対して文書により報告し、記録し、及び必要かつ適切な措置がとられるようにすること。
六　国内に流通する製品の回収を行う場合に、次に掲げる業務を行うこと。
イ　回収した医療機器等を区分して一定期間保管した後、適正に処理すること。
ロ　回収の内容を記載した記録を作成し、管理責任者及び医療機器等総括製造販売責任者に対して文書により報告すること。
七　第四号から前号までに掲げるもののほか、国内の品質管理業務の遂行のために必要があると認めるときは、管理責任者及び医療機器等総括製造販売責任者に対して文書により報告すること。
八　国内の品質管理業務の実施に当たり、必要に応じ、関係する登録製造所に係る製造業者又は医療機器等外国製造業者、販売業者、薬局開設者、病院及び診療所の開設者その他関係者に対し、文書による連絡又は指示を行うこと。
九　製造販売後安全管理基準第二条第二項に規定する安全確保措置に関する情報を知ったときは、安全管理統括部門に遅滞なく文書で提供すること。
3　前項第三号に規定する市場への出荷の決定は、国内品質業務運営責任者があらかじめ指定した者（品質保証部門の者又は登録製造所（市場への出荷を行うものに限る。）の構成員であって、当該業務を適正かつ円滑に遂行しうる能力を有する者に限る。）に行わせることができる。
4　前項の規定により市場への出荷の決定を行った者は、その結果及び出荷先等

市場への出荷に関する記録を作成するとともに、国内品質業務運営責任者に対して文書により報告しなければならない。

5　国内品質業務運営責任者は、管理責任者を兼ねることができる。

（その他の遵守事項）

第七十二条の二　製造販売業者は、前条第二項第四号及び第五号の規定による情報の収集が妨げられることのないよう、第五十五条の規定により行う業務との関係も踏まえ必要な体制を整備するとともに、関係する施設及び登録製造所との間で必要かつ十分な事項について取り決め、これを文書化しなければならない。

2　製造販売業者は、次に掲げる事項に関する手順を文書化しなければならない。

一　医療機器の修理業者からの通知の処理

二　医療機器の販売業者又は貸与業者における品質の確保

三　中古品の販売業者又は貸与業者からの通知の処理

（選任外国製造医療機器等製造販売業者等の業務）

第七十二条の三　外国製造医療機器等特例承認取得者は、選任外国製造医療機器等製造販売業者に、この省令の規定により行う業務のうち、次に掲げる業務を行わせなければならない。

一　第七条の規定により行う業務のうち、国内の業務に関するもの

二　第十七条の規定により行う業務のうち、国内の業務に関するもの

三　第二十九条の規定により行う業務のうち、国内の業務に関するもの

四　第四十三条の規定により行う業務のうち、国内の業務に関するもの

五　第四十八条及び第四十九条の規定により行う業務のうち、国内の業務に関するもの

六　第五十五条及び第五十五条の二の規定により行う業務のうち、国内の業務に関するもの

七　第六十条から第六十条の四までの規定により行う業務のうち、国内の業務に関するもの

八　国内の製品に係る回収処理

九　国内の製品に係る製造販売後安全管理に関する業務

十　選任外国製造医療機器等製造販売業者として行う業務についての外国製造医療機器等特例承認取得者の管理監督者及び管理責任者その他の関係する者に対する必要な報告、情報の授受その他の当該業務を適切に行うために外国製造医療機器等特例承認取得者との必要な連携を図るための業務

十一　選任外国製造医療機器等製造販売業者として行う業務に関する文書及び記録の管理

2　外国指定高度管理医療機器製造等事業者については、前項の規定を準用する。

この場合において、「選任外国製造医療機器等製造販売業者」とあるのは、「選任外国指定高度管理医療機器等製造販売業者」と読み替えるものとする。

3　選任外国製造医療機器等製造販売業者又は選任外国指定高度管理医療機器等製造販売業者については、第七十条から前条まで（第七十二条第五項を除く。）の規定を準用する。この場合において、第七十一条第一項第一号中「その他の」とあるのは「その他の選任外国製造医療機器等製造販売業者又は選任外国指定高度管理医療機器等製造販売業者として行う」と、同項第二号中「製造販売業者、管理監督者」とあるのは「選任外国製造医療機器等製造販売業者又は選任外国指定高度管理医療機器等製造販売業者」と、同項第四号中「管理責任者及び次条第一項」とあるのは「次条第一項」と、「（限定第三種医療機器製造販売業者にあっては、管理責任者を除く。）の意見」とあるのは「の意見」と、同条第二項中「管理監督者若しくは管理責任者又は次条第一項」とあるのは「次条第一項」と、第七十二条第一項中「従って」とあるのは「従って選任外国製造医療機器等製造販売業者又は選任外国指定高度管理医療機器等製造販売業者として」と、同条第二項第四号中「管理責任者（限定第三種医療機器製造販売業者の国内品質業務運営責任者にあっては、管理監督者。次号から第七号までにおいて同じ。）及び医療機器等総括製造販売責任者」とあるのは「医療機器等総括製造販売責任者」と、同項第五号、第六号ロ及び第七号中「管理責任者及び医療機器等総括製造販売責任者」とあるのは「医療機器等総括製造販売責任者」と読み替えるものとする。

第四章　生物由来医療機器等の製造管理及び品質管理

（特定生物由来医療機器等製造販売業者等の製造所における業務運営基盤）

第七十三条　特定生物由来製品たる医療機器等、法第四十三条第二項の規定により厚生労働大臣の指定した医療機器及び細胞組織医療機器（以下この章において「特定生物由来医療機器等」という。）に係る製品の製造販売業者等（以下「特定生物由来医療機器等製造販売業者等」という。）は、当該製品を製造する製造所（包装、表示若しくは保管又は設計のみを行う製造所を除く。以下この章において同じ。）における業務運営基盤として次に掲げる要件を満たさなければならない。

一　製品の製造に必要な蒸留水等を供給する設備は、異物又は微生物（ウイルスを含む。以下この章及び第六章において同じ。）による蒸留水等の汚染を防止するために必要な構造であること。

二　作業所（製造作業を行う場所をいう。以下この章から第六章までにおいて同じ。）は、次に定めるところに適合するものであること。

イ　作業室又は作業管理区域は、製造工程に応じ、適切な温度、湿度及び清浄の程度を維持管理できる構造及び設備を有すること。

ロ　原料又は材料の秤量作業又は容器の洗浄作業を行う作業室は、防じんのため、密閉構造を有すること。

ハ　洗浄後の容器の乾燥作業又は滅菌作業を行う作業室は専用であること。ただし、洗浄後の容器が汚染されるおそれがない場合においては、この限りでない。

ニ　清浄区域（作業所のうち、構成部品等の秤量及び調製作業を行う場所並びに洗浄後の製品等が作業所内の空気に触れる場所をいう。以下この章及び第六章において同じ。）及び無菌区域（作業所のうち、無菌化された製品若しくは構成部品等又は滅菌された容器が作業所内の空気に触れる場所、容器の閉塞作業を行う場所及び無菌試験等の無菌操作を行う場所をいう。以下この章において同じ。）は、次に定めるところに適合するものであること。

(1)　天井、壁及び床の表面は、なめらかでひび割れがなく、かつ、じんあいを発生しないものであること。

(2)　排水設備は、有害な排水による汚染を防止するために適切な構造のものであること。

ホ　清浄区域には、排水口を設置しないこと。ただし、次に定めるところに適合する場合であって、やむを得ないと認められるときは、この限りでない。

(1)　排水口は、清掃が容易なトラップ及び排水の逆流を防止するための装置を有するものであること。

(2)　トラップは、消毒を行うことができる構造のものであること。

(3)　床の溝は、浅く清掃が容易なものであり、かつ、排水口を通じて、製造区域（培養、抽出及び精製作業、構成部品等の秤量及び調製作業、容器の洗浄及び乾燥作業並びに容器の閉塞及び包装作業を行う場所並びに更衣を行う場所をいう。）の外へ接続されていること。

ヘ　無菌区域は、次に定めるところに適合するものであること。

(1)　排水口を設置しないこと。

(2)　流しを設置しないこと。

ト　動物又は微生物を用いる試験を行う区域及び特定生物由来医療機器等に係る製品の製造に必要のない動物組織又は微生物を取り扱う区域は、当該製品の製造を行う他の区域から明確に区別されており、かつ、空気処理システムが別系統にされていること。

チ　無菌操作を行う区域は、フィルターにより処理された清浄な空気を供し、かつ、適切な差圧管理を行うために必要な構造及び設備を有すること。

リ　病原性を持つ微生物等を取り扱う区域は、適切な陰圧管理を行うために必要な構造及び設備を有すること。

ヌ　感染性を持つ微生物等を取り扱う区域は、当該区域で使用した器具の洗

浄、消毒及び滅菌のための設備並びに廃液等の処理のための設備を有すること。

ル　他から明確に区別された室に、次に掲げる設備を設けること。ただし、製品の種類、製造方法等により、当該製品の製造に必要がないと認められる設備を除く。

(1)　微生物の貯蔵設備

(2)　製造又は試験検査に使用する動物で微生物接種後のものを管理する設備

(3)　製造又は試験検査に使用する動物を処理する設備

(4)　微生物を培地等に移植する設備

(5)　微生物を培養する設備

(6)　培養した微生物の採取、不活化、殺菌等を行う設備

(7)　製造又は試験検査に使用した器具器械等について消毒を行う設備

ヲ　ル(2)から(4)まで及び(6)に掲げる設備を有する室の天井、壁及び床の表面は、洗浄及び消毒を行うことができる構造のものであること。

ワ　ル(4)及び(6)に掲げる設備を有する室並びに製品等の試験検査に必要な設備のうち無菌試験を行う設備を有する室は、次に掲げる要件を満たすものであること。

(1)　無菌室であること。ただし、当該作業室内に、製品の種類、製造方法等により支障なく無菌的操作を行うことができる機能を有する設備を設ける場合においては、この限りでない。

(2)　(1)の無菌室は、専用の前室を附置し、通常当該前室を通じてのみ作業室内に出入りできるような構造のものとし、かつ、その前室の出入口が屋外に直接面していないものであること。

カ　ルに掲げる設備のほか、次に掲げる設備を有すること。

(1)　製造又は試験検査に使用する動物の飼育管理に必要な設備

(2)　培地及びその希釈用液を調製する設備

(3)　製造又は試験検査に使用する器具器械、容器等の洗浄、乾燥、滅菌及び保管に必要な設備

(4)　容器の閉塞設備

(5)　動物の死体その他の汚物の適切な処理及び汚水の浄化を行う設備

ヨ　貯蔵設備は、恒温装置、自記温度計その他必要な計器を備えたものであること。

タ　空気処理システムは、次に定めるところに適合するものであること。

(1)　微生物等による製品等の汚染を防止するために適切な構造のものであること。

(2)　病原性を持つ微生物等を取り扱う場合においては、当該微生物等の空気拡散を防止するために適切な構造のものであること。

(3) 病原性を持つ微生物等を取り扱う区域から排出される空気を、高性能エアフィルターにより当該微生物等を除去した後に排出する構造のものであること。

(4) 病原性を持つ微生物等が漏出するおそれのある作業室から排出される空気を再循環させない構造のものであること。ただし、(3)に規定する構造により当該微生物等が十分除去されており、かつ、再循環させることがやむを得ないと認められるときは、この限りでない。

(5) 必要に応じて、作業室ごとに別系統にされていること。

レ 配管、バルブ及びベント・フィルターは、使用の目的に応じ、容易に清掃又は滅菌ができる構造のものであること。

ソ 次に掲げる試験検査の設備及び器具を備えていること。ただし、当該特定生物由来医療機器等製造販売業者等の他の試験検査機関を利用して自己の責任において当該試験検査を行う場合であって、支障がないと認められるときは、この限りでない。

(1) 密封状態検査を行う必要がある場合には、密封状態検査の設備及び器具

(2) 異物検査の設備及び器具

(3) 製品、製造用物質及び材料の理化学試験の設備及び器具

(4) 無菌試験の設備及び器具

(5) 発熱性物質試験を行う必要がある場合には、発熱性物質試験の設備及び器具

(6) 生物学的試験を行う必要がある場合には、生物学的試験の設備及び器具

三 細胞組織医療機器に係る製品の作業所は、次に定めるところに適合するものであること。

イ 原料又は材料の受入れ、加工処理、製品の保管等を行う区域は、細胞組織医療機器に係る製品の製造を行う他の区域から区分されていること。

ロ 原料又は材料の受入れ、加工処理、製品の保管等を行う区域は、これらを行うために必要な構造及び設備を有すること。

四 人の血液又は血漿を原料又は材料とする製品の製造を行う区域は、他の区域から明確に区分されており、かつ、当該製造を行うための専用の設備及び器具を有していること。ただし、ウイルスを不活化又は除去する工程以降の製造工程にあっては、この限りでない。

五 製造又は試験検査に使用する動物（ドナー動物（細胞組織医療機器の原料又は材料となる細胞又は組織を提供する動物をいう。以下この章において同じ。）を含む。以下「使用動物」という。）を管理する設備は、次に定めるところに適合するものであること。

イ 使用動物を検査するための区域は、他の区域から隔離されていること。

ロ　害虫の侵入のおそれのない飼料の貯蔵設備を有していること。

ハ　製造に使用する動物の飼育室と試験検査に使用する動物の飼育室をそれぞれ有していること。

ニ　使用動物の飼育室は、他の区域と空気処理システムが別系統にされていること。ただし、野外での飼育が適当と認められる動物については、この限りでない。

ホ　使用動物に抗原等を接種する場合には、動物の剖検室と分離された接種室を有していること。

（製造管理及び品質管理に係る文書）

第七十四条　生物由来医療機器等に係る製品の製造販売業者等（以下「生物由来医療機器等製造販売業者等」という。）は、生物由来医療機器等に係る製品を取り扱う場合においては、製品標準書において、第七条の二に定めるもののほか、次に掲げる事項について記載しなければならない。

一　構成部品等として使用する人、動物、植物又は微生物から得られた物に係る名称、本質及び性状並びに成分及びその含有量その他の規格

二　使用動物の規格（飼育管理の方法を含む。）

三　その他所要の事項

（工程管理）

第七十五条　生物由来医療機器等製造販売業者等は、生物由来医療機器等に係る製品を取り扱う場合においては、前条の業務のほか、製品標準書に基づき、次に掲げる生物由来医療機器等に係る製品の工程管理に係る業務を適切に管理するとともに、その手順を文書化しなければならない。

一　次に掲げる業務を、業務の内容に応じてあらかじめ指定した者に行わせること。

イ　製造工程において、製品等に含まれる生物由来原料（生物由来医療機器等の製造に使用する生物（植物を除く。）に由来する原料又は材料をいう。以下同じ。）、微生物等を不活化し、又は除去する場合においては、当該不活化又は除去が行われていない原料若しくは材料又は製品等による汚染を防止するために必要な措置をとること。

ロ　製造工程において、発酵等の生物化学的な技術を用いる場合においては、温度、水素イオン指数等の製造工程の管理に必要な事項について、継続的に測定を行うこと。

ハ　製造工程において、カラムクロマトグラフ装置等を用いる場合においては、微生物等による当該装置の汚染を防止するために必要な措置をとるとともに、必要に応じエンドトキシンの測定を行うこと。

ニ　製造工程において、培養槽中に連続的に培地を供給し、かつ、連続的に

培養液を排出させる培養方式を用いる場合においては、培養期間中の当該培養槽における培養条件を維持するために必要な措置をとること。

ホ　次に掲げる場合においては、バリデーションを行うとともに、その記録を作成し、これを保管すること。

(1)　当該製造所において新たに生物由来医療機器等に係る製品の製造を開始する場合

(2)　製造手順等に生物由来医療機器等に係る製品の品質に大きな影響を及ぼす変更がある場合

(3)　その他生物由来医療機器等に係る製品の製造管理及び品質管理を適切に行うために必要と認められる場合

ヘ　製造作業に従事する者以外の者の作業所への立入りをできる限り制限すること。

ト　次に定めるところにより、構成員の衛生管理を行うこと。

(1)　現に作業が行われている清浄区域又は無菌区域への構成員の立入りをできる限り制限すること。

(2)　製造作業に従事する構成員を、使用動物（その製造工程において現に使用されているものを除く。）の管理に係る作業に従事させないこと。

チ　次に定めるところにより、清浄区域又は無菌区域で作業する構成員の衛生管理を行うこと。

(1)　製造作業に従事する者に、消毒された作業衣、作業用のはき物、作業帽及び作業マスクを着用させること。

(2)　構成員が製品等を微生物等により汚染するおそれのある疾病にかかっていないことを確認するために、構成員に対し、定期的に健康診断を行うこと。

(3)　構成員が製品等を微生物等により汚染するおそれのある健康状態（皮膚若しくは毛髪の感染症若しくは風邪にかかっている場合、負傷している場合又は下痢若しくは原因不明の発熱等の症状を呈している場合を含む。以下同じ。）にある場合においては、申告を行わせること。

リ　使用動物（製造に使用するものに限る。以下この号において同じ。）を常時適正な管理の下に飼育するとともに、その使用に当たっては、健康観察を行うことにより、伝染病にかかっている動物その他使用に適していない動物を使用することのないようにすること。

ヌ　微生物により汚染された全ての物品（製造の過程において汚染されたものに限る。）及び使用動物の死体を、保健衛生上の支障が生ずるおそれのないように処置すること。

ル　製造に使用する微生物の株の取扱いについて、次に掲げる事項に係る記録を作成し、これを保管すること。

(1)　微生物の名称及び容器ごとに付された番号
(2)　譲受けの年月日並びに相手方の氏名及び住所（法人にあっては、名称及び所在地）
(3)　生物学的性状及びその検査年月日
(4)　継代培養の状況

ヲ　生物由来原料が当該製品の製品標準書に照らして適切なものであることを確認し、その結果に係る記録を作成し、これを保管すること。

ワ　生物由来医療機器等の製造に使用する生物由来原料については、厚生労働大臣の定めるところにより、記録しなければならないとされている事項の記録を作成するとともに、これを保管し、又は当該生物由来原料に該当する原料又は材料を採取する業者等（以下「原材料採取業者等」という。）との間で取決めを締結することにより、当該原材料採取業者等において適切に保管することとすること。

二　前号ホ、ヲ及びワの記録を、ロットごとに作成し、これを保管すること。

2　生物由来医療機器等製造販売業者等は、細胞組織医療機器に係る製品を取り扱う場合においては、前項の業務のほか、製品標準書に基づき、当該製品の製造所における次に掲げる細胞組織医療機器に係る製品の工程管理に関する業務を適切に管理するとともに、その手順を文書化しなければならない。

一　次に掲げる業務を、業務の内容に応じてあらかじめ指定した者に行わせること。

イ　異なるドナー（細胞組織医療機器の原料又は材料となる細胞又は組織を提供する人（臓器の移植に関する法律（平成九年法律第百四号）第六条第二項に規定する脳死した者の身体に係るものを除く。）をいう。以下この章において同じ。）又はドナー動物から採取した細胞又は組織を取り扱う場合においては、当該細胞又は組織の混同及び交叉汚染を防止するために必要な措置をとること。

ロ　原料又は材料となる細胞又は組織について、受入れ時に、次に掲げる事項に係る記録により、当該製品の製品標準書に照らして適切なものであることを確認し、その結果に係る記録を作成すること。

(1)　当該細胞又は組織を採取した事業所
(2)　当該細胞又は組織を採取した年月日
(3)　当該細胞又は組織が人に由来するものである場合においては、ドナースクリーニング（ドナーについて、問診、検査等による診断を行い、細胞組織医療機器に係る製品の原料又は材料となる細胞又は組織を提供するにつき十分な適格性を有するかどうかを問診、検査等によって判定することをいう。）の状況
(4)　当該細胞又は組織が動物に係るものである場合においては、ドナー

動物の受入れの状況並びにドナースクリーニング（ドナー動物について、試験検査及び飼育管理を行い、細胞組織医療機器に係る製品の原料又は材料となる細胞又は組織を提供するにつき十分な適格性を有するかどうかを当該試験検査及び飼育管理によって判定することをいう。）の状況

(5)　当該細胞又は組織を採取する作業の経過

(6)　(1)から(5)までに掲げるもののほか、細胞組織医療機器に係る製品の品質の確保に関し必要な事項

ハ　原料又は材料となる細胞又は組織をドナー動物から採取する場合においては、採取の過程における微生物等による汚染を防止するために必要な措置をとり、当該措置の記録を作成すること。

ニ　構成員が次のいずれかに該当する場合においては、当該構成員を清浄区域又は無菌区域における作業に従事させないこと。

(1)　製品等を微生物等により汚染するおそれのある健康状態にある場合

(2)　細胞又は組織の採取又は加工の直前に細胞又は組織を汚染するおそれのある微生物等を取り扱っている場合

ホ　製品について、製品ごとに、出荷先事業所名、出荷日及びロットを把握し、その記録を作成すること。

ヘ　配送について、製品の品質の確保のために必要な措置をとり、当該措置の記録を作成すること。

ト　ドナー動物の受入れ後の飼育管理に係る記録を作成すること。

二　前号ロ、ハ、ヘ及びトの記録にあってはロットごとに、同号ホの記録にあっては、製品ごとに作成し、これを保管すること。

3　生物由来医療機器等製造販売業者等は、前二項の記録を、製造に使用した生物由来原料に係る記録から当該生物由来原料を使用して製造された製品に係る記録までの一連のものを適切に確認できるように保管しなければならない。

（試験検査）

第七十六条　生物由来医療機器等製造販売業者等は、生物由来医療機器等に係る製品を取り扱う場合においては、前条の業務のほか、製品標準書に基づき、当該製品の製造所における次に掲げる生物由来医療機器等に係る製品の試験検査に係る業務を適切に管理するとともに、その手順を文書化しなければならない。

一　検体の混同及び交叉汚染を防止するために、検体を適切な識別表示により区分すること。

二　品質管理上重要であり、かつ、最終製品では実施することができない試験検査については、製造工程の適切な段階で実施すること。

三　使用動物（試験検査に使用するものに限る。以下この号において同じ。）

を常時適正な管理の下に飼育するとともに、その使用に当たっては、健康観察を行うことにより、伝染病にかかっている動物その他使用に適していない動物を使用することのないようにすること。

四　微生物により汚染された全ての物品（試験検査の過程において汚染されたものに限る。）及び使用動物の死体を、保健衛生上の支障が生ずるおそれのないように処置すること。

五　試験検査に使用する微生物の株の取扱いについて、次に掲げる事項に係る記録を作成し、これを保管すること。

イ　微生物の名称及び容器ごとに付された番号

ロ　譲受けの年月日並びに相手方の氏名及び住所（法人にあっては、名称及び所在地）

ハ　生物学的性状及びその検査年月日

ニ　継代培養の状況

六　特定生物由来医療機器等に係る製品について、ロットごとに（ロットを構成しない特定生物由来製品たる医療機器等に係る製品にあっては、その製造に使用した生物由来原料について、当該製品の製造番号又は当該生物由来原料のロットごとに）所定の試験検査に必要な量の二倍以上の量を参考品として製造された日から適切な期間（当該製品に係る医療機器が特定生物由来製品たる医療機器等である場合においては、その有効期間に十年を加算した期間）適切な保管条件の下で保管すること。ただし、ロットを構成しない特定生物由来製品たる医療機器等に係る製品であって原材料採取業者等との間で当該原材料採取業者等が参考品を当該期間保管することを実施要領に定めているもの又はロットを構成しない法第四十三条第二項の規定により厚生労働大臣の指定した医療機器又は細胞組織医療機器に係る製品については、この限りでなく、また、ロットを構成する特定生物由来製品たる医療機器等に係る製品にあっては、当該製品の有効期間に一年を加算した期間を経過した後は、当該製品の製造に使用された生物由来原料の保管をもって製品の保管に代えることができる。

2　生物由来医療機器等製造販売業者等は、細胞組織医療機器に係る製品を取り扱う場合においては、前項の業務のほか、製品標準書に基づき、当該製品の製造所における次の各号に掲げる細胞組織医療機器に係る製品の試験検査に係る業務を適切に管理するとともに、その手順を確立し、これを文書化しなければならない。

一　ドナー動物の受入れ時及び受入れ後の試験検査を行うことその他必要な業務を、業務の内容に応じてあらかじめ指定した者に行わせること。

二　前号の業務に係る記録を作成し、これを保管すること。

3　生物由来医療機器等製造販売業者等は、前二項の記録を、製造に使用した生

物由来原料に係る記録から当該生物由来原料を使用して製造された製品に係る記録までの一連のものを適切に確認できるように保管しなければならない。

（教育訓練）

第七十七条　生物由来医療機器等製造販売業者等は、生物由来医療機器等に係る製品を取り扱う場合においては、第二十三条に規定する業務のほか、次に掲げる業務の手順を文書化しなければならない。

一　生物由来医療機器等に係る製品の製造又は試験検査に従事する構成員に対して、微生物学、医学及び獣医学等に係る教育訓練を実施すること。

二　無菌区域及び病原性を持つ微生物を取り扱う区域等での作業に従事する構成員に対して、微生物による汚染を防止するために必要な措置に係る教育訓練を実施すること。

2　生物由来医療機器等製造販売業者等は、前項の教育訓練に係る記録を作成し、これを保管しなければならない。

（文書及び記録の管理）

第七十八条　生物由来医療機器等製造販売業者等は、この章に規定する文書又はその写しを、少なくとも一部、当該文書の廃止の日から次の各号に掲げる期間（教育訓練に係るものにあっては五年間）保管しなければならない。ただし、製品の製造又は試験検査に用いた文書については、次項に規定する当該製品に係る記録の保管の間当該文書が利用できるよう保管することで足りる。

一　特定生物由来製品たる医療機器等又は人の血液を原材料（製造に使用する原料又は材料（製造工程において使用されるものを含む。以下同じ。）の由来となるものをいう。以下同じ。）として製造される生物由来医療機器等に係る製品にあっては、有効期間に三十年を加算した期間

二　生物由来医療機器等（前号に掲げるものを除く。）に係る製品にあっては、有効期間に十年を加算した期間

2　生物由来医療機器等製造販売業者等は、この章に規定する記録を、作成の日から前項第一号又は第二号に掲げる期間（教育訓練に係るものにあっては五年間）保管しなければならない。

（記録の保管の特例）

第七十九条　生物由来医療機器等製造販売業者等は、この章の規定にかかわらず、厚生労働大臣が指定する生物由来医療機器等に係る製品にあっては、この章に規定する記録を、厚生労働大臣が指定する期間、保管しなければならない。ただし、原材料採取業者等との間で取決めを締結することにより、当該原材料採取業者等において当該期間適切に保管することとする場合におい

ては、この限りでない。

第五章　放射性体外診断用医薬品の製造管理及び品質管理

（放射性体外診断用医薬品の登録製造所の業務運営基盤）

第八十条　放射性体外診断用医薬品に係る製品の製造販売業者等は、当該製品を製造する登録製造所（設計のみを行う登録製造所を除く。以下この章において同じ。）における業務運営基盤として、次に掲げる要件（放射性医薬品の製造及び取扱規則第二条第三項第一号ただし書に規定する容器又は被包の包装、表示又は保管のみを行う登録製造所にあっては第二号ホ及び第四号ニ中作業室に関する規定を、当該登録製造所の他の試験検査設備又は他の試験検査機関を利用して自己の責任において当該試験検査を行う場合であつて支障がないと認められる場合にあっては第二号ホ及び第四号ニ中試験検査室に関する規定を除く。）を満たさなければならない。

一　地崩れ及び浸水のおそれの少ない場所に設けられていること。

二　放射性体外診断用医薬品に係る製品の作業所は、次に定めるところに適合するものであること。

イ　他の設備と明確に区別されていること。

ロ　主要構造部等が耐火構造であるか、又は不燃材料（建築基準法（昭和二十五年法律第二百一号）第二条第九号に規定する不燃材料をいう。以下同じ。）で造られていること。

ハ　次の線量を、それぞれについて厚生労働大臣が定める線量限度以下とするために必要な遮蔽壁その他の遮蔽物が設けられていること。

(1)　登録製造所内の人が常時立ち入る場所において人が被曝するおそれのある放射線の線量

(2)　登録製造所の境界及び登録製造所内の人が居住する区域における放射線の線量

ニ　人が常時出入りする出入口は、一箇所とすること。

ホ　次に定めるところに適合する作業室及び試験検査室（動物試験を行う場合には動物試験室を含む。以下同じ。）を有すること。

(1)　内部の壁、床その他放射性物質（放射性医薬品の製造及び取扱規則第一条第二号に規定する放射性物質をいう。以下同じ。）によって汚染されるおそれのある部分は、突起物、くぼみ及び仕上げ材の目地等の隙間の少ない構造であること。

(2)　内部の壁、床その他放射性物質によって汚染されるおそれのある部分の表面は、平滑であり、気体又は液体が浸透しにくく、かつ、腐食しにくい材料で仕上げられていること。

(3)　放射性物質又は放射性物質によって汚染された物で廃棄するものが

飛散し、漏れ、染み出、又は流れ出るおそれのない廃棄容器であって、運搬及び廃棄を安全に行うことができるものを備えていること。

(4)　フード、グローブボックス等の気体状の放射性物質又は放射性物質によって汚染された空気の広がりを防止する装置が排気設備に連結して設けられていること。

へ　次に定めるところに適合する汚染検査室（人体又は作業衣、履物、保護具等人体に着用している物の表面の放射性物質による汚染の検査及び除去を行う室をいう。以下同じ。）を有すること。ただし、厚生労働大臣が定める数量又は濃度以下の放射性物質を取り扱う場合は、この限りでない。

(1)　人が常時出入りする作業所の出入口の付近等放射性物質による汚染の検査及び除去を行うのに最も適した場所に設けられていること。

(2)　ホの(1)及び(2)に定めるところに適合すること。

(3)　洗浄設備及び更衣設備が設けられており、かつ、汚染の検査のための放射線測定器及び汚染の除去に必要な器材が備えられていること。

(4)　(3)に定める洗浄設備の排水管は、排水設備に連結されていること。

三　次に定めるところに適合する貯蔵設備を有すること。

イ　主要構造部等が耐火構造であり、かつ、その開口部に防火戸を有する貯蔵室又は耐火性の構造である貯蔵箱が設けられていること。

ロ　前号ハの基準に適合する遮蔽壁その他の遮蔽物が設けられていること。

ハ　人が常時出入りする出入口は、一箇所であること。

ニ　扉、蓋等外部に通ずる部分に、鍵その他閉鎖のための設備又は器具を有すること。

ホ　放射性医薬品を他の物と区別して保管するための鍵のかかる設備又は器具を備えていること。

へ　次に定めるところに適合する放射性物質を入れる容器が備えられていること。

(1)　容器の外における空気を汚染するおそれのある放射性物質を入れる容器にあっては、気密な構造であること。

(2)　液体状の放射性物質を入れる容器にあっては、液体がこぼれにくい構造であり、かつ、液体が浸透しにくい材料が用いられていること。

(3)　液体状又は固体状の放射性物質を入れる容器で、亀裂、破損等の事故の生ずるおそれのあるものにあっては、受皿、吸収材その他放射性物質による汚染の広がりを防止するための設備又は器具が設けられていること。

四　次に定めるところに適合する廃棄設備を有すること。

イ　他の設備と明確に区別されていること。

ロ　主要構造部等が耐火構造であるか、又は不燃材料で造られていること。

ハ　第二号ハの基準に適合する遮蔽壁その他の遮蔽物が設けられているこ

と。

ニ　次に定めるところに適合する排気設備を有すること。ただし、厚生労働大臣が定める数量若しくは濃度以下の放射性物質を取り扱うとき又は排気設備を設けることが著しく使用の目的を妨げ、若しくは作業の性質上困難である場合であって、気体状の放射性物質を発生し、若しくは放射性物質によって空気を汚染するおそれのないときは、この限りでない。

(1)　排気口における排気中の放射性物質の濃度を厚生労働大臣の定める濃度限度以下とする能力を有すること又は排気監視設備を設けて排気中の放射性物質の濃度を監視することにより、登録製造所の境界（登録製造所の境界に隣接する区域に人がみだりに立ち入らないような措置をとった場合には、その区域の境界とする。以下この号において同じ。）の外の空気中の放射性物質の濃度を厚生労働大臣が定める濃度限度以下とする能力を有すること。ただし、当該能力を有する排気設備を設けることが著しく困難な場合において、排気設備が登録製造所の境界の外の人が被曝する線量を厚生労働大臣が定める線量限度以下とする能力を有することにつき厚生労働大臣の承認を受けた場合は、この限りでない。

(2)　気体が漏れにくい構造で、かつ、腐食しにくい材料が用いられていること。

(3)　故障が生じた場合において放射性物質によって汚染された空気の広がりを急速に防止することができる装置が設けられていること。

(4)　作業室、試験検査室又は廃棄作業室（放射性物質又は放射性物質によって汚染された物を焼却した後その残渣を焼却炉から搬出し、又はコンクリートその他の固型化材料により固型化（固型化するための処理を含む。以下同じ。）する作業を行う室をいう。以下同じ。）内の人が常時立ち入る場所における空気中の放射性物質の濃度を厚生労働大臣が定める濃度限度以下とする能力を有すること。

ホ　液体状の放射性物質又は放射性物質によって汚染された液を浄化し、又は排水する場合には、次に定めるところに適合する排水設備を有すること。

(1)　排水口における排液中の放射性物質の濃度を厚生労働大臣の定める濃度限度以下とする能力を有すること又は排水監視設備を設けて排水中の放射性物質の濃度を監視することにより、登録製造所の境界における排水中の放射性物質の濃度を厚生労働大臣が定める濃度限度以下とする能力を有すること。ただし、当該能力を有する排水設備を設けることが著しく困難な場合において、排水設備が登録製造所の境界の外の人が被曝する線量を厚生労働大臣が定める線量限度以下とする能力を有することにつき厚生労働大臣の承認を受けた場合は、この限り

でない。

(2)　排液の漏れにくい構造で、排液が浸透しにくく、かつ、腐食しにくい材料が用いられていること。

(3)　排水浄化槽は、排液を採取することができる構造又は排液中における放射性物質の濃度を測定することができる構造であり、かつ、排液の流出を調節する装置が備えられていること。

(4)　排水浄化槽の上部の開口部は、蓋のできる構造であるか、又はその周囲に柵その他の人がみだりに立ち入らないようにするための設備が備えられていること。

へ　放射性物質又は放射性物質によって汚染された物を焼却する場合には、ニの規定に適合する排気設備、第二号ホの(1)、(2)及び(4)の規定に適合する廃棄作業室、同号への(1)から(3)までの規定に適合する汚染検査室並びに次に定めるところに適合する焼却炉を有すること。

(1)　気体が漏れにくく、かつ、灰が飛散しにくい構造であること。

(2)　排気設備に連結されていること。

(3)　焼却残渣の搬出口は、廃棄作業室に連結されていること。

ト　放射性物質又は放射性物質によって汚染された物をコンクリートその他の固型化材料により固型化する場合には、ニの規定に適合する排気設備、第二号ホの(1)、(2)及び(4)の規定に適合する廃棄作業室、同号への(1)から(3)までの規定に適合する汚染検査室並びに次に定めるところに適合する固型化処理設備を有すること。

(1)　放射性物質又は放射性物質によって汚染された物が漏れ、又はこぼれにくく、かつ、粉塵が飛散しにくい構造であること。

(2)　液体が浸透しにくく、かつ、腐食しにくい材料が用いられていること。

チ　放射性物質又は放射性物質によって汚染された物を保管廃棄する場合には、次に定めるところに適合する保管廃棄設備を有すること。

(1)　外部と区画された構造であること。

(2)　扉、蓋等外部に通ずる部分には、鍵その他の閉鎖のための設備又は器具が設けられていること。

(3)　前号への規定に適合する容器（耐火性の構造のものに限る。）が備えられていること。

五　放射性医薬品の製造及び取扱規則第一条第三号に規定する管理区域の境界には、柵その他の人がみだりに立ち入らないようにするための設備が設けられていること。

2　前項第四号ニ(1)又はホ(1)の承認を受けた排気設備又は排水設備が、当該承認に係る能力を有すると認められなくなったときは、厚生労働大臣は当該承認を取り消すことができる。

3　厚生労働大臣が定める数量又は濃度以下の放射性物質のみを取り扱う場合にあっては、前項第一号、第二号ロからホまで、第三号イからニまで及びヘ、第四号並びに第五号の規定は、適用しない。

（放射性体外診断用医薬品の製造及び取扱規則の遵守）

第八十一条　前条に定めるもののほか、放射性体外診断用医薬品に係る製品の製造販売業者等は、登録製造所が、放射性医薬品の製造及び取扱規則の規定に基づき業務を行っていることについて確認しなければならない。

第五章の二　再製造単回使用医療機器の製造管理及び品質管理

（再製造単回使用医療機器製造販売業者等の登録製造所における業務運営基盤）

第八十一条の二　再製造単回使用医療機器に係る製品の製造販売業者等（以下「再製造単回使用医療機器製造販売業者等」という。）は、当該製品を製造する登録製造所（製造工程のうち設計又は国内における最終製品の保管のみを行う登録製造所を除く。以下この章において同じ。）における業務運営基盤として次に掲げる要件を満たさなければならない。

一　作業所は、次に定めるところに適合するものであること。

イ　再製造清浄区域（作業所のうち、病原微生物その他疾病の原因となるものを不活化又は除去した再生部品が作業所内の空気に触れる場所をいう。以下この章において同じ。）は、次に定めるところに適合する排水設備を有すること。

(1)　有害な排水による汚染を防止するために適切な構造のものであること。

(2)　容易に清掃又は消毒ができる構造のものであること。

ロ　次に掲げる設備を有すること。ただし、明らかにその必要がないと認められる場合はこの限りでない。

(1)　病原微生物その他疾病の原因となるものに汚染された再生部品を取り扱う区域にあっては、再生部品の洗浄、乾燥及び滅菌のための設備、当該区域で使用した器具の洗浄、消毒及び滅菌のための設備並びに廃液等の処理のための設備

(2)　運搬容器（医療機関において使用された単回使用の医療機器であって、未だ洗浄及び滅菌されていないものを運搬する容器をいう。以下この章において同じ。）の洗浄、消毒、乾燥及び保管に必要な設備（有害な排水による汚染を防止するための排水設備を含む。）

ハ　次に掲げる試験検査の設備及び器具を備えていること。ただし、当該再製造単回使用医療機器製造販売業者等の他の試験検査機関を利用して自己の責任において当該試験検査を行う場合であって、支障がないと認められるときは、この限りでない。

(1) 病原微生物その他疾病の原因となるものを不活化又は除去した再生部品が当該微生物等に汚染されていないことを検証するための設備及び器具

(2) その他試験検査に必要な設備及び器具

二 病原微生物その他疾病の原因となるものに汚染された再生部品を取り扱う区域は、他の区域から明確に区別されており、かつ、当該製造を行うための専用の設備及び器具を有していること。また、病原微生物その他疾病の原因となるものを不活化又は除去する工程以降の製造工程にあっては、製造に必要な設備及び器具を有していること。

（工程管理）

第八十一条の二の二 再製造単回使用医療機器製造販売業者等は、再製造単回使用医療機器に係る製品を取り扱う場合においては、製品標準書に基づき、次に掲げる再製造単回使用医療機器に係る製品の工程管理に係る業務を適切に管理するとともに、その手順を文書化しなければならない。

一 次に掲げる業務を、業務の内容に応じてあらかじめ指定した者に行わせること。

イ 再製造単回使用医療機器製造販売業者等は、次に定めるところに適合する再生部品の供給者である医療機関を評価し、選定すること。

(1) 厚生労働大臣の定める基準に適合している再生部品を供給する体制が整備されていること。

(2) 再生部品が、破損し、劣化し、又は製造工程において不活化若しくは除去できない病原微生物その他疾病の原因となるものに汚染されないよう、区分して保管されていること。

ロ 病原微生物その他疾病の原因となるものに汚染された再生部品を再製造単回使用医療機器製造販売業者等が引き取る時に使用した運搬容器を再利用する場合は、必要に応じ運搬容器の洗浄及び消毒を行うこと。

ハ 製造工程において、再生部品に付着した病原微生物その他疾病の原因となるものを不活化又は除去する場合においては、当該不活化又は除去が行われていない再生部品により汚染しないための必要な措置をとること。

ニ 複数の再生部品を取り扱う場合にあっては、再生部品間及び再生部品と再生部品以外の構成部品等間の混同並びに病原微生物その他疾病の原因となるものとの交叉汚染を防止するために必要な措置をとること。

ホ 製造工程において、病原微生物その他疾病の原因となるものが付着した再生部品により製造設備等が汚染された場合は、それらの汚染を除去するための必要な措置をとること。

ヘ 次に掲げる場合においては、洗浄工程のバリデーションその他の必要なバリデーションを行うとともに、その記録を作成し、これを保管すること。

(1)　当該製造所において新たに再製造単回使用医療機器に係る製品の製造を開始する場合

(2)　製造手順等に再製造単回使用医療機器に係る製品の品質に大きな影響を及ぼす変更がある場合

(3)　原型医療機器の品質、性能又は仕様に変更があった場合

(4)　その他再製造単回使用医療機器に係る製品の製造管理及び品質管理を適切に行うために必要と認められる場合

ト　再製造清浄区域で業務に従事する者以外の者の再製造清浄区域への立入りをできる限り制限すること。

チ　再製造清浄区域には病原微生物その他疾病の原因となるものが付着した再生部品を持ち込ませないこと。

リ　再製造単回使用医療機器の製造に使用する構成部品等については、当該構成部品等が当該製品の製品標準書に照らして適切なものであることを確認し、その結果に係る記録を再製造単回使用医療機器のシリアル番号等（個別の再製造単回使用医療機器を特定するための固有の番号、記号その他の符号をいう。以下同じ。）ごとに作成し、これを保管すること。

ヌ　再生部品については、厚生労働大臣の定めるところにより、記録しなければならないとされる事項の記録を自ら作成し、これを保管すること。

二　製品について、再製造単回使用医療機器のシリアル番号等ごとに、出荷先事業所名及び出荷日を把握し、その記録を作成し、これを保管すること。

2　再製造単回使用医療機器製造販売業者等は、前項の記録を、シリアル番号等ごとに、製造に使用した再生部品に係る記録から当該再生部品を使用して製造された製品に係る記録までの一連のものを適切に確認できるように保管しなければならない。

（試験検査）

第八十一条の二の三　再製造単回使用医療機器製造販売業者等は、再製造単回使用医療機器に係る製品を取り扱う場合においては、前条の業務のほか、製品標準書に基づき、当該製品の製造所における検体の混同及び交叉汚染を防止するために、検体を適切な識別表示により区分するなどの再製造単回使用医療機器に係る構成部品等及び製品の試験検査に係る業務を適切に管理するとともに、その手順を文書化しなければならない。

（教育訓練）

第八十一条の二の四　再製造単回使用医療機器製造販売業者等は、再製造単回使用医療機器に係る製品を取り扱う場合においては、第二十三条に規定する業務のほか、当該製品の製造又は試験検査に従事する構成員に対して、微生物学、医学及び獣医学等に係る教育訓練の手順を文書化しなければならない。

2　再製造単回使用医療機器等製造販売業者等は、前項の教育訓練に係る記録を作成し、これを保管しなければならない。

（文書及び記録の管理）

第八十一条の二の五　再製造単回使用医療機器製造販売業者等は、この章に規定する文書又はその写しを、少なくとも一部、当該文書の廃止の日から再製造単回使用医療機器に係る製品の有効期間に五年を加算した期間（教育訓練に係るものにあっては五年間）保管しなければならない。ただし、製品の製造又は試験検査に用いた文書については、次項に規定する当該製品に係る記録の保管の間当該文書が利用できるよう保管することで足りる。

2　再製造単回使用医療機器製造販売業者等は、この章に規定する記録を、作成の日から再製造単回使用医療機器に係る製品の有効期間に五年を加算した期間（教育訓練に係るものにあっては五年間）保管しなければならない。

（再製造単回使用医療機器に係る製品の追跡可能性の確保）

第八十一条の二の六　再製造単回使用医療機器製造販売業者等は、構成部品等又は作業環境の条件によって再製造単回使用医療機器に係る製品が製品要求事項に適合しなくなるおそれがある場合においては、当該構成部品等及び作業環境の条件の全てに係る記録の追跡可能性を確保しなければならない。

2　再製造単回使用医療機器製造販売業者等は、再製造単回使用医療機器に係る製品の出荷後の追跡可能性を確保するため、当該製品を取り扱う販売業者等（高度管理医療機器又は管理医療機器の販売業者又は貸与業者をいう。次項において同じ。）に、当該製品の流通に係る記録を作成させるとともに、これを保管させなければならない。

3　前項の記録は、再製造単回使用医療機器製造販売業者等が当該製品について法第二十三条の二の五第七項若しくは第九項若しくは第二十三条の二の六の二第二項の規定による調査、法第二十三条の二の十の二第四項の規定による調査又は法第六十九条第一項、第四項、第五項若しくは第六項の規定による立入検査等を受けた場合その他厚生労働大臣、都道府県知事又は令第三十七条の二十三に規定する医療機器等適合性調査実施者から求めがあった場合に、販売業者等がこれを提示できるように保管させておかなければならない。

第六章　医療機器等の製造業者等への準用等

（輸出用の医療機器等の製造業者の製造管理及び品質管理）

第八十二条　法第八十条第二項の輸出用の医療機器等に係る製品の製造業者における製品の製造管理及び品質管理については、第二章及び第三章（第四十九条第二項及び第三項並びに第六十九条から第七十二条の三までを除く。）の規定

（生物由来医療機器等に係る製品の製造業者にあってはこれらの規定のほか第四章の規定、放射性体外診断用医薬品に係る製品の製造業者にあってはこれらの規定のほか第五章の規定、再製造単回使用医療機器に係る製品の製造業者にあってはこれらの規定のほか第五章の二（第八十一条の二の六第二項及び第三項を除く。）の規定））を準用する。この場合において、次の表の上欄に掲げる規定中同表の中欄に掲げる字句は、同表の下欄に掲げる字句に読み替えるものとする。

第五条の二第一号	各施設及びその各部門	製造所の各部門
	管理しなければならない。ただし、一般医療機器のうち製造管理又は品質管理に注意を要するものとして厚生労働大臣が指定する医療機器以外の医療機器（以下「限定一般医療機器」という。）については、前項の工程の管理の方法を、品質管理監督システムの中で明確に規定すれば足りるものとする	管理しなければならない
第五条の五第三項	に定めなければならない。ただし、限定一般医療機器に係る工程については、この限りでない	文書に定めなければならない
第五条の六第一項	製造販売業者等（限定第三種医療機器製造販売業者（限定一般医療機器のみを製造販売する製造販売業者をいう。以下同じ。）を除く。以下この条において同じ。）	製造販売業者等
第六条	事項（限定第三種医療機器製造販売業者にあっては、第一号を除く。）	事項
第六条第四号	各施設	製造所
第十条	業務（限定第三種医療機器製造販売業者の管理監督者にあっては、第一号及び第五号に掲げる業務に限る。）	業務
	（以下「製品受領者要求事項」という。）（限定第三種医療機器製造販売業者の管理監督者にあっては、法令の規定等に限る。）	以下「製品受領者要求事項」という。）
	全ての施設に	製造所において
第十一条	管理監督者（限定第三種医療機器製造販売業者の管理監督者を除く。次条から第十四条まで、第十六条、第十八条及び第十九条において同じ。）	管理監督者

第十二条第四号	全ての施設に	製造所において
第十三条第一項	各施設	製造所
第十五条第一項	全ての施設	製造所
第十六条第二項第三号	全ての施設	製造所全体
第十七条	各施設内及び各施設間	製造所
第十九条第六号	製品（限定一般医療機器に係る製品を除く。）	製品
第二十条	事項（限定一般医療機器に係る製品にあっては、第二号に掲げる事項を除く。）	事項
第二十一条第二号	製品受領者要求事項（限定第三種医療機器製造販売業者にあっては、法令の規定等に限る。）	製品受領者要求事項
第二十三条	業務（限定第三種医療機器製造販売業者にあっては、第三号に掲げる業務を除く。）	業務
第二十四条第一項	文書化しなければならない。ただし、限定第三種医療機器製造販売業者は、製品要求事項への適合の達成に必要な次に掲げる業務運営基盤を明確にし、確保し、及び維持すれば足りるものとする	文書化しなければならない
第二十四条第一項第一号	各施設	製造所
第二十四条第二項	文書化しなければならない。ただし、限定第三種医療機器製造販売業者にあっては、当該保守業務について適切な運用を確立するとともに、これを文書化すれば足りるものとする	文書化しなければならない
第二十五条第一項	製品（限定一般医療機器に係る製品を除く。以下この条から第三十六条の二までにおいて同じ。）	製品
第二十八条第二項第五号	各施設	製造所
第三十七条第二項	基準を定めるとともに、当該基準に従って供給者を評価し、及び選定しなければならない。ただし、限定第三種医療機器製造販売業者にあっては、購買物品等がその後の製品実現に係る工程又は最終製	基準を定めなければならない

	品（中間製品以外の製品をいう。）に及ぼす影響を考慮して、当該購買物品等の供給者の評価に係る基準を定めるとともに、当該基準に従って当該供給者を評価すれば足りるものとする	
第三十七条第三項	再評価（限定一般医療機器に係る製品の購買物品等の供給者にあっては、評価及び再評価）	再評価
第三十七条第六項	記録を含むこととし、限定第三種医療機器製造販売業者にあっては、第二項の評価及び第三項の再評価の結果に係る記録に限る	記録を含む
第三十八条第四項	保管しなければならない。ただし、限定一般医療機器に係る製品については、この限りでない	保管しなければならない
第四十条第一項	製品（限定一般医療機器に係る製品を除く。第三項において同じ。）	製品
第四十条第一項第六号	市場への	当該製造業者からの
第四十条第二項	保管しなければならない。ただし、限定一般医療機器に係る製品については、製品の各ロットについて、製造数量及び出荷決定数量を識別できるようにした記録を作成し、これを保管すれば足りるものとする	保管しなければならない
第四十一条第一項	製品（限定一般医療機器に係る製品を除く。以下この条から第五十一条まで及び第五十三条において同じ。）	製品
第四十二条第一項	を取り扱う	の製造を行う
第四十四条及び第四十六条	取り扱う	製造する
第五十二条第一項	流通までの間（限定第三種医療機器製造販売業者にあっては、その担当する業務の間）	までの間
	文書化しなければならない。ただし、限定一般医療機器に係る製品については、当該製品についてその製造販売業者等が担当する業務の間に限る	文書化しなければならない

第五十二条第三項	記録しなければならない。ただし、限定一般医療機器に係る製品及び構成部品等については、この限りでない	記録しなければならない
第五十四条第一項第一号	製品（限定一般医療機器に係る製品を除く。）	製品
第五十五条第一項	自ら	製造所
第五十五条第四項	法第六十八条の二第一項の規定に基づき収集された情報等	製造所からの
第五十五条の二第一項第四号	法第六十八条の十第一項及び法第六十八条の十一の規定に基づく報告	製品の輸出先の国又は地域の規制当局に対し、製品の不具合に係る情報を通知することが求められている場合にあっては、当該通知
第五十五条の三第一項	法第六十八条の十第一項及び法第六十八条の十一の規定に基づく報告	製品の輸出先の国又は地域の規制当局に対し、製品の不具合に係る情報を通知することが求められている場合にあっては、当該通知
第五十六条第一項第一号	品質管理監督システム（限定一般医療機器に係る製品にあっては、製品実現計画を除く。）	品質管理監督システム
第五十七条第三項	製品（限定一般医療機器に係る製品を除く。）	製品
第五十八条第四項	記録（限定第三種医療機器製造販売業者以外の製造販売業者等が、出荷可否決定等基準への適合性の実証に必要な監視及び測定のために設備及び器具を使用した場合においては、当該設備及び器具を特定する記録を含む。）	記録
第五十九条	製品（限定一般医療機器に係る製品を除く。次条において同じ。）	製品
第六十一条第四項	保管しなければならない。ただし、限定一般医療機器に係る製品については、この限りでない	保管しなければならない

第七十三条	特定生物由来医療機器等製造販売業者等	輸出用の特定生物由来医療機器等製造業者
第七十四条及び第七十五条第一項	生物由来医療機器等製造販売業者等	輸出用の生物由来医療機器等製造業者
	取り扱う	製造する
第七十五条第二項	生物由来医療機器等製造販売業者等	輸出用の生物由来医療機器等製造業者
	製品を取り扱う	製品を製造する
第七十五条第三項	生物由来医療機器等製造販売業者等	輸出用の生物由来医療機器等製造業者
第七十六条第一項及び第二項	生物由来医療機器等製造販売業者等	輸出用の生物由来医療機器等製造業者
	取り扱う	製造する
第七十六条第三項	生物由来医療機器等製造販売業者等	輸出用の生物由来医療機器等製造業者
第七十七条第一項	生物由来医療機器等製造販売業者等	輸出用の生物由来医療機器等製造業者
	取り扱う	製造する
第七十七条第二項、第七十八条及び第七十九条	生物由来医療機器等製造販売業者等	輸出用の生物由来医療機器等製造業者
第八十一条の二	再製造単回使用医療機器製造販売業者等	輸出用の再製造単回使用医療機器製造業者
第八十一条の二の二第一項	再製造単回使用医療機器製造販売業者等	輸出用の再製造単回使用医療機器製造業者
	製品を取り扱う	製品を製造する
第八十一条の二の二第二項	再製造単回使用医療機器製造販売業者等	輸出用の再製造単回使用医療機器製造業者
第八十一条の二の三	再製造単回使用医療機器製造販売業者等	輸出用の再製造単回使用医療機器製造業者
	取り扱う	製造する
第八十一条の二の四第一項	再製造単回使用医療機器製造販売業者等	輸出用の再製造単回使用医療機器製造業

		者
	取り扱う	製造する
第八十一条の二の四第二項	再製造単回使用医療機器製造販売業者等	輸出用の再製造単回使用医療機器製造業者
第八十一条の二の五	再製造単回使用医療機器製造販売業者等	輸出用の再製造単回使用医療機器製造業者
第八十一条の二の六第一項	再製造単回使用医療機器製造販売業者等	輸出用の再製造単回使用医療機器製造業者

（登録製造所に係る製造業者等の製造管理及び品質管理）

第八十三条　製造販売業者等若しくは他の登録製造所により工程の外部委託を受けた事業所又は製造販売業者等若しくは他の登録製造所に対して購買物品等の供給を行う事業所が登録製造所である場合にあっては、当該登録製造所に係る製造業者又は医療機器等外国製造業者（以下「登録製造所に係る製造業者等」という。）における製品の製造管理及び品質管理については、第二章から第五章の二まで（第十九条第三号、第四十九条第二項及び第三項、第六十九条から第七十二条の三まで並びに第八十一条の二の六第二項及び第三項を除く。）の規定を準用する。ただし、当該製品について当該登録製造所が行う工程に照らし、その品質管理監督システムに適用することが適当でないと認められる規定は、その品質管理監督システムに適用しないことができる。この場合において、当該登録製造所に係る製造業者等は、当該製品に係る品質管理監督システム基準書にその旨を記載しなければならない。

2　前項の場合において、第五条の六、第六条、第七条第二項、第八条第三項、第十条、第十一条、第二十一条第二号、第二十三条、第二十四条、第二十五条第一項、第三十七条第二項及び第六項、第三十八条第四項、第四十条第一項、第四十一条第一項、第五十二条第一項、第五十四条第一項、第五十六条第六項、第五十七条第二項、第五十八条第二項及び第四項、第五十九条、第六十二条並びに第六十四条第一項中「限定第三種医療機器製造販売業者」とあるのは「限定第三種医療機器製造業者等」と、第七十三条から第七十九条までの規定中「生物由来医療機器等製造販売業者等」とあるのは「生物由来医療機器等製造業者等」と、第八十一条の二から第八十一条の二の六までの規定中「再製造単回使用医療機器製造販売業者等」とあるのは「再製造単回使用医療機器製造業者等」と、第五条の六第一項中「製造販売する製造販売業者」とあるのは「製造する登録製造所に係る製造業者等」と、第四十二条

第一項中「を取り扱う」とあるのは「の製造を行う」と、第四十四条及び第四十六条中「取り扱う」とあるのは「製造する」と、第五十五条第四項中「法第六十八条の二第一項の規定に基づき収集された情報等」とあるのは「当該登録製造所からの」と、第五十五条の二第一項第四号及び第五十五条の三第一項中「法第六十八条の十第一項及び法第六十八条の十一の規定に基づく報告」とあるのは「施行規則第二百二十八条の二十第一項各号及び同条第二項各号に掲げる事項の製造販売業者等への通知」と、同条第二項中「報告」とあるのは「通知」と、第七十三条中「特定生物由来医療機器等製造販売業者等」とあるのは「特定生物由来医療機器等製造業者等」と、第七十四条、第七十五条第一項及び第二項、第七十六条第一項及び第二項、第七十七条第一項、第八十一条の二の二並びに第八十一条の二の四第一項中「取り扱う」とあるのは「製造する」と読み替えるものとする。

（製造販売業者等による管理）

第八十四条　製造販売業者等は、前条において準用する第五条の五の規定により登録製造所に係る製造業者等が必要な工程について外部委託を行う場合又は購買物品の供給者の事業所が登録製造所である場合にあっては、当該外部委託又は当該供給者の管理が適切に行われていることについて必要な確認を行わなければならない。

附　則

（施行期日）

第一条　この省令は、平成十七年四月一日から施行する。

（経過措置）

第二条　医療用具の製造管理及び品質管理規則（平成七年厚生省令第四十号）は平成十七年三月三十一日限り、その効力を失う。ただし、薬事法及び採血及び供血あつせん業取締法の一部を改正する法律（平成十四年法律第九十六号）附則又は薬事法及び採血及び供血あつせん業取締法の一部を改正する法律の施行に伴う関係政令の整備に関する政令（平成十五年政令第五百三十五号）附則の規定に基づき法第十三条の許可、法第十四条の承認又は法第二十三条の二第一項の認証を受けたものとみなされる場合にあっては、なお従前の例による。

第三条　医療用具の輸入販売管理及び品質管理規則（平成十一年厚生省令第六十三号）は平成十七年三月三十一日限り、その効力を失う。

第四条　この省令の施行の日から二年間は、第二章第三節（第十五条を除く。）、第五節（第二十六条第五項及び第六項、第二十七条から第三十六条まで、第三十七条第四項及び第五項、第四十一条、第四十五条（滅菌工程に係る部分を除く。）、第四十七条、第五十条並びに第五十一条に限る。）及び第六節（第五十

七条、第六十一条及び第六十四条に限る。）（これらの規定を第五章において準用する場合を含む。）の規定を適用しないことができる。

附　則（平26・7・30厚労令87）抄

改正：平26/11/21厚労令128、平29/11/24厚労令124

（施行期日）

第一条　この省令は、薬事法等の一部を改正する法律（以下「改正法」という。）の施行の日（平成二十六年十一月二十五日）から施行する。

（医療機器及び体外診断用医薬品の製造管理及び品質管理の基準に関する省令の一部改正に伴う経過措置）

第十条　この省令の施行の際現に旧薬事法第十四条若しくは第十九条の二の承認又は旧薬事法第二十三条の二の認証を受けている医療機器（改正法附則第六十三条又は薬事法等の一部を改正する法律の施行に伴う関係政令の整備等及び経過措置に関する政令（平成二十六年政令第二百六十九号。以下この項において「改正政令」という。）第十八条の規定によりなお従前の例によることとされた旧薬事法第十四条若しくは第十九条の二の承認又は旧薬事法第二十三条の二の認証を受けたものを含む。）であってこの省令の施行の際（改正法附則第六十三条又は改正政令第十八条の規定によりなお従前の例によることとされた旧薬事法第十四条若しくは第十九条の二の承認又は旧薬事法第二十三条の二の認証を受けた医療機器にあっては、当該承認又は認証を受けた際）現に第九条の規定による改正前の医療機器及び体外診断用医薬品の製造管理及び品質管理の基準に関する省令第四条第一項に規定する厚生労働大臣が定める医療機器以外の医療機器に該当しているもの（設計開発の管理ができる医療機器として厚生労働大臣が認めるものを除く。）及びこの省令の施行の際現に旧薬事法第十四条若しくは第十九条の二の承認又は旧薬事法第二十三条の二の認証を受けている体外診断用医薬品（改正法附則第六十三条又は改正政令第十八条の規定によりなお従前の例によることとされた旧薬事法第十四条若しくは第十九条の二の承認又は旧薬事法第二十三条の二の認証を受けたものを含み、設計開発の管理ができる体外診断用医薬品として厚生労働大臣が認めるものを除く。）については、第九条の規定による改正後の医療機器及び体外診断用医薬品の製造管理及び品質管理の基準に関する省令（次項において「新医療機器等製造管理等基準省令」という。）第三十条から第三十六条までの規定を適用しない。

2　プログラム医療機器のみを製造販売する製造販売業者の国内品質業務運営責任者についての新医療機器等製造管理等基準省令第七十二条第一項（第二号に係る部分に限る。）の規定の適用については、平成三十二年十一月二十四日までの間は、プログラム医療機器特別講習を修了した者を、品質管理業務その他これに類する業務に三年以上従事した者とみなす。

附　則（令2・8・31厚労令155）抄

（施行期日）

第一条　この省令は、医薬品、医療機器等の品質、有効性及び安全性の確保等に関する法律等の一部を改正する法律（令和元年法律第六十三号）の施行の日（令和二年九月一日）から施行する。

附　則（令3・1・29厚労令15）抄

（施行期日）

第一条　この省令は、医薬品、医療機器等の品質、有効性及び安全性の確保等に関する法律等の一部を改正する法律（以下「改正法」という。）附則第一条第二号に規定する規定の施行の日（令和三年八月一日）から施行する。

附　則（令3・3・26厚労令60）抄

（施行期日）

第一条　この省令は、公布の日から施行する。

（経過措置）

第二条　この省令による改正後の医療機器及び体外診断用医薬品の製造管理及び品質管理の基準に関する省令の規定の適用については、これらの規定にかかわらず、この省令の施行の日から起算して三年を経過する日までの間は、なお従前の例によることができる。

2　薬事法等の一部を改正する法律及び薬事法等の一部を改正する法律の施行に伴う関係政令の整備等及び経過措置に関する政令の施行に伴う関係省令の整備等に関する省令（平成二十六年厚生労働省令第八十七号。以下この項において「改正省令」という。）の施行の際現に薬事法等の一部を改正する法律（平成二十五年法律第八十四号。以下「改正法」という。）第一条の規定による改正前の薬事法（昭和三十五年法律第百四十五号。以下「旧薬事法」という。）第十四条若しくは第十九条の二の承認又は旧薬事法第二十三条の二の認証を受けている医療機器（改正法附則第六十三条又は薬事法等の一部を改正する法律の施行に伴う関係政令の整備等及び経過措置に関する政令（平成二十六年政令第二百六十九号。以下この項において「改正政令」という。）第十八条の規定によりなお従前の例によることとされた旧薬事法第十四条若しくは第十九条の二の承認又は旧薬事法第二十三条の二の認証を受けたものを含む。）であって改正省令の施行の際（改正法附則第六十三条又は改正政令第十八条の規定によりなお従前の例によることとされた旧薬事法第十四条若しくは第十九条の二の承認又は旧薬事法第二十三条の二の認証を受けた医療機器にあっては、当該承認又は認証を受けた際）現に改正省令第九条の規定による改正前の医療機器及び体外診断用医薬品の製造管理及び品質管理の基準に

関する省令第四条第一項に規定する厚生労働大臣が定める医療機器以外の医療機器に該当しているもの（設計開発の管理ができる医療機器として厚生労働大臣が認めるものを除く。）及び改正省令の施行の際現に旧薬事法第十四条若しくは第十九条の二の承認又は旧薬事法第二十三条の二の認証を受けている体外診断用医薬品（改正法附則第六十三条又は改正政令第十八条の規定によりなお従前の例によることとされた旧薬事法第十四条若しくは第十九条の二の承認又は旧薬事法第二十三条の二の認証を受けたものを含み、設計開発の管理ができる体外診断用医薬品として厚生労働大臣が認めるものを除く。）については、この省令による改正後の医療機器及び体外診断用医薬品の製造管理及び品質管理の基準に関する省令第三十条から第三十六条の二までの規定を適用しない。

附　則（令 4・5・20 厚労令 84）抄

（施行期日）

第一条　この省令は、医薬品、医療機器等の品質、有効性及び安全性の確保等に関する法律等の一部を改正する法律（令和四年法律第四十七号）の公布の日〔令和 4 年 5 月 20 日〕から施行する。

附　則（令 4・9・13 厚労令 128）抄

（施行期日）

第一条　この省令は、令和四年十二月一日から施行する。

医療機器又は体外診断用医薬品の製造管理又は品質管理に係る業務を行う体制の基準に関する省令

（平成26年8月6日 厚生労働省令第94号）

施行　平26：11.25　　改正　令3：1/29厚労令15、3/26厚労令60

医薬品、医療機器等の品質、有効性及び安全性の確保等に関する法律（昭和三十五年法律第百四十五号）第二十三条の二の二第一号の規定に基づき、医療機器又は体外診断用医薬品の製造管理又は品質管理に係る業務を行う体制の基準に関する省令を次のように定める。

（趣旨）

第一条　この省令は、医薬品、医療機器等の品質、有効性及び安全性の確保等に関する法律（昭和三十五年法律第百四十五号。以下「法」という。）第二十三条の二の二第一項第一号の厚生労働省令で定める基準を定めるものとする。

（定義）

第二条　この省令で「第一種医療機器製造販売業者」とは、法第二十三条の二第一項に規定する第一種医療機器製造販売業許可を受けた者をいう。

2　この省令で「第二種医療機器製造販売業者」とは、法第二十三条の二第一項に規定する第二種医療機器製造販売業許可を受けた者をいう。

3　この省令で「第三種医療機器製造販売業者」とは、法第二十三条の二第一項に規定する第三種医療機器製造販売業許可を受けた者をいう。

4　この省令で「体外診断用医薬品製造販売業者」とは、法第二十三条の二第一項に規定する体外診断用医薬品製造販売業許可を受けた者をいう。

（製造管理又は品質管理に係る業務に必要な体制）

第三条　第一種医療機器製造販売業者、第二種医療機器製造販売業者、第三種医療機器製造販売業者及び体外診断用医薬品製造販売業者（次条第一項及び第二項に規定する製造販売業者を除く。以下「第一種医療機器製造販売業者等」という。）は、医療機器及び体外診断用医薬品の製造管理及び品質管理の基準に関する省令（平成十六年厚生労働省令第百六十九号。以下「製造管理等基準省令」という。）第五条第一項及び第二項の規定による品質管理監督システムの文書化及びその実効性の維持並びに製造管理等基準省令で文書化することを求められている全ての要求事項、手順、活動又は実施要領の確立、

実施及び維持のために必要な組織の体制、製造管理等基準省令第八条及び第六十七条の規定による品質管理監督文書の管理及び保管を適切に行うために必要な組織の体制、製造管理等基準省令第九条及び第六十八条の規定による記録の管理及び保管を適切に行うために必要な組織の体制その他製造管理等基準省令の規定を遵守するために必要な組織の体制を整備しなければならない。

2　第一種医療機器製造販売業者等は、法第二十三条の二の十四第二項に規定する医療機器等総括製造販売責任者を製造管理等基準省令第七十一条第一項各号に掲げる業務を適正に行うことができるよう適切に配置すること、製造管理等基準省令第二条第十項に規定する管理監督者を製造管理等基準省令第二章第三節の規定を遵守することができるよう適切に配置することその他製造管理等基準省令の規定を遵守するために必要な人員の配置を適切に行わなければならない。

（準用）

第四条　法第二十三条の二の十七第四項に規定する選任外国製造医療機器等製造販売業者として同条第一項の承認に係る品目のみを製造販売する製造販売業者については、前条の規定を準用する。この場合において、前条第一項中「第五条第一項及び第二項の規定による品質管理監督システムの文書化及びその実効性の維持並びに製造管理等基準省令で文書化することを求められている全ての要求事項、手順、活動又は実施要領の確立、実施及び維持のために必要な組織の体制、製造管理等基準省令第八条及び第六十七条の規定による品質管理監督文書の管理及び保管を適切に行うために必要な組織の体制、製造管理等基準省令第九条及び第六十八条の規定による記録の管理及び保管」とあるのは「第十七条に規定する情報交換（国内の業務に関するものに限る。）が確実に行われることを担保するために必要な組織の体制、選任外国製造医療機器等製造販売業者として行う業務に関する文書及び記録の管理」と、「製造管理等基準省令の」とあるのは「製造管理等基準省令第七十二条の三第一項各号に掲げる業務を適正に実施し、及び同条第三項において準用する製造管理等基準省令第七十条から第七十二条の二までの」と、同条第二項中「第七十一条第一項各号」とあるのは「第七十二条の三第三項において準用する第七十一条第一項各号」と、「　、製造管理等基準省令第二条第十項に規定する管理監督者を製造管理等基準省令第二章第三節の規定を遵守することができるよう適切に配置することその他」とあるのは「その他」と、「製造管理等基準省令の」とあるのは「製造管理等基準省令第七十二条の三第一項各号に掲げる業務を適正に実施し、及び同条第三項において準用する製造管理等基準省令第七十条から第七十二条の二までの」と読み替えるものとする。

2　医薬品、医療機器等の品質、有効性及び安全性の確保等に関する法律施行規則（昭和三十六年厚生省令第一号）第百十七条第二項第一号に規定する選任外国製造指定高度管理医療機器等製造販売業者として外国指定高度管理医療機器製造等事業者が受けた法第二十三条の二の二十三第一項の認証に係る品目のみを製造販売する製造販売業者については、前条の規定を準用する。この場合において、前条第一項中「第五条第一項及び第二項の規定による品質管理監督システムの文書化及びその実効性の維持並びに製造管理等基準省令で文書化することを求められている全ての要求事項、手順、活動又は実施要領の確立、実施及び維持のために必要な組織の体制、製造管理等基準省令第八条及び第六十七条の規定による品質管理監督文書の管理及び保管を適切に行うために必要な組織の体制、製造管理等基準省令第九条及び第六十八条の規定による記録の管理及び保管」とあるのは「第十七条に規定する情報交換（国内の業務に関するものに限る。）が確実に行われることを担保するために必要な組織の体制、選任外国製造指定高度管理医療機器等製造販売業者として行う業務に関する文書及び記録の管理」と、「製造管理等基準省令の」とあるのは「製造管理等基準省令第七十二条の三第二項において準用する同条第一項各号に掲げる業務を適正に実施し、及び同条第三項において準用する製造管理等基準省令第七十条から第七十二条の二までの」と、同条第二項中「第七十一条第一項各号」とあるのは「第七十二条の三第三項において準用する第七十一条第一項各号」と、「　、製造管理等基準省令第二条第十項に規定する管理監督者を製造管理等基準省令第二章第三節の規定を遵守することができるよう適切に配置することその他」とあるのは「その他」と、「製造管理等基準省令の」とあるのは「製造管理等基準省令第七十二条の三第二項において準用する同条第一項各号に掲げる業務を適正に実施し、及び同条第三項において準用する製造管理等基準省令第七十条から第七十二条の二までの」と読み替えるものとする。

附　則

この省令は、薬事法等の一部を改正する法律（平成二十五年法律第八十四号）の施行の日（平成二十六年十一月二十五日）から施行する。

附　則（令3・1・29厚労令15）抄

（施行期日）

第一条　この省令は、医薬品、医療機器等の品質、有効性及び安全性の確保等に関する法律等の一部を改正する法律（以下「改正法」という。）附則第一条第二号に規定する規定の施行の日（令和三年八月一日）から施行する。

附　則（令3・3・26厚労令60）抄

（施行期日）

第一条　この省令は、公布の日から施行する。

医療機器の安全性に関する非臨床試験の実施の基準に関する省令

（平成17年3月23日 厚生労働省令第37号）

改正　平20：6/13厚労令115　平26：7/30厚労令87　令2：8/31厚労令155、12/25厚労令208
令4：5/20厚労令84

薬事法（昭和三十五年法律第百四十五号）第十四条第三項（同条第九項及び同法第十九条の四において準用する場合を含む。）並びに同法第十四条の四第四項及び第十四条の六第四項（これらの規定を同法第十九条の四において準用する場合を含む。）の規定に基づき、医療機器の安全性に関する非臨床試験の実施の基準に関する省令を次のように定める。［編注：前文は省令公布時のまま］

医療機器の安全性に関する非臨床試験の実施の基準に関する省令

目次

第一章　総則

（趣旨）

第一条　この省令は、医薬品、医療機器等の品質、有効性及び安全性の確保等に関する法律（昭和三十五年法律第百四十五号。以下「法」という。）第二十三条の二の五第三項及び第十二項（同条第十五項及び法第二十三条の二十七第五項において準用する場合並びに法第二十三条の二の六の二第五項（法第二十三条の二十七第五項において準用する場合を含む。以下同じ。）において読み替えて適用する場合を含む。以下同じ。）並びに第二十三条の二の九第四項（法第二十三条の二の十九において準用する場合を含む。以下同じ。）の厚生労働省令で定める基準のうち、医療機器の安全性に関する非臨床試験（医薬品、医療機器等の品質、有効性及び安全性の確保等に関する法律施行規則（昭和三十六年厚生省令第一号）第百十四条の十九第一項第一号ロ及び

ハ（第百十四条の七十二第二項において準用する場合を含む。）及び第百十四条の四十第一項（第百十四条の八十一において準用する場合を含む。）の資料のうち生物学的安全性に関するものの収集及び作成のために、試験施設又は試験場所において試験系を用いて行われるものに限る。以下「試験」という。）に係るものを定めるものとする。

（定義）

第二条　この省令において「被験物質」とは、試験において安全性の評価の対象となる医療機器又はその原材料（原材料を構成する化学的物質又は生物学的物質を含む。）をいう。

2　この省令において「対照物質」とは、試験において被験物質と比較する目的で用いられる医療機器又は化学的物質若しくは生物学的物質をいう。

3　この省令において「試験系」とは、被験物質が使用される動物、植物、微生物若しくはこれらの構成部分又はその対照として用いられるものをいう。

4　この省令において「標本」とは、検査又は分析のため試験系から採取された物をいう。

5　この省令において「生データ」とは、試験において得られた観察の結果及びその記録をいう。

6　この省令において「試験場所」とは、試験施設の運営及び管理について責任を有する者（以下「運営管理者」という。）が試験の一部を委託する場合において、当該委託された試験の一部が行われる場所（試験施設を除く。）をいう。

（試験の実施に係る基準）

第三条　法第二十三条の二の五第一項又は第二十三条の二の十七第一項の承認を受けようとする者又は受けた者が行う試験の実施に係る法第二十三条の二の五第三項及び第十二項並びに第二十三条の二の九第四項の資料の収集及び作成については、次条から第十九条までの規定の定めるところによる。

（試験委託者の責務）

第四条　試験を委託する者は、委託する試験がこの省令の規定に従って実施されなければならないものであることを受託する者に対して事前に通知しなければならない。

2　前項の場合において、試験を委託した者又はその地位を承継した者（以下「試験委託者等」という。）は、当該試験がこの省令の規定に従って実施されていること及び実施されたことを確認しなければならない。

3　第一項の通知及び前項の確認は、文書により記録し、これを保存しなければならない

第二章　職員及び組織

（職員）

第五条　試験に従事する者及び次条第二号（第十九条第二号において準用する場合を含む。）に規定する信頼性保証部門に属する者は、その業務を適正かつ円滑に遂行するために必要な教育若しくは訓練を受けた者又は職務経験を有する者であって、当該業務を遂行しうる能力を有するものでなければならない。

2　試験に従事する者は、被験物質、対照物質及び試験系を汚染しないよう、保健衛生上必要な注意を払わなければならない。

（運営管理者）

第六条　運営管理者は、次に掲げる業務を行わなければならない。

一　試験ごとに、試験に従事する者のうち、当該試験の実施、記録、報告等について責任を有する者（以下「試験責任者」という。）を指名すること。

二　試験施設で行われる試験がこの省令の規定に従って行われていることを保証する部門（以下「信頼性保証部門」という。）の責任者（以下「信頼性保証部門責任者」という。）を指名すること。

三　信頼性保証部門責任者がその業務を適切に行っていることを確認すること。

四　被験物質若しくは対照物質又はこれを含む混合物の同一性、純度、安定性及び均一性について試験できるものは、当該試験を適切に行っていることを確認すること。

五　施設及び機器等が標準操作手順書及び試験計画書に従って使用されていることを確認すること。

六　試験計画書に従ってその試験を適切に実施するために十分な職員を確保すること。

七　試験に従事する者及び信頼性保証部門に属する者に対する必要な教育及び訓練を行うこと。

八　試験に従事する者及び信頼性保証部門に属する者についての教育及び訓練の内容並びに職務経験を記録した文書並びに職務分掌を明記した文書を作成し、これらを保存すること。

九　試験施設で行われる全ての試験について、試験委託者等の氏名（法人にあっては、その名称)、試験責任者の氏名、試験系、試験の種類、試験開始の日付、試験の進捗状況、最終報告書の作成状況等を被験物質ごとに記載した書類（第八条第一項第一号において「主計画表」という。）を作成し、保存すること。

十　その他試験施設の運営及び管理に関する業務

（試験責任者）

第七条　試験責任者は、次に掲げる業務を行わなければならない。

一　各試験がこの省令の規定、標準操作手順書及び試験計画書に従って行われていることを確認すること。

二　生データが正確に記録され、かつ適切な措置が講じられていることを確認すること。

三　予見することができなかった試験の信頼性に影響を及ぼす疑いのある事態について、その内容及び改善措置が文書により記録されていることを確認すること。

四　次条第一項第三号の指摘事項及び同項第四号の勧告により改善を行うこと。

五　試験系が試験計画書に従っているものであることを確認すること。

六　試験計画書、標本、生データその他の記録文書、最終報告書及びこれらの変更又は訂正に係る文書（以下「試験関係資料」という。）を適切に管理し、試験終了後に試験関係資料を保存する施設（第九条第四項及び第十八条において「資料保存施設」という。）に適切に移管すること。

七　その他試験の実施、記録、報告等の管理に関する業務

（信頼性保証部門）

第八条　信頼性保証部門責任者は、次に掲げる業務を自ら行い、又は試験ごとの担当者を指名し、その者に行わせなければならない。

一　主計画表の写しを保存すること。

二　標準操作手順書及び試験計画書の写しを保存すること。

三　試験の信頼性を保証することができる適当な時期に、試験の調査を行い、当該試験がこの省令の規定に従って行われていることを確認するとともに、当該調査の内容、結果及び改善のための指摘事項、これに対して講じられた措置並びに再調査の予定等を記載した文書を作成し、保存すること。

四　前号の調査において、試験の信頼性に重大な影響を及ぼすおそれのあることを発見したときは、運営管理者及び試験責任者に対して報告するとともに、改善のための勧告を行うこと。

五　試験ごとに、改善のための指摘事項及びこれに対して講じられた措置に関する報告書を作成し、運営管理者及び試験責任者に提出すること。

六　前条第三号の試験責任者の確認が適切に行われているかどうか確認すること。

七　最終報告書に試験の実施方法が正確に記載され、かつ生データが正確に反映されていることを確認し、運営管理者及び試験責任者に対して報告すること。

八　第三号及び前号の確認を行った日付並びにその結果が運営管理者及び試験

責任者に報告されていることを記載した文書を作成し、これに署名の上試験責任者に提出すること。

九　信頼性保証部門に保存される記録の整理方法を文書により記録し、これを保存すること。

十　その他当該試験施設で行われる試験がこの省令の規定に従って行われていることを保証するために必要な業務

2　試験ごとの信頼性保証部門の担当者は、当該試験に従事する者以外の者でなければならない。

3　第一項の規定により保存される文書は、試験施設又は試験委託者等の指定した場所に保存されなければならない。

第三章　試験施設及び機器

（試験施設）

第九条　試験施設は、試験を実施するため必要な面積及び構造を有し、かつ、その機能を維持するため試験に影響を及ぼすものから十分に分離されていなければならない。

2　動物を用いた試験を行う試験施設は、動物を適切に飼育し、又は管理するため、飼育施設、飼料、補給品等を保管する動物用品供給施設その他必要な施設設備を有しなければならない。

3　試験施設は、被験物質等の取扱区域、試験操作区域その他の試験を適切に実施するために必要な区分された区域を有しなければならない。

4　試験施設は、資料保存施設を有しなければならない。

（機器）

第十条　試験成績の収集、測定又は解析に使用される機器、施設の環境を保持するために使用される機器その他試験を行うために必要な機器（次項及び次条第一項第二号において単に「機器」という。）は、適切に設計され、十分な処理能力を有し、適切に配置されなければならない。

2　機器は、適切に保守点検、清掃及び修理が行われなければならない。

3　前項の保守点検、清掃及び修理を行った場合には、その日付、内容及び実施者を文書により記録し、これを保存しなければならない。

第四章　試験施設等における操作

（標準操作手順書）

第十一条　運営管理者は、次に掲げる事項に関する実施方法及び手順を記載した標準操作手順書を作成しなければならない。

一　被験物質及び対照物質の管理
二　施設設備又は機器の保守点検及び修理
三　動物飼育施設の整備
四　実験動物の飼育及び管理
五　実験動物の一般症状等の観察
六　試験の操作、測定、検査及び分析
七　ひん死の動物及び動物の死体の取扱い
八　動物の剖検及び死後解剖検査
九　標本の採取及び識別
十　病理組織学的検査
十一　生データの管理
十二　信頼性保証部門が行う業務
十三　試験従事者の健康管理
十四　その他必要な事項

2　運営管理者は、前項各号に掲げる事項が実施されるそれぞれの区域に標準操作手順書を備え付けなければならない。

3　運営管理者は、標準操作手順書を変更する場合には、その日付を記載するとともに、変更前の標準操作手順書を試験施設に保存しなければならない。

4　試験に従事する者は、やむを得ない理由により標準操作手順書に従わなかった場合には、試験責任者に報告し、その承認を受けなければならない。

5　試験に従事する者は、前項の規定による報告の内容を生データに記録しなければならない。

（動物の飼育管理）

第十二条　試験に従事する者は、外部から新たに受け入れられた動物を、他の動物への汚染を防止することができる飼育施設に収容するとともに、その異常の有無の観察及び記録を行わなければならない。

2　試験に従事する者は、前項の観察又は試験中に試験の実施に影響を及ぼすような疾病又は状況が見られる動物を、他の動物から隔離するとともに、試験に使用してはならない。

3　試験に従事する者は、試験に使用される動物が試験環境に順応するよう必要な措置を講じなければならない。

4　試験に従事する者は、試験に使用される動物の収容の誤りを防止するため、個々の動物を識別することができる必要な措置を講じなければならない。

5　試験に従事する者は、飼育施設、動物用品等を衛生的に管理しなければならない。

第五章　被験物質等の取扱い

（被験物質及び対照物質の取扱い）

第十三条　試験に従事する者は、被験物質及び対照物質について、必要な表示等により、また、その特性及び安定性が測定できる場合においては、その測定等により適切な管理を行わなければならない。

2　試験に従事する者は、被験物質又は対照物質と媒体との混合物については、混合した後の被験物質又は対照物質の安定性及び均一性が測定できる場合、その測定等により適切に使用しなければならない。

3　試験に従事する者は、被験物質及び対照物質の配布、受領、返却又は廃棄を行うときは、その日付及び量を記録しなければならない。

（試薬及び溶液）

第十四条　試験に従事する者は、試薬及び溶液の保管条件、使用期限等について適切な表示を行うとともに、その性質及び使用方法等に従って使用しなければならない。

第六章　試験計画書及び試験の実施

（試験計画書）

第十五条　試験責任者は、試験ごとに、次に掲げる事項を記載した試験計画書を作成し、運営管理者（試験の全部が委託された場合にあっては、試験委託者及び運営管理者。以下この項において同じ。）の承認を受けなければならない。

一　表題と試験目的

二　試験施設の名称及び所在地

三　試験が委託された場合にあっては、試験委託者の氏名及び住所（法人にあっては、その名称及び主たる事務所の所在地）

四　試験責任者の氏名

五　被験物質及び対照物質に関する事項

六　試験系に関する事項

七　試験の実施方法に関する事項

八　生データの解析に使用する統計学的方法に関する事項

九　その他保存される記録及び資料に関する事項

十　運営管理者及び試験責任者の署名及びその日付

十一　その他試験の計画のために必要な事項

2　試験責任者は、試験計画書を変更する場合には、その日付、変更箇所及び理由を文書により記録し、これを署名の上試験計画書とともに保存しなければならない。

（試験の実施）

第十六条　試験は、試験責任者の指導監督の下に、試験計画書及び標準操作手順書に従って適切に実施されなければならない。

2　試験に従事する者は、全ての生データを、その記入者及び日付とともに、適切に記録しなければならない。

3　試験に従事する者は、生データを訂正する場合には、当該訂正の理由、訂正を行う者及び日付を記載するとともに、適切に訂正しなければならない。

4　試験に従事する者は、試験中に異常又は予見することができなかった事態が生じたときは、速やかに試験責任者に報告し、改善のための措置を講じるとともに、これらの内容を記録しなければならない。

第七章　報告及び保存

（最終報告書）

第十七条　試験責任者は、試験ごとに、次に掲げる事項を記載した最終報告書を作成しなければならない。

一　表題と試験目的

二　試験施設の名称及び所在地

三　試験の開始及び終了の日

四　試験責任者その他の試験に従事した者の氏名

五　被験物質及び対照物質に関する事項

六　試験系に関する事項

七　予見することができなかった試験の信頼性に影響を及ぼす疑いのある事態及び試験計画書に従わなかったこと

八　試験の実施方法に関する事項

九　生データの解析に使用された統計学的方法に関する事項

十　試験成績及びその考察並びにこれらの要約

十一　生データ及び標本の保存場所

十二　試験責任者の署名及びその日付

十三　第八条第一項第八号の規定により信頼性保証部門責任者が作成し、署名した文書

十四　その他必要な事項

2　試験責任者は、最終報告書を訂正する場合には、その日付、訂正箇所、理由その他必要な事項を文書により記録し、これを署名の上最終報告書とともに保存しなければならない。

（試験関係資料の保存）

第十八条　運営管理者は、試験関係資料を資料保存施設において適切に保存しな

ければならない。
2　運営管理者は、資料保存施設の管理の責任者（次項において「資料保存施設管理責任者」という。）を置かなければならない。
3　資料保存施設管理責任者が許可した者以外の者は、資料保存施設に立ち入ることができない。
4　運営管理者は、試験業務が廃止され、又は休止された場合には、試験関係資料をその業務を承継する者又は試験委託者等（次項において「資料承継者」という。）に引き渡さなければならない。
5　資料承継者については、第一項から第三項までの規定を準用する。

第八章　複数の場所にわたって実施される試験

（遵守事項）

第十九条　試験が複数の場所にわたって実施される場合には、第四条から前条までに定めるところによるほか、次に掲げるところによらなければならない。

一　運営管理者は、試験場所における試験成績の信頼性の確保を図るため、試験施設と試験場所との連絡体制の確保等必要な措置を講じなければならない。

二　試験場所の運営及び管理について責任を有する者（以下「試験場所管理責任者」という。）については、第六条、第十一条第一項から第三項まで並びに前条第一項、第二項及び第四項の規定を準用する。この場合において、第六条第一号中「試験の実施、記録、報告等について責任を有する者（以下「試験責任者」とあるのは「委託された試験の一部の実施、記録、報告等について責任を有する者（以下「試験主任者」と、同条第二号、第九号及び第十号並びに第十一条第三項中「試験施設」とあるのは「試験場所」と、第六条第九号中「試験責任者」とあるのは「試験責任者及び試験主任者」と読み替えるものとする。

三　試験主任者については、第七条の規定を準用する。この場合において、同条第四号中「次条第一項第三号」とあるのは「第十九条第四号において準用する次条第一項第三号」と、「同項第四号」とあるのは「第十九条第四号において準用する次条第一項第四号」と読み替えるものとする。

四　第二号において準用する第六条第二号の規定に基づき指名された信頼性保証部門責任者については、第八条の規定を準用する。この場合において、同条第一項第四号中「運営管理者及び試験責任者」とあるのは「運営管理者、試験責任者、試験場所の運営及び管理について責任を有する者（以下「試験場所管理責任者」という。）及び試験主任者」と、同項第五号中「運営管理者及び試験責任者」とあるのは「運営管理者、試験責任者、試験場所管理責任者及び試験主任者」と、同項第六号中「第七条第三号の試験責任者」とあ

るのは「第十九条第三号において準用する第七条第三号の試験主任者」と、同項第七号及び第八号中「運営管理者及び試験責任者」とあるのは「運営管理者、試験責任者、試験場所管理責任者及び試験主任者」と、同項第十号及び同条第三項中「試験施設」とあるのは「試験場所」と読み替えるものとする。

五　試験場所については、第九条の規定を準用する。

六　試験場所で実施される試験に従事する者に関しては、第十一条第四項並びに第十六条第一項及び第四項中「試験責任者」とあるのは「試験責任者及び試験主任者」と読み替えるものとする。

附　則　抄

（施行期日）

第一条　この省令は、薬事法及び採血及び供血あつせん業取締法の一部を改正する法律（平成十四年法律第九十六号）の施行の日（平成十七年四月一日）から施行する。

附　則（平 20・6・13 厚労令 115）

この省令は、平成二十年八月十五日から施行する。

附　則（平 26・7・30 厚労令 87）抄

（施行期日）

第一条　この省令は、薬事法等の一部を改正する法律（以下「改正法」という。）の施行の日（平成二十六年十一月二十五日）から施行する。

附　則（令 2・8・31 厚労令 155）抄

（施行期日）

第一条　この省令は、医薬品、医療機器等の品質、有効性及び安全性の確保等に関する法律等の一部を改正する法律（令和元年法律第六十三号）の施行の日（令和二年九月一日）から施行する。

附　則（令 4・5・20 厚労令 84）抄

（施行期日）

第一条　この省令は、医薬品、医療機器等の品質、有効性及び安全性の確保等に関する法律等の一部を改正する法律（令和四年法律第四十七号）の公布の日〔令和 4 年 5 月 20 日〕から施行する。

医療機器の臨床試験の実施の基準に関する省令

(平成17年3月23日 厚生労働省令第36号)

改正 平20：11/28厚労令163 平21：3/31厚労令68 平24：12/28厚労令161 平25：2/8厚労令11 平26：7/30厚労令87 平28：7/21厚労令128 平29：10/26厚労令116 令2：8/31厚労令155、12/25厚労令208 令3：1/29厚労令15 令4：5/20厚労令84 令5：12/26厚労令161

薬事法（昭和三十五年法律第百四十五号）第十四条第三項（同条第九項及び同法第十九条の二第五項において準用する場合を含む。）、第十四条の四第四項並びに第十四条の六第四項（これらの規定を同法第十九条の四において準用する場合を含む。）、第八十条の二第一項、第四項及び第五項並びに第八十二条の規定に基づき、医療機器の臨床試験の実施の基準に関する省令を次のように定める。[編注：前文は省令公布時のまま]

医療機器の臨床試験の実施の基準に関する省令

目次

第一章　総則

（趣旨）

第一条　この省令は、被験者の人権の保護、安全の保持及び福祉の向上を図り、

治験の科学的な質及び成績の信頼性を確保するため、医薬品、医療機器等の品質、有効性及び安全性の確保等に関する法律（昭和三十五年法律第百四十五号。以下「法」という。）第二十三条の二の五第三項及び第十二項（同条第十五項及び法第二十三条の二の十七第五項において準用する場合並びに法第二十三条の二の六の二第五項（法第二十三条の二の十七第五項において準用する場合を含む。以下同じ。）において読み替えて適用する場合を含む。以下同じ。）並びに第二十三条の二の九第四項（法第二十三条の二の十九において準用する場合を含む。以下同じ。）の厚生労働省令で定める基準のうち医療機器の臨床試験の実施に係るもの並びに法第八十条の二第一項、第四項及び第五項に規定する厚生労働省令で定める基準を定めるものとする。

（定義）

第二条　この省令において「製造販売後臨床試験」とは、医療機器の製造販売後の調査及び試験の基準（平成十七年厚生労働省令第三十八号）第二条第一項第三号に規定する製造販売後臨床試験をいう。

2　この省令において「実施医療機関」とは、治験又は製造販売後臨床試験を行う医療機関をいう。

3　この省令において「治験責任医師」とは、実施医療機関において治験に係る業務を統括する医師又は歯科医師をいう。

4　この省令において「製造販売後臨床試験責任医師」とは、実施医療機関において製造販売後臨床試験に係る業務を統括する医師又は歯科医師をいう。

5　この省令において「被験機器」とは、治験の対象とされる機械器具等（法第二条第一項第二号に規定する機械器具等をいう。以下同じ。）又は製造販売後臨床試験の対象とされる医療機器をいう。

6　この省令において「対照機器」とは、治験又は製造販売後臨床試験において被験機器と比較する目的で用いられる機械器具等をいう。

7　この省令において「治験機器」とは、被験機器及び対照機器（治験に係るものに限る。）をいう。

8　この省令において「製造販売後臨床試験機器」とは、被験機器及び対照機器（製造販売後臨床試験に係るものに限る。）をいう。

9　この省令において「治験使用機器」とは、被験機器（治験に係るものに限る。以下この項において同じ。）並びに被験機器の有効性及び安全性の評価のために使用する機械器具等をいう。

10　この省令において「治験使用機器等」とは、治験使用機器又は治験使用機器と構造及び原理が同一性を有すると認められる機械器具等をいう。

11　この省令において「製造販売後臨床試験使用機器」とは、被験機器（製造販売後臨床試験に係るものに限る。以下この項において同じ。）並びに被験機

器の有効性及び安全性の評価のために使用する機械器具等をいう。

12　この省令において「製造販売後臨床試験使用機器等」とは、製造販売後臨床試験使用機器又は製造販売後臨床試験使用機器と構造及び原理が同一性を有すると認められる機械器具等をいう。

13　この省令において「被験者」とは、治験機器若しくは製造販売後臨床試験機器を使用される者又は当該者の対照とされる者をいう。

14　この省令において「原資料」とは、被験者に対する治験機器又は製造販売後臨床試験機器の使用及び診療により得られたデータその他の記録をいう。

15　この省令において「治験分担医師」とは、実施医療機関において、治験責任医師の指導の下に治験に係る業務を分担する医師又は歯科医師をいう。

16　この省令において「製造販売後臨床試験分担医師」とは、実施医療機関において、製造販売後臨床試験責任医師の指導の下に製造販売後臨床試験に係　る業務を分担する医師又は歯科医師をいう。

17　この省令において「症例報告書」とは、原資料のデータ及びそれに対する治験責任医師若しくは治験分担医師又は製造販売後臨床試験責任医師若しくは製造販売後臨床試験分担医師の評価を被験者ごとに記載した文書をいう。

18　この省令において「治験協力者」とは、実施医療機関において、治験責任医師又は治験分担医師の指導の下にこれらの者の治験に係る業務に協力する薬剤師、看護師、診療放射線技師、臨床検査技師、臨床工学技士その他の医療関係者をいう。

19　この省令において「製造販売後臨床試験協力者」とは、実施医療機関において、製造販売後臨床試験責任医師又は製造販売後臨床試験分担医師の指導の下にこれらの者の製造販売後臨床試験に係る業務に協力する薬剤師、看護師、診療放射線技師、臨床検査技師、臨床工学技士その他の医療関係者をいう。

20　この省令において「治験調整医師」とは、一の治験実施計画書（第二十二項に規定する治験実施計画書をいう。以下この項及び次項において同じ。）に基づき複数の実施医療機関において治験を行う場合に、治験依頼者（第二十二項に規定する治験依頼者をいう。次項において同じ。）又は自ら治験を実施する者により当該実施医療機関における当該治験実施計画書の解釈その他の治験の細目について調整する業務（以下この条において「調整業務」という。）の委嘱を受け、当該調整業務を行う医師又は歯科医師をいう。

21　この省令において「治験調整委員会」とは、一の治験実施計画書に基づき複数の実施医療機関において治験を行う場合に、治験依頼者又は自ら治験を実施する者により調整業務の委嘱を受けて当該調整業務を行う複数の医師又は歯科医師で構成される委員会をいう。

22　この省令において「モニタリング」とは、治験又は製造販売後臨床試験が適正に行われることを確保するため、治験又は製造販売後臨床試験の進捗状況並びに治験又は製造販売後臨床試験がこの省令及び治験の計画書（以下「治験実

施計画書」という。）又は製造販売後臨床試験の計画書（以「製造販売後臨床試験実施計画書」という。）に従って行われているかどうかについて治験の依頼をした者（以下「治験依頼者」という。）若しくは製造販売後臨床試験の依頼をした者（以下「製造販売後臨床試験依頼者」という。）が実施医療機関に対して行う調査又は自ら治験を実施する者が実施医療機関に対して特定の者を指定して行わせる調査をいう。

23　この省令において「監査」とは、治験又は製造販売後臨床試験により収集された資料の信頼性を確保するため、治験又は製造販売後臨床試験がこの省令及び治験実施計画書又は製造販売後臨床試験実施計画書に従って行われたかどうかについて治験依頼者若しくは製造販売後臨床試験依頼者が行う調査、又は自ら治験を実施する者が特定の者を指定して行わせる調査をいう。

24　この省令において「有害事象」とは、治験使用機器又は製造販売後臨床試験使用機器を使用した又は使用された被験者その他の者に生じた全ての疾病若しくは障害又はこれらの徴候をいう。

25　この省令において「代諾者」とは、被験者の親権を行う者、配偶者、後見人その他これに準じる者をいう。

26　この省令において「自ら治験を実施しようとする者」とは、その所属する実施医療機関等において自ら治験を実施するために法第八十条の二第二項の規定に基づき治験の計画を届け出ようとする者であって、治験責任医師となるべき医師又は歯科医師（一の治験実施計画書に基づき複数の実施医療機関において共同で治験を行う場合にあっては、代表して同項の規定に基づき治験の計画を届け出ようとする治験調整医師となるべき医師又は歯科医師を含む。）をいう。

27　この省令において「自ら治験を実施する者」とは、その所属する実施医療機関等において自ら治験を実施するために法第八十条の二第二項の規定に基づき治験の計画を届け出た治験責任医師（一の治験実施計画書に基づき複数の実施医療機関において共同で治験を行う場合にあっては、代表して同項の規定に基づき治験の計画を届け出た治験調整医師を含む。）をいう。

28　この省令において「治験機器提供者」とは、自ら治験を実施する者に対して治験機器を提供する者をいう。

29　この省令において「拡大治験」とは、人道的見地から実施される治験をいう。

（承認審査資料の基準）

第三条　法第二十三条の二の五第一項若しくは第十五項（法第二十三条の二の十七第五項において準用する場合を含む。）又は第二十三条の二の十七第一項の承認を受けようとする者が行う医療機器の臨床試験の実施に係る法第二十三条の二の五第三項及び第十二項に規定する資料の収集及び作成については、第二章第一節、第三章第一節及び第四章（第四十八条第一項第二号、第五十条第四項、第五十一条第四項及び第七項、第五十二条第三項並びに第六十八

条第三項を除く。）の規定の定めるところによる。

2　自ら治験を実施する者が行う医療機器の臨床試験の実施に係る法第二十三条の二の五第三項及び第十二項に規定する資料の収集及び作成については、第二章第二節、第三章第二節及び第四章（第四十八条第一項第一号、第五十一条第六項及び第八項並びに第六十八条第二項を除く。）の規定の定めるところによる。

第二章　治験の準備に関する基準

第一節　治験の依頼をしようとする者による治験の準備に関する基準

（業務手順書等）

第四条　治験の依頼をしようとする者は、治験実施計画書の作成、実施医療機関及び治験責任医師の選定、治験使用機器の管理、治験使用機器等の不具合に関する情報等（以下「不具合情報等」という。）の収集、記録の保存その他の治験の依頼及び管理に係る業務に関する手順書を作成しなければならない。

2　治験の依頼をしようとする者は、医師、歯科医師、薬剤師、看護師、診療放射線技師、臨床検査技師、臨床工学技士その他の治験の依頼及び管理に係る業務を行うことにつき必要な専門的知識を有する者を確保しなければならない。

（安全性試験等の実施）

第五条　治験の依頼をしようとする者は、被験機器の品質、安全性及び性能に関する試験その他治験の依頼をするために必要な試験を終了していなければならない。

（実施医療機関等の選定）

第六条　治験の依頼をしようとする者は、第五十四条各号に掲げる要件を満たしている実施医療機関及び第六十二条各号に掲げる要件を満たしている治験責任医師を選定しなければならない。

（治験実施計画書）

第七条　治験の依頼をしようとする者は、次に掲げる事項を記載した治験実施計画書を作成しなければならない。

一　治験の依頼をしようとする者の氏名（法人にあっては、その名称。以下この号及び次号、第十三条第一項第二号及び第三号、第十八条第一項第二号及び第六号並びに第二十四条第一項第二号において同じ。）及び住所（法人にあっては、その主たる事務所の所在地。以下この号及び次号、第十三条第一項第二号及び第三号、第十五条、第十八条第一項第二号及び第六号、第二十

四条第一項第二号並びに第三十四条第二項において同じ。）（当該者が本邦内に住所を有しない場合にあっては、その氏名及び住所地の国名並びに第十五条に規定する治験国内管理人の氏名及び住所。第十三条第一項第二号において同じ。）

二　治験に係る業務の全部又は一部を委託する場合にあっては、当該業務を受託した者（以下この章において「受託者」という。）の氏名、住所及び当該委託に係る業務の範囲

三　実施医療機関の名称及び所在地

四　治験責任医師となるべき者の氏名

五　治験の目的

六　治験使用機器の概要

七　治験の方法

八　被験者の選定に関する事項

九　原資料の閲覧に関する事項

十　記録（データを含む。）の保存に関する事項

十一　治験調整医師に委嘱した場合にあっては、その氏名

十二　治験調整委員会に委嘱した場合にあっては、これを構成する医師又は歯科医師の氏名

十三　第二十七条に規定する効果安全性評価委員会を設置したときは、その旨

2　治験の依頼をしようとする者は、当該治験が被験者に対して治験機器の効果を有しないこと及び第七十条第一項の同意を得ることが困難な者を対象にすることが予測される場合には、その旨及び次に掲げる事項を治験実施計画書に記載しなければならない。

一　当該治験が第七十条第一項の同意を得ることが困難と予測される者を対象にしなければならないことの説明

二　当該治験において、予測される被験者への不利益が必要な最小限度のものであることの説明

3　治験の依頼をしようとする者は、当該治験が第七十条第一項及び第二項の同意を得ることが困難と予測される者を対象にしている場合には、その旨及び次に掲げる事項を治験実施計画書に記載しなければならない。

一　当該被験機器が、生命が危険な状態にある傷病者に対して、その生命の危険を回避するため緊急に使用される医療機器として、製造販売の承認を申請することを予定しているものであることの説明

二　現在における治療方法では被験者となるべき者に対して十分な効果が期待できないことの説明

三　被験機器の使用により被験者となるべき者の生命の危険が回避できる可能性が十分にあることの説明

四　第二十七条に規定する効果安全性評価委員会が設置されている旨

4　第一項の規定により治験実施計画書を作成するときは、当該治験実施計画書の内容及びこれに従って治験を行うことについて、治験責任医師となるべき者の同意を得なければならない。

5　治験の依頼をしようとする者は、治験使用機器の品質、有効性及び安全性に関する事項その他の治験を適正に行うために重要な情報を知ったときは、必要に応じ、当該治験実施計画書を改訂しなければならない。この場合においては、前項の規定を準用する。

（治験機器概要書）

第八条　治験の依頼をしようとする者は、第五条の試験により得られた資料並びに被験機器の品質、有効性及び安全性に関する情報に基づいて、次に掲げる事項を記載した治験機器概要書を作成しなければならない。

一　被験機器の原材料名又は識別記号

二　被験機器の構造及び原理に関する事項

三　品質、安全性、性能その他の被験機器に関する事項

四　臨床試験が実施されている場合にあっては、その試験成績に関する事項

2　治験の依頼をしようとする者は、被験機器の品質、有効性及び安全性に関する事項その他の治験を適正に行うために重要な情報を知ったときは、必要に応じ、前項の治験機器概要書を改訂しなければならない。

（説明文書の作成の依頼）

第九条　治験の依頼をしようとする者は、治験責任医師となるべき者に対して、第七十条第一項の規定により説明を行うために用いられる文書（以下「説明文書」という。）の作成を依頼しなければならない。

（実施医療機関の長への文書の事前提出）

第十条　治験の依頼をしようとする者は、あらかじめ、次に掲げる文書を実施医療機関の長に提出しなければならない。

一　治験実施計画書（第七条第五項の規定により改訂されたものを含む。）

二　治験機器概要書（第八条第二項の規定により改訂されたものを含む。）及び治験使用機器（被験機器を除く。）に係る科学的知見を記載した文書

三　症例報告書の見本

四　説明文書

五　治験責任医師及び治験分担医師（以下「治験責任医師等」という。）となるべき者の氏名を記載した文書

六　治験の費用の負担について説明した文書

七　被験者の健康被害の補償について説明した文書

2　治験の依頼をしようとする者は、前項の規定による文書の提出に代えて、第

四項で定めるところにより、当該実施医療機関の長の承諾を得て、前項各号に掲げる文書に記載すべき事項を電子情報処理組織を使用する方法その他の情報通信の技術を利用する方法であって次に掲げるもの（以下この条において「電磁的方法」という。）により提出することができる。この場合において、当該治験の依頼をしようとする者は、当該文書を提出したものとみなす。

一　治験の依頼をしようとする者の使用に係る電子計算機と、実施医療機関の長の使用に係る電子計算機とを電気通信回線で接続した電子情報処理組織を使用する方法のうちイ又はロに掲げるもの

イ　治験の依頼をしようとする者の使用に係る電子計算機と実施医療機関の長の使用に係る電子計算機とを接続する電気通信回線を通じて送信し、受信者の使用に係る電子計算機に備えられたファイルに記録する方法

ロ　治験の依頼をしようとする者の使用に係る電子計算機に備えられたファイルに記録された前項各号に掲げる事項を電気通信回線を通じて実施医療機関の長の閲覧に供し、当該実施医療機関の長の使用に係る電子計算機に備えられたファイルに同項各号に掲げる事項を記録する方法（電磁的方法による文書の提出を受ける旨の承諾又は受けない旨の申出をする場合にあっては、治験の依頼をしようとする者の使用に係る電子計算機に備えられたファイルにその旨を記録する方法）

二　電磁的記録媒体（電磁的記録（電子的方式、磁気的方式その他人の知覚によっては認識することができない方式で作られる記録であって、電子計算機による情報処理の用に供されるものをいう。）に係る記録媒体をいう。第十二条第二項第二号において同じ。）をもって調製するファイルに前項各号に掲げる事項を記録したものを交付する方法

3　前項各号に掲げる方法は、実施医療機関の長がファイルへの記録を出力することにより書面を作成することができるものでなければならない。

4　治験の依頼をしようとする者は、第二項の規定により第一項各号に掲げる文書を提出しようとするときは、あらかじめ、当該実施医療機関の長に対し、その用いる次に掲げる電磁的方法の種類及び内容を示し、書面又は電磁的方法による承諾を得なければならない。

一　第二項各号に規定する方法のうち治験の依頼をしようとする者が使用するもの

二　ファイルへの記録の方式

5　前項の承諾を得た治験の依頼をしようとする者は、当該実施医療機関の長から書面又は電磁的方法により電磁的方法による通知を受けない旨の申出があったときは、当該実施医療機関の長に対し、第一項各号に掲げる文書の提出を電磁的方法によってしてはならない。ただし、当該実施医療機関の長が再び前項の規定による承諾をした場合は、この限りでない。

（治験機器の事前交付の禁止）

第十一条　治験の依頼をしようとする者は、治験の契約が締結される前に、実施医療機関に対して治験機器を交付してはならない。ただし、当該治験の依頼をしようとする者が既に当該実施医療機関と他の治験の契約を締結している又は締結していた場合に、当該契約に基づき交付され、かつ、現に当該実施医療機関に存する当該治験機器に係る交付については、この限りではない。

（業務の委託）

第十二条　治験の依頼をしようとする者は、治験の依頼及び管理に係る業務の全部又は一部を委託する場合には、次に掲げる事項を記載した文書により当該委託を受けた者（以下この節において「受託者」という。）との契約を締結しなければならない。

一　当該委託に係る業務の範囲

二　当該委託に係る業務の手順に関する事項

三　前号の手順に基づき当該委託に係る業務が適正かつ円滑に行われているかどうかを治験の依頼をしようとする者が確認することができる旨

四　受託者に対する指示に関する事項

五　前号の指示を行った場合において当該措置が講じられたかどうかを治験の依頼をしようとする者が確認することができる旨

六　受託者が治験の依頼をしようとする者に対して行う報告に関する事項

七　当該委託する業務に係る第十四条の措置に関する事項

八　その他当該委託に係る業務について必要な事項

2　治験の依頼をしようとする者は、前項の規定による文書による契約の締結に代えて、第四項で定めるところにより、前項の受託者の承諾を得て、前項各号に掲げる事項を内容とする契約を電子情報処理組織を使用する方法その他の情報通信の技術を利用する方法であって次に掲げるもの（以下この条において「電磁的方法」という。）により締結することができる。この場合において、当該治験の依頼をしようとする者は、当該文書による契約を締結したものとみなす。

一　治験の依頼をしようとする者の使用に係る電子計算機と、受託者の使用に係る電子計算機とを電気通信回線で接続した電子情報処理組織を使用する方法のうちイ又はロに掲げるもの

イ　治験の依頼をしようとする者の使用に係る電子計算機と受託者の使用に係る電子計算機とを接続する電気通信回線を通じて送信し、それぞれの使用に係る電子計算機に備えられたファイルに記録する方法

ロ　治験の依頼をしようとする者の使用に係る電子計算機に備えられたファイルに記録された前項各号に掲げる事項を電気通信回線を通じて受託者の閲覧に供し、当該受託者の使用に係る電子計算機に備えられたファイルに同項各号に掲げる事項を記録する方法（電磁的方法による契約の締結を行

う旨の承諾又は行わない旨の申出をする場合にあっては、治験の依頼をしようとする者の使用に係る電子計算機に備えられたファイルにその旨を記録する方法）

二　電磁的記録媒体をもって調製するファイルに前項の規定による契約を記録したものを交付する方法

3　前項各号に掲げる方法は、次に掲げる技術的基準に適合するものでなければならない。

一　治験の依頼をしようとする者及び受託者がファイルへの記録を出力することにより書面を作成することができるものであること。

二　ファイルに記録された文書に記載すべき事項について、改変が行われていないかどうかを確認することができる措置を講じていること。

4　治験の依頼をしようとする者は、第二項の規定により第一項各号に掲げる事項を内容とする契約を締結しようとするときは、あらかじめ、当該受託者に対し、その用いる次に掲げる電磁的方法の種類及び内容を示し、書面又は電磁的方法による承諾を得なければならない。

一　第二項各号に掲げる方法のうち治験の依頼をしようとする者が使用するもの

二　ファイルへの記録の方式

5　前項の規定による承諾を得た治験の依頼をしようとする者は、受託者から書面又は電磁的方法により電磁的方法による契約を締結しない旨の申出があったときは、受託者に対し、第一項各号に掲げる事項を内容とする契約の締結を電磁的方法によってしてはならない。ただし、受託者が再び前項の規定による承諾をした場合は、この限りでない。

（治験の契約）

第十三条　治験の依頼をしようとする者及び実施医療機関（前条の規定により業務の全部又は一部を委託する場合にあっては、治験の依頼をしようとする者、受託者及び実施医療機関）は、次に掲げる事項について記載した文書により治験の契約を締結しなければならない。

一　契約を締結した年月日

二　治験の依頼をしようとする者の氏名及び住所

三　前条の規定により業務の一部を委託する場合にあっては、受託者の氏名、住所及び当該委託した業務の範囲

四　実施医療機関の名称及び所在地

五　契約担当者の氏名及び職名

六　治験責任医師の氏名

七　治験の期間

八　治験使用機器の管理に関する事項

九　記録（データを含む。）の保存に関する事項
十　この省令の規定により治験依頼者及び実施医療機関に従事する者が行う通知に関する事項
十一　被験者の秘密の保全に関する事項
十二　治験の費用に関する事項
十三　実施医療機関が治験実施計画書を遵守して治験を行う旨
十四　実施医療機関が治験依頼者の求めに応じて第六十一条第二項各号に掲げる記録（文書を含む。）を閲覧に供する旨
十五　実施医療機関がこの省令、治験実施計画書又は当該契約に違反することにより適正な治験に支障を及ぼしたと認める場合（第六十六条に規定する場合を除く。）には、治験依頼者が治験の契約を解除できる旨
十六　被験者の健康被害の補償に関する事項
十七　その他治験が適正かつ円滑に行われることを確保するために必要な事項
2　前項の文書による契約については、前条第二項から第五項までの規定を準用する。この場合において、同条第二項中「前項の受託者」とあるのは「実施医療機関（この条の規定により業務の全部又は一部を委託する場合にあっては、実施医療機関及び受託者）（以下「実施医療機関等」という。）」と、同項第一号並びに同条第三項第一号、第四項及び第五項中「受託者」とあるのは「実施医療機関等」と読み替えるものとする。

（被験者に対する補償措置）
第十四条　治験の依頼をしようとする者は、あらかじめ、治験に係る被験者に生じた健康被害（受託者の業務により生じたものを含む。）の補償のために、保険契約の締結その他の必要な措置を講じておかなければならない。

（治験国内管理人）
第十五条　本邦内に住所を有しない治験の依頼をしようとする者は、治験使用機器による保健衛生上の危害の発生又は拡大の防止に必要な措置を採らせるため、治験の依頼をしようとする者に代わって治験の依頼を行うことができる者を、本邦内に住所を有する者（外国法人で本邦内に事務所を有するものの当該事務所の代表者を含む。）のうちから選任し、この者（以下「治験国内管理人」という。）に治験の依頼に係る手続を行わせなければならない。

第二節　自ら治験を実施しようとする者による治験の準備に関する基準

（業務手順書等）
第十六条　自ら治験を実施しようとする者は、治験実施計画書の作成、治験使用機器の管理、治験使用機器等の不具合情報等の収集、記録の保存その他の治験

の実施の準備及び管理に係る業務に関する手順書を作成しなければならない。

2　自ら治験を実施しようとする者は、医師、歯科医師、薬剤師、看護師、診療放射線技師、臨床検査技師、臨床工学技士その他の治験の実施の準備及び管理に係る業務を行うことにつき必要な専門的知識を有する者を確保しなければならない。

（安全性試験等の実施）

第十七条　自ら治験を実施しようとする者は、被験機器の品質、安全性及び性能に関する試験その他治験を実施するために必要な試験を終了していなければならない。

（治験実施計画書）

第十八条　自ら治験を実施しようとする者は、次に掲げる事項を記載した治験実施計画書を作成しなければならない。

一　自ら治験を実施しようとする者の氏名及び職名並びに住所

二　治験の実施の準備及び管理に係る業務の全部又は一部を委託する場合にあっては、当該受託者の氏名、住所及び当該委託に係る業務の範囲

三　実施医療機関の名称及び所在地

四　治験の目的

五　治験使用機器の概要

六　治験機器提供者の氏名及び住所

七　治験の方法

八　被験者の選定に関する事項

九　原資料の閲覧に関する事項

十　記録（データを含む。）の保存に関する事項

十一　治験調整医師に委嘱した場合にあっては、その氏名

十二　治験調整委員会に委嘱した場合にあっては、これを構成する医師又は歯科医師の氏名

十三　第三十八条に規定する効果安全性評価委員会を設置したときは、その旨

2　自ら治験を実施しようとする者は、当該治験が被験者に対して治験機器の効果を有しないこと及び第七十条第一項の同意を得ることが困難な者を対象にすることが予測される場合には、その旨及び次に掲げる事項を治験実施計画書に記載しなければならない。

一　当該治験が第七十条第一項の同意を得ることが困難と予測される者を対象にしなければならないことの説明

二　当該治験において、予測される被験者に対する不利益が必要な最小限度のものであることの説明

3　自ら治験を実施しようとする者は、当該治験が第七十条第一項及び第二項の

同意を得ることが困難と予測される者を対象にしている場合には、その旨及び次に掲げる事項を治験実施計画書に記載しなければならない。
一　当該被験機器が、生命が危険な状態にある傷病者に対して、その生命の危険を回避するため緊急に使用される医療機器として、製造販売の承認を申請することを予定しているものであることの説明
二　現在における治療方法では被験者となるべき者に対して十分な効果が期待できないことの説明
三　被験機器の使用により被験者となるべき者の生命の危険が回避できる可能性が十分にあることの説明
四　第三十八条に規定する効果安全性評価委員会が設置されている旨
4　自ら治験を実施しようとする者は、治験使用機器の品質、有効性及び安全性に関する事項その他の治験を適正に行うために重要な情報を知ったときは、必要に応じ、治験実施計画書を改訂しなければならない。

（治験機器概要書）
第十九条　自ら治験を実施しようとする者は、第十七条の試験により得られた資料並びに被験機器の品質、有効性及び安全性に関する情報に基づいて、次に掲げる事項を記載した治験機器概要書を作成しなければならない。
一　被験機器の原材料名又は識別記号
二　被験機器の構造及び原理に関する事項
三　品質、安全性、性能その他の被験機器に関する事項
四　臨床試験が実施されている場合にあっては、その試験成績に関する事項
2　自ら治験を実施しようとする者は、被験機器の品質、有効性及び安全性に関する事項その他の治験を適正に行うために重要な情報を知ったときは、必要に応じ、前項の治験機器概要書を改訂しなければならない。

（説明文書の作成）
第二十条　自ら治験を実施しようとする者（治験責任医師となるべき医師又は歯科医師に限る。次条及び第三十七条において同じ。）は、説明文書を作成しなければならない。

（実施医療機関の長への文書の事前提出及び治験の実施の承認）
第二十一条　自ら治験を実施しようとする者は、あらかじめ、次に掲げる文書を実施医療機関の長に提出し、治験の実施の承認を得なければならない。
一　治験実施計画書（第十八条第四項の規定により改訂されたものを含む。）
二　治験機器概要書（第十九条第二項の規定により改訂されたものを含む。）及び治験使用機器（被験機器を除く。）に係る科学的知見を記載した文書
三　症例報告書の見本

四　説明文書

五　モニタリングに関する手順書

六　監査に関する計画書及び業務に関する手順書

七　治験分担医師となるべき者の氏名を記載した文書

八　治験使用機器の管理に関する事項を記載した文書

九　この省令の規定により自ら治験を実施する者及び実施医療機関に従事する者が行う通知に関する事項を記載した文書

十　治験の費用に関する事項を記載した文書

十一　被験者の健康被害の補償に関する事項を記載した文書

十二　実施医療機関が自ら治験を実施する者の求めに応じて第六十一条第二項各号に掲げる記録（文書を含む。）を閲覧に供する旨を記載した文書

十三　実施医療機関がこの省令又は治験実施計画書に違反することにより適正な治験に支障を及ぼしたと認める場合（第六十六条に規定する場合を除く。）には、自ら治験を実施する者が治験を中止することができる旨を記載した文書

十四　その他治験が適正かつ円滑に行われることを確保するために必要な事項を記載した文書

（業務の委託）

第二十二条　自ら治験を実施しようとする者又は実施医療機関は、治験の実施の準備及び管理に係る業務の全部又は一部を委託する場合には、次に掲げる事項を記載した文書により当該委託を受けた者（以下この節において「受託者」という。）との契約を締結しなければならない。

一　当該委託に係る業務の範囲

二　当該委託に係る業務の手順に関する事項

三　前号の手順に基づき当該委託に係る業務が適正かつ円滑に行われているかどうかを自ら治験を実施しようとする者又は実施医療機関が確認することができる旨

四　受託者に対する指示に関する事項

五　前号の指示を行った場合において当該措置が講じられたかどうかを自ら治験を実施しようとする者又は実施医療機関が確認することができる旨

六　受託者が自ら治験を実施しようとする者又は実施医療機関に対して行う報告に関する事項

七　当該委託する業務に係る次条に規定する措置に関する事項

八　その他当該委託に係る業務について必要な事項

2　前項の規定による文書による契約の締結については、第十二条第二項から第五項までの規定を準用する。この場合において、これらの規定中「治験の依頼をしようとする者」とあるのは「自ら治験を実施しようとする者又は実施医療

機関」と読み替えるものとする。

（被験者に対する補償措置）

第二十三条　自ら治験を実施しようとする者は、あらかじめ、治験に係る被験者に生じた健康被害（受託者の業務により生じたものを含む。）の補償のために、保険契約の締結その他の必要な措置を講じておかなければならない。

第三章　治験の管理に関する基準

第一節　治験依頼者による治験の管理に関する基準

（治験機器又は治験使用機器の管理）

第二十四条　治験依頼者は、治験機器又はその容器若しくは被包に次に掲げる事項（拡大治験を実施する場合にあっては、第一号及び第二号に掲げる事項に限る。）を邦文で記載しなければならない。

一　治験用である旨

二　治験依頼者の氏名及び住所（当該者が本邦内に住所を有しない場合にあっては、その氏名及び住所地の国名並びに治験国内管理人の氏名及び住所）

三　原材料名又は識別記号

四　製造番号又は製造記号

五　貯蔵方法、有効期間等を定める必要があるものについては、その内容

2　治験依頼者は、治験機器に添付する文書、その治験機器又はその容器若しくは被包（内袋を含む。）には、次に掲げる事項を記載してはならない。ただし、被験者、治験責任医師等若しくは治験協力者が被験機器及び対照機器の識別をできない状態にしていない治験機器を用いる治験又は拡大治験を実施する場合にあっては、この限りではない。

一　予定される販売名

二　予定される使用目的、効能又は効果

三　予定される操作方法又は使用方法

3　治験依頼者は、被験者、治験責任医師等及び治験協力者が被験機器及び対照機器の識別をできない状態で実施医療機関に交付した治験機器について、緊急時に、治験責任医師等が被験機器及び対照機器の識別を直ちにできるよう必要な措置を講じておかなければならない。

4　治験依頼者は、輸送及び保存中の汚染や劣化を防止するため治験機器又はその部品を包装して実施医療機関に交付しなければならない。ただし、輸送及び保存中の汚染や劣化のおそれのない場合においてはこの限りではない。

5　治験依頼者は、治験機器又は治験使用機器に関する次に掲げる記録を作成しなければならない。

一　治験機器の製造年月日、製造方法、製造数量等の製造に関する記録及び治験機器の安定性等の品質に関する試験の記録
二　実施医療機関ごとの治験使用機器の交付又は回収の数量及び年月日の記録
三　治験使用機器の処分の記録
6　治験依頼者は、治験の契約の締結後遅滞なく、実施医療機関における治験使用機器の管理に関する手順書を作成し、これを実施医療機関に交付しなければならない。
7　治験依頼者は、必要に応じ、治験機器の使用方法その他の取扱方法を説明した文書を作成し、これを治験責任医師等、治験協力者及び第五十八条に規定する治験機器管理者に交付するとともに、必要に応じ、これらの者に教育訓練を行わなければならない。
8　第六項の規定による手順書の交付については、第十条第二項から第五項までの規定を準用する。この場合において、これらの規定中「治験の依頼をしようとする者」とあるのは、「治験依頼者」と読み替えるものとする。
9　第七項の文書の交付については、第十条第二項から第五項までの規定を準用する。この場合において、これらの規定中「治験の依頼をしようとする者」とあるのは「治験依頼者」と、「実施医療機関の長」とあるのは「治験責任医師等、治験協力者及び第五十八条に規定する治験機器管理者」と読み替えるものとする。

（治験機器の交付）
第二十五条　治験依頼者は、治験機器の品質の確保のために必要な構造設備を備え、かつ、適切な製造管理及び品質管理の方法が採られている製造所において製造された治験機器を、治験依頼者の責任のもと実施医療機関に瑕疵のない状態で交付しなければならない。ただし、拡大治験を実施する場合にあっては、実施医療機関が在庫として保管する医療機器の中から、治験機器として使用する医療機器を当該実施医療機関に選定させること又は治験依頼者自ら選定することができる。
2　治験依頼者は、前項ただし書の場合には、適切な製造管理及び品質管理の方法が採られている場所において、治験機器の容器又は被包に前条第一項第一号及び第二号に掲げる事項を邦文で記載しなければならない。
3　第五十八条に規定する治験機器管理者は、第一項ただし書の場合には、当該治験機器とそれ以外の医療機器とを区別して適切に管理しなければならない。

（委嘱の文書の作成）
第二十六条　治験依頼者は、第二条第二十項に規定する調整業務を治験調整医師又は治験調整委員会に委嘱する場合には、その業務の範囲、手順その他必要

な事項を記載した文書を作成しなければならない。

（効果安全性評価委員会の設置）

第二十七条　治験依頼者は、治験の継続の適否又は治験実施計画書の変更について審議させるために効果安全性評価委員会を設置することができる。

2　治験依頼者は、前項の効果安全性評価委員会の審議に関する手順書を作成し、これに従って審議を行わせなければならない。

3　治験依頼者は、前項の審議を行ったときは、その審議の記録を作成し、これを保存しなければならない。

（不具合情報等）

第二十八条　治験依頼者は、治験使用機器の品質、有効性及び安全性に関する事項その他の治験を適正に行うために必要な情報を収集し、及び検討するとともに、実施医療機関の長に対し、これを提供しなければならない。

2　治験依頼者は、治験使用機器について法第八十条の二第六項に規定する事項を知ったときは、その発現症例一覧等を当該被験機器ごとに、当該被験機器について初めて治験の計画を届け出た日等から起算して一年ごとに、その期間の満了後三月以内にを治験責任医師及び実施医療機関の長に通知しなければならない。

3　治験依頼者は、前項に規定する事項のうち当該被験機器の治験機器概要書から予測できないものを知ったときは、直ちにその旨を治験責任医師及び実施医療機関の長に通知しなければならない。

4　治験依頼者は、被験機器の品質、有効性及び安全性に関する事項その他の治験を適正に行うために重要な情報を知ったときは、必要に応じ、治験実施計画書及び治験機器概要書を改訂しなければならない。この場合において、治験実施計画書の改訂について治験責任医師の同意を得なければならない。

（モニタリングの実施）

第二十九条　治験依頼者は、モニタリングに関する手順書を作成し、当該手順書に従ってモニタリングを実施しなければならない。

2　前項の規定によりモニタリングを実施する場合には、実施医療機関において実地に行わなければならない。ただし、他の方法により十分にモニタリングを実施することができる場合には、この限りではない。

（モニターの責務）

第三十条　モニタリングに従事する者（以下「モニター」という。）は、モニタリングの結果、実施医療機関における治験がこの省令又は治験実施計画書に従って行われていないことを確認した場合には、その旨を直ちに当該実施医療機

関の治験責任医師に告げなければならない。
2　モニターは、モニタリングの実施の際、実施医療機関において実地に行い、又はこれと連絡を取ったときは、その都度次に掲げる事項を記載したモニタリング報告書を治験依頼者に提出しなければならない。
一　モニタリングを行った日付
二　モニタリングの対象となった実施医療機関
三　モニターの氏名
四　モニタリングの際に説明等を聴取した治験責任医師等の氏名
五　モニタリングの結果の概要
六　前項の規定により治験責任医師に告げた事項
七　前号の事項について講じられるべき措置及び当該措置に関するモニターの所見

（監査）
第三十一条　治験依頼者は、監査に関する計画書及び業務に関する手順書を作成し、当該計画書及び手順書に従って監査を実施しなければならない。
2　監査に従事する者（以下「監査担当者」という。）は、監査に係る治験機器の開発及びモニタリングに関連した業務を担当する者であってはならない。
3　監査担当者は、監査を実施した場合には、監査で確認した事項を記録した監査報告書及び監査が実施されたことを証明する監査証明書を作成し、これを治験依頼者に提出しなければならない。

（治験の中止等）
第三十二条　治験依頼者は、実施医療機関がこの省令、治験実施計画書又は治験の契約に違反することにより適正な治験に支障を及ぼしたと認める場合（第六十六条に規定する場合を除く。）には、当該実施医療機関との治験の契約を解除し、当該実施医療機関における治験を中止しなければならない。
2　治験依頼者は、治験を中断し、又は中止する場合には、速やかにその旨及びその理由を実施医療機関の長に文書により通知しなければならない。
3　治験依頼者は、当該治験により収集された臨床試験の試験成績に関する資料を第二十三条の二の五第三項に規定する申請書に添付しないことを決定した場合には、その旨及びその理由を実施医療機関の長に文書により通知しなければならない。
4　第二項及び前項の規定による文書による通知については、第十条第二項から第五項までの規定を準用する。この場合において、これらの規定中「治験の依頼をしようとする者」とあるのは、「治験依頼者」と読み替えるものとする。

（総括報告書）

第三十三条　治験依頼者は、治験を終了し、又は中止したときは、総括報告書（治験の結果等を取りまとめた文書をいう。以下同じ。）を作成しなければならない。

（記録の保存等）

第三十四条　治験依頼者は、次に掲げる治験に関する記録（文書及びデータを含む。）を被験機器に係る医療機器についての製造販売の承認（法第二十三条の二の六の二第一項の規定により条件及び期限を付したものを除く。第四十五条、第五十三条及び第六十一条第二項において同じ。）を受ける日（第三十二条第三項の規定により通知したときは、通知した日後三年を経過した日）又は治験の中止若しくは終了の後三年を経過した日のうちいずれか遅い日までの期間適切に保存しなければならない。

一　治験実施計画書、契約書、総括報告書その他この省令の規定により治験依頼者が作成した文書又はその写し

二　症例報告書、第五十一条第六項の規定により通知された文書その他この省令の規定により実施医療機関の長又は治験責任医師等から入手した記録

三　モニタリング、監査その他の治験の依頼及び管理に係る業務の記録（前二号及び第五号に掲げるものを除く。）

四　治験を行うことにより得られたデータ

五　第二十四条第五項の記録

2　本邦内に住所を有しない治験依頼者は、治験国内管理人に第二十四条第五項の記録を前項に定める期間保存させなければならない。

第二節　自ら治験を実施する者による治験の管理に関する基準

（治験機器の管理）

第三十五条　自ら治験を実施する者は、治験機器又はその容器若しくは被包に次に掲げる事項（拡大治験を実施する場合にあっては、第一号及び第二号に掲げる事項に限る。）を邦文で記載しなければならない。

一　治験用である旨

二　自ら治験を実施する者の氏名及び職名並びに住所

三　原材料名又は識別記号

四　製造番号又は製造記号

五　貯蔵方法、有効期間等を定める必要があるものについては、その内容

2　自ら治験を実施する者は、治験機器に添付する文書、その治験機器又はその容器若しくは被包（内袋を含む。）には、次に掲げる事項を記載してはならない。ただし、被験者、治験責任医師等若しくは治験協力者が被験機器及び対照機器の識別をできない状態にしていない治験機器を用いる治験又は拡大治験を

実施する場合にあっては、この限りではない。

一　予定される販売名

二　予定される使用目的、効能又は効果

三　予定される操作方法又は使用方法

3　自ら治験を実施する者は、被験者、治験分担医師及び治験協力者が被験機器及び対照機器の識別をできない状態で入手した治験機器について、緊急時に、治験分担医師が被験機器及び対照機器の識別を直ちにできるよう必要な措置を講じておかなければならない。

4　自ら治験を実施する者は、輸送及び保存中の汚染や劣化を防止するため適切に包装された治験機器の提供を受けなければならない。ただし、輸送及び保存中の汚染や劣化のおそれのない場合においてはこの限りではない。

5　自ら治験を実施する者は、治験機器に関する次に掲げる記録を作成し、又は入手しなければならない。

一　治験機器の製造年月日、製造方法、製造数量等の製造に関する記録及び治験機器の安定性等の品質に関する試験の記録

二　治験機器を入手し、又は治験機器提供者から提供を受けた場合にはその数量及び年月日の記録

三　治験機器の処分の記録

6　自ら治験を実施する者は、治験の実施の承認後遅滞なく、実施医療機関における治験機器の管理に関する手順書を作成し、これを実施医療機関に交付しなければならない。

7　自ら治験を実施する者は、必要に応じ、治験機器の使用方法その他の取扱方法を説明した文書を作成し、これを治験分担医師、治験協力者及び第五十八条に規定する治験機器管理者に交付するとともに、必要に応じ、これらの者に教育訓練を行わなければならない。

（治験機器の品質の確保）

第三十六条　自ら治験を実施する者は、治験機器の品質の確保のために必要な構造設備を備え、かつ、適切な製造管理及び品質管理の方法が採られている製造所において製造された治験機器を用いて治験を実施しなければならない。ただし、拡大治験を実施する場合にあっては、実施医療機関が在庫として保管する医療機器の中から、治験機器として使用する医療機器を当該実施医療機関に選定させること又は自ら治験を実施する者自ら選定することができる。

2　自ら治験を実施する者は、前項ただし書の場合には、適切な製造管理及び品質管理の方法が採られている場所において、治験機器の容器又は被包に前条第一項第一号及び第二号に掲げる事項を邦文で記載しなければならない。

3　第五十八条に規定する治験機器管理者は、第一項ただし書の場合には、当該治験機器とそれ以外の医療機器とを区別して適切に管理しなければならない。

（委嘱の文書の作成）

第三十七条　自ら治験を実施する者は、第二条第十六項に規定する調整業務を治験調整医師又は治験調整委員会に委嘱する場合には、その業務の範囲、手順その他必要な事項を記載した文書を作成しなければならない。

（効果安全性評価委員会の設置）

第三十八条　自ら治験を実施する者は、治験の継続の適否又は治験実施計画書の変更について審議させるために効果安全性評価委員会を設置することができる。

2　自ら治験を実施する者は、前項の効果安全性評価委員会の審議に関する手順書を作成し、これに従って審議を行わせなければならない。

3　自ら治験を実施する者は、前項の審議を行ったときは、その審議の記録を作成し、これを保存しなければならない。

（不具合情報等）

第三十九条　自ら治験を実施する者は、被験機器の品質、有効性及び安全性に関する事項その他の治験を適正に行うために必要な情報を収集し、及び検討するとともに、実施医療機関の長に対し、これを提供しなければならない。

2　自ら治験を実施する者は、被験機器について法第八十条の二第六項に規定する事項を知ったときは、直ちにその旨を実施医療機関の長（一の実施計画書に基づき共同で複数の実施医療機関において治験を実施する場合には他の実施医療機関の治験責任医師を含む。）に通知しなければならない。

3　自ら治験を実施する者は、被験機器の品質、有効性及び安全性に関する事項その他の治験を適正に行うために重要な情報を知ったときは、必要に応じ、治験実施計画書及び治験機器概要書を改訂しなければならない。

（モニタリングの実施）

第四十条　自ら治験を実施する者は、モニタリングに関する手順書を作成し、第四十六条第一項の治験審査委員会の意見を踏まえて、当該手順書に従って、モニタリングを実　施させなければならない。

2　モニターは、モニタリングの対象となる実施医療機関においてその対象となる治験に従事してはならない。

3　第一項の規定によりモニタリングを実施する場合には、実施医療機関において実地に行わなければならない。ただし、他の方法により十分にモニタリングを実施することができる場合には、この限りではない。

（モニターの責務）

第四十一条　モニターは、モニタリングの結果、実施医療機関における治験がこの省令又は治験実施計画書に従って行われていないことを確認した場合には、その旨を直ちに当該実施医療機関の治験責任医師に告げなければならない。

2　モニターは、モニタリングを実地に実施したときは、その都度次に掲げる事項を記載したモニタリング報告書を治験責任医師及び当該モニタリングに係る実施医療機関の長に提出しなければならない。

一　モニタリングを行った日付

二　モニターの氏名

三　モニタリングの際に説明等を聴取した治験責任医師等の氏名

四　モニタリングの結果の概要

五　前項の規定により治験責任医師に告げた事項

六　前号の事項について講じられるべき措置及び当該措置に関するモニターの所見

（監査）

第四十二条　自ら治験を実施する者は、監査に関する計画書及び業務に関する手順書を作成し、第四十六条第一項の治験審査委員会の意見を踏まえて、当該計画書及び手順書に従って監査を実施させなければならない。

2　監査担当者は、当該監査に係る治験を実施する医療機関において当該治験の実施（その準備及び管理を含む。）及びモニタリングに従事してはならない。

3　監査担当者は、監査を実施した場合には、監査で確認した事項を記録した監査報告書及び監査が実施されたことを証明する監査証明書を作成し、これを自ら治験を実施する者及び実施医療機関の長に提出しなければならない。

（治験の中止等）

第四十三条　自ら治験を実施する者は、実施医療機関がこの省令又は治験実施計画書に違反することにより適正な治験に支障を及ぼしたと認める場合（第六十六条に規定する場合を除く。）には、当該実施医療機関における治験を中止しなければならない。

2　自ら治験を実施する者は、治験を中断し、又は中止する場合には、速やかにその旨及びその理由を実施医療機関の長に文書により通知しなければならない。

3　自ら治験を実施する者は、当該治験により収集された臨床試験の試験成績に関する資料が法第二十三条の二の五第三項の申請書に添付されないことを知り得た場合には、その旨及びその理由を実施医療機関の長に文書により通知しなければならない。

（総括報告書）

第四十四条　自ら治験を実施する者は、治験を終了し、又は中止したときは、総括報告書を作成しなければならない。

（記録の保存等）

第四十五条　自ら治験を実施する者は、次に掲げる治験に関する記録（文書及びデータを含む。）を、治験機器提供者が被験機器に係る医療機器についての製造販売の承認を受ける日（第四十三条第三項の規定により通知したときは、通知した日後三年を経過した日）又は治験の中止若しくは終了の後三年を経過した日のうちいずれか遅い日までの期間適切に保存しなければならない。

一　治験実施計画書、承認書、総括報告書その他この省令の規定により自ら治験を実施する者が作成した文書又はその写し

二　症例報告書、第五十一条第七項の規定により通知された文書その他この省令の規定により実施医療機関の長又は治験分担医師から入手した記録

三　モニタリング、監査その他の治験の実施の準備及び管理に係る業務の記録（前二号及び第五号に掲げるものを除く。）

四　治験を行うことにより得られたデータ

五　第三十五条第五項に規定する記録

第四章　治験を行う基準

第一節　治験審査委員会

（治験審査委員会の設置）

第四十六条　実施医療機関の長は、治験を行うことの適否その他の治験に関する調査審議を次に掲げるいずれかの治験審査委員会に行わせなければならない。

一　実施医療機関の長が設置した治験審査委員会

二　一般社団法人又は一般財団法人が設置した治験審査委員会

三　特定非営利活動促進法（平成十年法律第七号）第二条第二項に規定する特定非営利活動法人が設置した治験審査委員会

四　医療関係者により構成された学術団体が設置した治験審査委員会

五　私立学校法（昭和二十四年法律第二百七十号）第三条に規定する学校法人（医療機関を有するものに限る。）が設置した治験審査委員会

六　独立行政法人通則法（平成十一年法律第百三号）第二条第一項に規定する独立行政法人（医療の提供等を主な業務とするものに限る。）が設置した治験審査委員会

七　国立大学法人法（平成十五年法律第百十二号）第二条第一項に規定する国立大学法人（医療機関を有するものに限る。）が設置した治験審査委員会

八　地方独立行政法人法（平成十五年法律第百十八号）第二条第一項に規定す

る地方独立行政法人（医療機関を有するものに限る。）が設置した治験審査委員会

2　前項第二号から第四号までに掲げる治験審査委員会は、その設置をする者（以下「治験審査委員会の設置者」という。）が次に掲げる要件を満たすものでなければならない。

一　定款その他これに準ずるものにおいて、治験審査委員会を設置する旨の定めがあること。

二　その役員（いかなる名称によるかを問わず、これと同等以上の職権又は支配力を有する者を含む。次号において同じ。）のうちに医師、歯科医師、薬剤師、看護師その他の医療関係者が含まれていること。

三　その役員に占める次に掲げる者の割合が、それぞれ三分の一以下であること。

イ　特定の医療機関の職員その他の当該医療機関と密接な関係を有する者

ロ　特定の法人の役員又は職員その他の当該法人と密接な関係を有する者

四　治験審査委員会の設置及び運営に関する業務を適確に遂行するに足りる財産的基礎を有していること。

五　財産目録、貸借対照表、損益計算書、事業報告書その他の財務に関する書類をその事務所に備えて置き、一般の閲覧に供していること。

六　その他治験審査委員会の業務の公正かつ適正な遂行を損なうおそれがないこと。

（治験審査委員会の構成等）

第四十七条　治験審査委員会は、次に掲げる要件を満たしていなければならない。

一　治験について倫理的及び科学的観点から十分に審議を行うことができること。

二　五名以上の委員からなること。

三　委員のうち、医学、歯学、薬学その他の医療又は臨床試験に関する専門的知識を有する者以外の者（次号及び第五号の規定により委員に加えられている者を除く。）が加えられていること。

四　委員のうち、実施医療機関と利害関係を有しない者が加えられていること。

五　委員のうち、治験審査委員会の設置者と利害関係を有しない者が加えられていること。

2　治験審査委員会の設置者は、次に掲げる事項について記載した手順書、委員名簿並びに会議の記録及びその概要を作成し、当該手順書に従って業務を行わせなければならない。

一　委員長の選任方法

二　会議の成立要件

三　会議の運営に関する事項

四　第五十条第一項の適否の審査の実施時期に関する事項
五　会議の記録に関する事項
六　記録の保存に関する事項
七　その他必要な事項
3　治験審査委員会の設置者は、前項に規定する当該治験審査委員会の手順書、委員名簿及び会議の記録の概要を公表しなければならない。
4　治験審査委員会の設置者は、治験審査委員会の事務を行う者を選任しなければならない。

（治験審査委員会の会議）
第四十八条　次に掲げる委員は、審査の対象となる治験に係る審議及び採決に参加することができない。
一　治験依頼者の役員又は職員その他の治験依頼者と密接な関係を有する者
二　自ら治験を実施する者又は自ら治験を実施する者と密接な関係を有する者
三　実施医療機関の長、治験責任医師等又は治験協力者
2　審議に参加していない委員は、採決に参加することができない。

（治験審査委員会の審査）
第四十九条　実施医療機関の長は、当該実施医療機関において治験を行うことの適否について、あらかじめ、第四十六条第一項の治験審査委員会の意見を聴かなければならない。
2　実施医療機関の長は、前項の治験審査委員会（当該実施医療機関の長が設置した第四十六条第一項第一号に掲げる治験審査委員会及び同項第五号から第八号までに掲げる治験審査委員会のうち当該実施医療機関を有する法人が設置したものを除く。）に調査審議を行わせることとする場合には、あらかじめ、次に掲げる事項を記載した文書により当該治験審査委員会の設置者との契約を締結しなければならない。
一　当該契約を締結した年月日
二　当該実施医療機関及び当該治験審査委員会の設置者の名称及び所在地
三　当該契約に係る業務の手順に関する事項
四　当該治験審査委員会が意見を述べるべき期限
五　被験者の秘密の保全に関する事項
六　その他必要な事項
3　前項の契約の締結については、第十二条第二項から第六項までの規定を準用する。この場合において、これらの規定中「治験の依頼をしようとする者」とあるのは「実施医療機関の長」と、「受託者」とあるのは「第四十六条第一項の治験審査委員会（当該実施医療機関の長が設置した同項第一号に掲げる治験審査委員会及び同項第五号から第八号までに掲げる治験審査委員会のうち当該

実施医療機関を有する法人が設置したものを除く。）の設置者」と読み替えるものとする。

4　実施医療機関の長は、第一項の規定により第四十六条第一項の治験審査委員会の意見を聴くに当たり、治験を行うことの適否の判断の前提となる特定の専門的事項を調査審議させるため必要があると認めるときは、当該治験審査委員会の承諾を得て、当該専門的事項について当該治験審査委員会以外の治験審査委員会（第四十六条第一項各号に掲げるもの（同項第二号から第四号までに掲げるものにあっては、同条第二項各号に掲げる要件を満たすものに限る。）に限る。）の意見を聴くことができる。

5　実施医療機関の長は、前項の規定により意見を聴いた治験審査委員会（以下「専門治験審査委員会」という。）が意見を述べたときは、速やかに当該意見を第一項の規定により意見を聴いた治験審査委員会に報告しなければならない。

6　実施医療機関の長は、第四項の規定により専門治験審査委員会（当該実施医療機関の長が設置した第四十六条第一項第一号に掲げる治験審査委員会及び同項第五号から第八号までに掲げる治験審査委員会のうち当該実施医療機関を有する法人が設置したものを除く。）の意見を聴く場合には、あらかじめ、次に掲げる事項を記載した文書により当該専門治験審査委員会の設置者との契約を締結しなければならない。

一　当該契約を締結した年月日

二　当該実施医療機関及び当該専門治験審査委員会の設置者の名称及び所在地

三　当該契約に係る業務の手順に関する事項

四　当該専門治験審査委員会が調査審議を行う特定の専門的事項の範囲及び当該専門治験審査委員会が意見を述べるべき期限

五　被験者の秘密の保全に関する事項

六　その他必要な事項

7　前項の契約の締結については、第十二条第二項から第五項までの規定を準用する。この場合において、これらの規定中「治験の依頼をしようとする者」とあるのは「実施医療機関の長」と、「受託者」とあるのは「第四十九条第五項に規定する専門治験審査委員会（当該実施医療機関の長が設置した第四十六条第一項第一号に掲げる治験審査委員会及び同項第五号から第八号までに掲げる治験審査委員会のうち当該実施医療機関を有する法人が設置したものを除く。）の設置者」と読み替えるものとする。

8　実施医療機関の長は、第一項又は第四項の規定により、第四十六条第一項の治験審査委員会（当該実施医療機関の長が設置した同項第一号に掲げる治験審査委員会を除く。）に意見を聴くときは、第四十七条第二項に規定する当該治験審査委員会の手順書及び委員名簿を入手しなければならない。

（継続審査等）

第五十条　実施医療機関の長は、治験の期間が一年を超える場合には、一年に一回以上、当該実施医療機関において治験を継続して行うことの適否について、前条第一項の規定により意見を聴いた治験審査委員会の意見を、当該治験を継続して行うことの適否の判断の前提となる特定の専門的事項について前条第四項の規定により意見を聴いた専門治験審査委員会がある場合にあっては当該専門治験審査委員会の意見を聴かなければならない。

2　実施医療機関の長は、第二十八条第二項及び第三項並びに第三十九条第二項の規定により通知を受けたとき、第六十八条第二項及び第三項並びに第七十四条第三項の規定により報告を受けたときその他実施医療機関の長が必要があると認めたときは、当該実施医療機関において治験を継続して行うことの適否について、前条第一項の規定により意見を聴いた治験審査委員会（当該治験を継続して行うことの適否の判断の前提となる特定の専門的事項について前条第四項の規定により意見を聴いた専門治験審査委員会がある場合にあっては、同条第一項の規定により意見を聴いた治験審査委員会及び当該専門治験審査委員会）の意見を聴かなければならない。

3　前二項の規定により専門治験審査委員会の意見を聴く場合については、前条第五項の規定を準用する。

4　実施医療機関の長は、第四十一条第二項に規定するモニタリング報告書を受け取ったとき又は第四十二条第三項に規定する監査報告書を受け取ったときは、当該実施医療機関において治験が適切に行われているかどうか又は適切に行われたかどうかについて、前条第一項の規定により意見を聴いた治験審査委員会の意見を聴かなければならない。

（治験審査委員会の責務）

第五十一条　第四十六条第一項の治験審査委員会（以下この条において「治験審査委員会」という。）は、第四十九条第一項の規定により実施医療機関の長から意見を聴かれたときは、審査の対象とされる治験が倫理的及び科学的に妥当であるかどうかその他当該治験が当該実施医療機関において行うのに適当であるかどうかを、次に掲げる資料に基づき審査し、文書により意見を述べなければならない。

一　第十条第一項各号又は第二十一条各号に掲げる文書

二　被験者の募集の手順に関する資料

三　第七条第五項又は第十八条第四項に規定する情報その他治験を適正に行うために重要な情報を記載した文書

四　治験責任医師等となるべき者の履歴書

五　その他当該治験審査委員会が必要と認める資料

2　専門治験審査委員会は、第四十九条第四項の規定により実施医療機関の長か

ら意見を聴かれたときは、審査の対象とされる特定の専門的事項について前項各号に掲げる資料（当該専門治験審査委員会が必要と認めるものに限る。）に基づき審査し、文書により意見を述べなければならない。

3　治験審査委員会及び専門治験審査委員会は、前条第一項又は第二項の規定により実施医療機関の長から意見を聴かれたときは、治験審査委員会にあっては当該実施医療機関において当該治験が適切に行われているかどうかを調査した上で当該実施医療機関において治験を継続して行うことの適否を、専門治験審査委員会にあっては意見を聴かれた特定の専門的事項について調査した上で当該治験を継続して行うことの適否の判断の前提となる専門的事項を審査し、文書により意見をそれぞれ審査し、意見を聴かれた事項に係る事態の緊急性に応じて速やかに、文書により意見を述べなければならない。

4　治験審査委員会は、前条第四項の規定により実施医療機関の長から意見を聴かれたときは、当該実施医療機関において当該治験が適切に行われているかどうか又は適切に行われていたかどうかについて審査し、文書により意見を述べなければならない。

5　第四十九条第四項の規定により実施医療機関の長が専門治験審査委員会の意見を聴いた場合においては、治験審査委員会は、第一項又は第三項の規定により意見を述べるに当たり、同条第五項（前条第三項において準用する場合を含む。）の規定により報告された当該専門治験審査委員会の意見を踏まえて、これを行わなければならない。

6　実施医療機関の長は、第一項又は第三項の規定による治験審査委員会の意見を治験の依頼をしようとする者又は治験依頼者及び治験責任医師となるべき者又は治験責任医師に文書により通知しなければならない。

7　実施医療機関の長は、第一項、第三項又は第四項の規定による治験審査委員会の意見を自ら治験を実施しようとする者又は自ら治験を実施する者に文書により通知しなければならない。

8　第六項の規定による文書による通知については、第十条第二項から第六項までの規定を準用する。この場合において、これらの規定中「治験の依頼をしようとする者」とあるのは「実施医療機関の長」と、「実施医療機関の長」とあるのは「治験の依頼をしようとする者又は治験依頼者」と読み替えるものとする。

（治験審査委員会の意見）

第五十二条　実施医療機関は、第四十九条第一項の規定により意見を聴いた治験審査委員会が、治験を行うことが適当でない旨の意見を述べたときは、治験の依頼を受け、又は治験の実施を承認してはならない。

2　実施医療機関は、第五十条第一項又は第二項の規定により意見を聴いた治験審査委員会が、治験を継続して行うことが適当でない旨の意見を述べたときは、

治験の契約を解除し、又は治験を中止させなければならない。

3　実施医療機関の長は、第五十条第四項の規定により意見を聴いた治験審査委員会が、当該実施医療機関において当該治験が適切に行われていない旨又は適切に行われていなかった旨の意見を述べたときは、必要な措置を講じなければならない。

（記録の保存）

第五十三条　治験審査委員会を設置した者は、第四十七条第二項に規定する手順書及び委員名簿並びに会議の記録及びその概要、第四十九条第二項及び第六項の規定による契約に関する資料、第五十一条第一項各号に掲げる資料、同条第二項に規定する資料並びに第六十条第一項から第四項までの規定による治験審査委員会及び専門治験審査委員会に対する通知を、被験機器に係る医療機器についての製造販売の承認を受ける日（第三十二条第三項又は第四十三条第三項に規定する通知を受けたときは、通知を受けた日）又は治験の中止若しくは終了の後三年を経過した日のうちいずれか遅い日までの期間保存しなければならない。

第二節　実施医療機関

（実施医療機関の要件）

第五十四条　実施医療機関は、次に掲げる要件を満たしていなければならない。

一　十分な臨床観察及び試験検査を行う設備及び人員を有していること。

二　緊急時に被験者に対して必要な措置を講ずることができること。

三　治験責任医師等、薬剤師、看護師、診療放射線技師、臨床検査技師、臨床工学技士その他治験を適正かつ円滑に行うために必要な職員が十分に確保されていること。

（実施医療機関の長）

第五十五条　実施医療機関の長は、治験に係る業務に関する手順書を作成しなければならない。

2　実施医療機関の長は、当該実施医療機関における治験がこの省令、治験実施計画書、治験依頼者が治験を依頼する場合にあっては治験の契約書、自ら治験を実施する者が治験を実施する場合にあっては第二十一条第一項第五号から第十一号までに規定する文書及び前項の手順書に従って適正かつ円滑に行われるよう必要な措置を講じなければならない。

3　実施医療機関の長は、被験者の秘密の保全が担保されるよう必要な措置を講じなければならない。

（モニタリング等への協力）

第五十六条　実施医療機関の長は、治験依頼者が実施し、又は自ら治験を実施する者が実施させるモニタリング及び監査並びに第四十六条第一項の治験審査委員会及び第四十九条第五項の専門治験審査委員会（専門治験審査委員会にあっては、第四十九条第四項の規定により意見を聴く場合に限る。以下「治験審査委員会等」という。）による調査に協力しなければならない。

2　実施医療機関の長は、前項のモニタリング、監査又は調査が実施される際には、モニター、監査担当者又は治験審査委員会等の求めに応じ、第六十一条第二項各号に掲げる治験に関する記録を閲覧に供しなければならない。

（治験事務局）

第五十七条　実施医療機関の長は、治験に係る業務に関する事務を行う者を選任しなければならない。

（治験機器の管理）

第五十八条　治験機器管理者（治験機器を管理する者をいう。）は、第二十四条第六項又は第三十五条第六項の手順書に従って治験機器を適切に管理しなければならない。

（業務の委託等）

第五十九条　実施医療機関（自ら治験を実施する者が治験を実施する場合にあっては、治験責任医師又は実施医療機関。以下この条において同じ。）は、治験の実施に係る業務の一部を委託する場合には、次に掲げる事項を記載した文書により当該業務を受託する者との契約を締結しなければならない。

一　当該委託に係る業務の範囲

二　当該委託に係る業務の手順に関する事項

三　前号の手順に基づき当該委託に係る業務が適正かつ円滑に行われているかどうかを実施医療機関が確認することができる旨

四　当該受託者に対する指示に関する事項

五　前号の指示を行った場合において当該措置が講じられたかどうかを実施医療機関が確認することができる旨

六　当該受託者が実施医療機関に対して行う報告に関する事項

七　その他当該委託に係る業務について必要な事項

（治験の中止等）

第六十条　実施医療機関の長は、第二十八条第二項及び第三項の規定により治験依頼者から又は第三十九条第二項の規定により自ら治験を実施する者から通知を受けたときは、直ちにその旨を治験審査委員会等に文書により通知しなけれ

ばならない。

2　実施医療機関の長は、第三十二条第二項の規定により治験依頼者から若しくは第四十三条第二項の規定により自ら治験を実施する者から治験を中断し、若しくは中止する旨の通知を受けたとき又は第三十二条第三項の規定により治験依頼者から申請書に添付しないことを決定した旨の通知若しくは第四十三条第三項の規定により自ら治験を実施する者から申請書に添付されないことを知った旨の通知を受けたときは、速やかにその旨及びその理由を治験責任医師及び治験審査委員会等に文書により通知しなければならない。

3　実施医療機関の長は、第六十九条第二項の規定により治験責任医師から治験を中断し、又は中止する旨の報告を受けた場合は、速やかにその旨及びその理由を治験審査委員会等及び治験依頼者に文書により通知しなければならない。

4　実施医療機関の長は、第六十九条第三項の規定により治験責任医師から治験を終了する旨の報告を受けたときは、その旨及びその結果の概要を治験審査委員会等及び治験依頼者に通知しなければならない。

5　第三項の規定による文書による通知については、第十条第二項から第五項までの規定を準用する。この場合において、これらの規定中「治験の依頼をしようとする者」とあるのは「実施医療機関の長」と、「実施医療機関の長」とあるのは「治験依頼者」と読み替えるものとする。

（記録の保存）

第六十一条　実施医療機関の長は、記録保存責任者を置かなければならない。

2　前項の記録保存責任者は、次に掲げる治験に関する記録（文書を含む。）を被験機器に係る医療機器についての製造販売の承認を受ける日（第三十二条第三項又は第四十三条第三項の規定により通知を受けたときは、通知を受けた日後三年を経過した日）又は治験の中止若しくは終了の後三年を経過した日のうちいずれか遅い日までの期間保存しなければならない。

一　原資料

二　契約書又は承認書、同意文書及び説明文書その他この省令の規定により実施医療機関に従事する者が作成した文書又はその写し

三　治験実施計画書、第五十一条第一項から第三項までの規定により治験審査委員会等から入手した文書その他この省令の規定により入手した文書

四　治験機器の管理その他の治験に係る業務の記録

第三節　治験責任医師

（治験責任医師の要件）

第六十二条　治験責任医師は、次に掲げる要件を満たしていなければならない。

一　治験を適正に行うことができる十分な教育及び訓練を受け、かつ、十分な

臨床経験を有すること。

二　治験実施計画書、治験機器概要書及び第二十四条第七項又は第三十五条第七項に規定する文書に記載されている治験機器の適切な使用方法に精通していること。

三　治験を行うのに必要な時間的余裕を有すること。

（治験分担医師等）

第六十三条　治験責任医師は、当該治験に係る治験分担医師又は治験協力者が存する場合には、分担する業務の一覧表を作成しなければならない。

2　治験責任医師は、治験分担医師及び治験協力者に治験の内容について十分に説明するとともに、第二十八条第二項及び第三項の規定により通知された事項、第三十九条第二項の規定により通知した事項その他分担させる業務を適正かつ円滑に行うために必要な情報を提供しなければならない。

（被験者となるべき者の選定）

第六十四条　治験責任医師等は、次に掲げるところにより、被験者となるべき者を選定しなければならない。

一　倫理的及び科学的観点から、治験の目的に応じ、健康状態、症状、年齢、同意の能力等を十分に考慮すること。

二　同意の能力を欠く者にあっては、被験者とすることがやむを得ない場合を除き、選定しないこと。

三　治験に参加しないことにより不当な不利益を受けるおそれがある者を選定する場合にあっては、当該者の同意が自発的に行われるよう十分な配慮行うこと。

（被験者に対する責務）

第六十五条　治験責任医師等は、治験機器の適正な使用方法を被験者に説明し、かつ、必要に応じ、被験者が治験機器を適正に使用しているかどうかを確認しなければならない。

2　治験責任医師等は、被験者が他の医師により治療を受けている場合には、被験者の同意の下に、被験者が治験に参加する旨を当該他の医師に通知しなければならない。

3　実施医療機関の長及び治験責任医師等は、被験者に生じた有害事象に対して適切な医療が提供されるよう、事前に、必要な措置を講じておかなければならない。

4　治験責任医師等は、被験者に有害事象が生じ、治療が必要であると認めるときは、その旨を被験者に通知しなければならない。

（治験実施計画書からの逸脱）

第六十六条　治験責任医師等は、治験審査委員会が事前に承認した治験実施計画書を遵守して、治験を実施しなければならない。

2　治験責任医師は、被験者の緊急の危険を回避するためその他医療上やむを得ない理由により治験実施計画書に従わなかった場合には、全てこれを記録し、その旨及びその理由を記載した文書を直ちに治験依頼者が治験を依頼する場合にあっては治験依頼者及び実施医療機関の長に、自ら治験を実施する者が治験を実施する場合にあっては実施医療機関の長に提出しなければならない。

3　治験依頼者が治験を依頼する場合における前項の規定による文書の提出については、第十条第二項から第六項までの規定を準用する。この場合において、これらの規定中「治験の依頼をしようとする者」とあるのは「治験責任医師」と、「実施医療機関の長」とあるのは「治験依頼者」と読み替えるものとする。

（症例報告書）

第六十七条　治験責任医師等は、治験実施計画書に従って正確に症例報告書を作成し、これに氏名を記載しなければならない。

2　治験責任医師等は、症例報告書の記載を変更し、又は修正するときは、これにその日付及び氏名を記載しなければならない。

3　治験責任医師は、治験分担医師が作成した症例報告書を点検し、内容を確認した上で、これに氏名を記載しなければならない。

（不具合等報告）

第六十八条　治験責任医師は、治験の実施状況の概要を、適宜、実施医療機関の長に文書により報告しなければならない。

2　治験責任医師は、治験使用機器の不具合等による死亡その他の重篤な有害事象の発生を認めたとき又はその発生のおそれがあると認めたときは、直ちに実施医療機関の長に報告するとともに、治験依頼者に通知しなけばならない。この場合において、治験依頼者、実施医療機関の長又は治験審査委員会等から更に必要な情報の提供を求められたときは、当該治験責任医師はこれに応じなければならない。

3　自ら治験を実施する者が治験を実施する場合にあっては、治験責任医師は、治験使用機器の不具合等による死亡その他の重篤な有害事象の発生を認めたとき又はその発生のおそれがあると認めたときは、直ちに実施医療機関の長（一つの実施計画書に基づき共同で複数の実施医療機関において治験を実施する場合には他の実施医療機関の治験責任医師を含む。）に報告するとともに、治験機器提供者に通知しなければならない。この場合において、治験機器提供者、実施医療機関の長又は治験審査委員会等から更に必要な情報の提供を求められたときは、当該治験責任医師はこれに応じなければならない。

（治験の中止等）

第六十九条　治験責任医師は、第六十条第二項の通知により治験が中断され、又は中止されたときは、被験者に速やかにその旨を通知するとともに、適切な医療の提供その他必要な措置を講じなければならない。

2　治験責任医師は、自ら治験を中断し、又は中止したときは、実施医療機関の長に速やかにその旨及びその理由を文書により報告しなければならない。

3　治験責任医師は、治験を終了したときは、実施医療機関の長にその旨及びその結果の概要を文書により報告しなければならない。

第四節　被験者の同意

（文書による説明と同意の取得）

第七十条　治験責任医師等は、被験者となるべき者を治験に参加させるときは、あらかじめ治験の内容その他の治験に関する事項について当該者の理解を得るよう、文書により適切な説明を行い、文書により同意を得なければならない。

2　被験者となるべき者が同意の能力を欠くこと等により同意を得ることが困難であるときは、前項の規定にかかわらず、被験者となるべき者の代諾者の同意を得ることにより、当該被験者となるべき者を治験に参加させることができる。

3　治験責任医師等は、前項の規定により被験者となるべき者の代諾者の同意を得た場合には、代諾者の同意に関する記録及び代諾者と被験者との関係についての記録を作成しなければならない。

4　治験責任医師等は、当該被験者に対して治験機器の効果を有しないと予測される治験においては、第二項の規定にかかわらず、同意を得ることが困難な被験者となるべき者を治験に参加させてはならない。ただし、第七条第二項又は第十八条第二項に規定する場合は、この限りではない。

5　治験責任医師等は、説明文書の内容その他治験に関する事項について、被験者となるべき者（被験者となるべき者の代諾者の同意を得る場合にあっては、当該者。次条から第七十三条までにおいて同じ。）に質問をする機会を与え、かつ、当該質問に十分に答えなければならない。

（説明文書）

第七十一条　治験責任医師等は、前条第一項の説明を行うときは、次に掲げる事項を記載した説明文書を交付しなければならない。

一　当該治験が試験を目的とするものである旨

二　治験の目的

三　治験責任医師の氏名及び連絡先

四　治験の方法

五　予測される治験機器による被験者の心身の健康に対する利益（当該利益が見込まれない場合はその旨）及び予測される被験者に対する不利益
六　他の治療方法に関する事項
七　治験に参加する期間
八　治験の参加をいつでも取りやめることができる旨
九　治験に参加しないこと又は参加を取りやめることにより被験者が不利益な取扱いを受けない旨
十　治験の参加を取りやめる場合の治験機器の取扱いに関する事項
十一　被験者の秘密が保全されることを条件に、モニター、監査担当者及び治験審査委員会等が原資料を閲覧できる旨
十二　被験者に係る秘密が保全される旨
十三　健康被害が発生した場合における実施医療機関の連絡先
十四　健康被害が発生した場合に必要な治療が行われる旨
十五　健康被害の補償に関する事項
十六　当該治験の適否等について調査審議を行う治験審査委員会の種類、各治験審査委員会において調査審議を行う事項その他当該治験に係る治験審査委員会に関する事項
十七　被験者が負担する治験の費用があるときは、当該費用に関する事項
十八　当該治験に係る必要な事項

2　説明文書には、被験者となるべき者に権利を放棄させる旨又はそれを疑わせる記載及び治験依頼者、自ら治験を実施する者、実施医療機関、治験責任医師等の責任を免除し、若しくは軽減させる旨又はそれを疑わせる記載をしてはならない。

3　説明文書には、できる限り平易な表現を用いなければならない。

（同意文書等への署名等）

第七十二条　第七十条第一項又は第二項に規定する同意は、被験者となるべき者が説明文書の内容を十分に理解した上で、当該内容の治験に参加することに同意する旨を記載した文書（以下「同意文書」という。）に、説明を行った治験責任医師等及び被験者となるべき者（第三項に規定する立会人が立ち会う場合にあっては、被験者となるべき者及び立会人。次条において同じ。）が日付を記載して、これに署名しなければ、効力を生じない。

2　第七十条第一項又は第二項に規定する同意は、治験責任医師等に強制され、又はその判断に不当な影響を及ぼされたものであってはならない。

3　説明文書を読むことができない被験者となるべき者（第七十条第二項に規定する被験者となるべき者を除く。）に対する同条第一項に規定する説明及び同意は、立会人を立ち会わせた上で、しなければならない。

4　前項の立会人は、治験責任医師等及び治験協力者であってはならない。

（同意文書の交付）

第七十三条　治験責任医師等は、治験責任医師等及び被験者となるべき者が署名した同意文書の写しを被験者（代諾者の同意を得た場合にあっては、当該者。次条において同じ。）に交付しなければならない。

（被験者の意思に影響を与える情報が得られた場合）

第七十四条　治験責任医師等は、治験に継続して参加するかどうかについて被験者の意思に影響を与えるものと認める情報を入手した場合には、直ちに当該情報を被験者に提供し、これを文書により記録するとともに、被験者が治験に継続して参加するかどうかを確認しなければならない。この場合においては、第七十条第五項及び第七十二条第二項の規定を準用する。

2　治験責任医師は、前項の場合において、説明文書を改訂する必要があると認めたときは、速やかに説明文書を改訂しなければならない。

3　治験責任医師は、前項の規定により説明文書を改訂したときは、その旨を実施医療機関の長に報告するとともに、治験の参加の継続について改めて被験者の同意を得なければならない。この場合においては、第七十一条から前条までの規定を準用する。

（緊急状況下における救命的治験）

第七十五条　治験責任医師等は、第七条第三項又は第十八条第三項に規定する治験においては、次の各号の全てに該当する場合に限り、被験者となるべき者及び代諾者となるべき者の同意を得ずに当該被験者となるべき者を治験に参加させることができる。

一　被験者となるべき者に緊急かつ明白な生命の危険が生じていること。

二　現在における治療方法では十分な効果が期待できないこと。

三　被験機器の使用により被験者となるべき者の生命の危険が回避できる可能性が十分にあると認められること。

四　予測される被験者に対する不利益が必要な最小限度のものであること。

五　代諾者となるべき者と直ちに連絡を取ることができないこと。

2　治験責任医師等は、前項に規定する場合には、速やかに被験者又は代諾者となるべき者に対して当該治験に関する事項について適切な説明を行い、当該治験への参加について文書により同意を得なければならない。

第五章　使用成績評価の資料の基準

（使用成績評価の資料の基準）

第七十六条　法第二十三条の二の五又は第二十三条の二の十七の承認を受けた者

が行う医療機器の臨床試験の実施に係る法第二十三条の二の五第三項（法第二十三条の二の六の二第五項において読み替えて適用する場合に限る。）及び第二十三条の二の九第四項に規定する資料の収集及び作成については、第四条から第六条まで、第七条（第三項第一号を除く。）、第九条、第十条（第一項第二号を除く。）、第十一条本文、第十二条から第十五条まで、第二十四条から第三十一条まで、第三十二条第一項及び第二項、第三十三条、第三十四条、第四十六条、第四十七条、第四十八条（第一項第二号を除く。）、第四十九条、第五十条、第五十一条（第七項を除く。）、第五十二条から第六十七条まで、第六十八条（第三項を除く。）並びに第六十九条から第七十五条までの規定を準用する。この場合において、これらの規定（見出しを含み、第二十四条第二項ただし書を除く。）中「治験」とあるのは「製造販売後臨床試験」と、「治験実施計画書」とあるのは「製造販売後臨床試験実施計画書」と、「治験責任医師」とあるのは「製造販売後臨床試験責任医師」と、「治験国内管理人」とあるのは「製造販売後臨床試験国内管理人」と、「治験調整医師」とあるのは「製造販売後臨床試験調整医師」と、「治験調整委員会」とあるのは「製造販売後臨床試験調整委員会」と、「治験分担医師」とあるのは「製造販売後臨床試験分担医師」と、「治験責任医師等」とあるのは「製造販売後臨床試験責任医師等」と、「治験依頼者」とあるのは「製造販売後臨床試験依頼者」と、「治験機器管理者」とあるのは「製造販売後臨床試験機器管理者」と、「治験協力者」とあるのは「製造販売後臨床試験協力者」と、「治験審査委員会」とあるのは「製造販売後臨床試験審査委員会」と、「専門治験審査委員会」とあるのは「専門製造販売後臨床試験審査委員会」と、「治験審査委員会等」とあるのは「製造販売後臨床試験審査委員会等」と、「治験使用機器」とあるのは「製造販売後臨床試験使用機器」と、「治験使用機器等」とあるのは「製造販売後臨床試験使用機器等」と、これらの規定（見出しを含み、第十一条本文、第二十四条の見出し並びに同条第一項、第二項及び第五項から第七項まで、第二十五条（見出しを含む。）並びに第五十八条（見出しを含む。）の規定を除く。）中「治験機器」とあるのは「製造販売後臨床試験機器」と、第七条第一項第二号中「全部又は一部」とあるのは「一部」と、第十一条本文中「治験機器」とあるのは「被験者、製造販売後臨床試験責任医師等又は製造販売後臨床試験協力者が被験機器及び対照機器の識別をできない状態（以下「盲検状態」という。）にした製造販売後臨床試験機器」と、第十二条第一項及び第十三条第一項中「全部又は一部」とあるのは「一部」と、第二十四条の見出し並びに同条第一項、第二項及び第五項から第七項までの規定中「治験機器」とあるのは「盲検状態にした製造販売後臨床試験機器」と、同条第一項第一号中「治験用」とあるのは「製造販売後臨床試験用」と、同条第二項ただし書中「被験者、治験責任医師等若しくは治験協力者が被験機器及び対照機器の識別をできない状態」とあるのは「盲検状態」と、「拡大治験」とあるのは「拡大製造販売後臨床試験」と、

同条第二項各号中「予定される」とあるのは「承認されている」と、第二十五条（見出しを含む。）中「治験機器」とあるのは「盲検状態にした製造販売後臨床試験機器」と、第二十八条第二項中「治験使用機器について法第八十条の二第六項に規定する事項」とあるのは「法第六十八条の十第一項に規定する事項（医薬品、医療機器等の品質、有効性及び安全性の確保等に関する法律施行規則第二百二十八条の二十第二項第一号及び第二号に規定する事項であって当該製造販売後臨床試験において発生したものに限る。）」と、「当該被験機器について初めて治験の計画を届け出た日」とあるのは「当該被験機器に係る医療機器の製造販売の承認の際に厚生労働大臣が指定した日」と、同条第三項中「治験機器概要書」とあるのは「添付文書若しくは注意事項等情報」と、同条第四項中「治験実施計画書及び治験機器概要書」とあるのは「製造販売後臨床試験実施計画書」と、第三十四条第一項中「に係る医療機器についての製造販売の承認（法第二十三条の二の六の二第一項の規定により条件及び期限を付したものを除く。第四十五条、第五十三条及び第六十一条第二項において同じ。）を受ける日（第三十二条第三項の規定により通知したときは、通知した日後三年を経過した日）又は治験の中止若しくは終了の後三年を経過した日のうちいずれか遅い日までの期間」とあるのは「の使用成績評価が終了した日後五年間」と、第五十三条中「に係る医療機器についての製造販売の承認を受ける日（第三十二条第三項又は第四十三条第三項に規定する通知を受けたときは、通知を受けた日）又は治験の中止若しくは終了の後三年を経過した日のうちいずれか遅い日までの期間」とあるのは「の使用成績評価が終了する日まで」と、第五十七条の見出し中「治験事務局」とあるのは「製造販売後臨床試験事務局」と、第五十八条（見出しを含む。）中「治験機器」とあるのは「盲検状態にした製造販売後臨床試験機器」と、「第二十四条第六項又は第三十五条第六項」とあるのは「第二十四条第六項」と、第六十条第一項中「第二十八条第二項及び第三項の規定により治験依頼者から又は第三十九条第二項の規定により自ら治験を実施する者」とあるのは「製造販売後臨床試験依頼者」と、同条第二項中「第三十二条第二項の規定により治験依頼者から若しくは第四十三条第二項の規定により自ら治験を実施する者」とあるのは「製造販売後臨床試験依頼者」と、「通知を受けたとき又は第三十二条第三項の規定により治験依頼者から申請書に添付しないことを決定した旨の通知若しくは第四十三条第三項の規定により自ら治験を実施する者から申請書に添付されないことを知った旨の通知」とあるのは「通知」と、第六十一条第二項中「に係る医療機器についての製造販売の承認を受ける日（第三十二条第三項又は第四十三条第三項の規定により通知を受けたときは、通知を受けた日後三年を経過した日）又は治験の中止若しくは終了の後三年を経過した日のうちいずれか遅い日までの期間」とあるのは「の使用成績評価が終了する日まで」と、第六十二条第二号中「治験実施計画書、治験機器概要書」とあるのは「製造販売後臨床試験実施計画書」と読み替える

ものとする。

第六章　治験の依頼等の基準

（法第八十条の二第一項の厚生労働省令で定める基準）

第七十七条　法第八十条の二第一項の厚生労働省令で定める基準は、第四条第一項、第五条、第七条第一項(第九号及び第十一号から第十三号までを除く。)、第八条第一項、第十一条、第十三条（同条第一項第十号、第十二号から第十五号まで及び第十七号を除く。)、第十四条及び第十五条の規定を準用する。この場合において、第四条第一項中「実施医療機関及び治験責任医師の選定、治験使用機器の管理、治験使用機器等の不具合に関する情報等（以下「不具合情報等」という。）の収集、記録の保存その他の治験の依頼及び管理に係る」とあるのは「治験機器の管理及び記録の保存の」と、第五条中「試験その他治験の依頼をするために必要な試験」とあるのは「試験」と、第十三条第一項中「前条の規定により」とあるのは「治験の依頼及び管理に係る」と読み替えるものとする。

（法第八十条の二第四項の厚生労働省令で定める基準）

第七十八条　治験の依頼を受けた者に係る法第八十条の二第四項の厚生労働省令で定める基準は、第四十六条から第七十五条まで（第四十八条第一項第二号、第五十条第四項、第五十一条第四項及び第七項並びに第五十二条第三項を除く。）の規定を準用する。

2　自ら治験を実施しようとする者に係る法第八十条の二第四項 の厚生労働省令で定める基準は、第十六条第一項、第十七条、第十八条第一項（第九号及び第十一号から第十三号までを除く。)、第十九条第一項、第二十一条（第九号、第十号及び第十二号から第十四号までを除く。)、第二十三条、第三十五条（第一項第五号及び第七項を除く。)、第四十条第一項及び第三項、第四十五条（第一号から第四号までを除く。）並びに第四十六条から第七十五条まで（第四十八条第一項第一号、第五十一条第六項及び第八項並びに第六十八条第二項を除く。）の規定を準用する。この場合において、第十六条第一項中「治験実施計画書の作成、治験使用機器の管理、治験使用機器等の不具合情報等の収集、記録の保存その他の治験の実施の準備及び管理に係る」とあるのは「治験機器の管理及び記録の保存の」と、第十七条中「試験その他治験を実施するために必要な試験」とあるのは「試験」と、第三十五条第五項中「製造数量等の製造」とあるのは「製造数量」と、「安定性等の品質」とあるのは「品質」と、第四十五条中「適切に保存」とあるのは「保存」と読み替えるものとする。

（法第八十条の二第五項の厚生労働省令で定める基準）

第七十九条　法第八十条の二第五項の厚生労働省令で定める基準は、第二十四条（第一項第五号及び第七項を除く。）、第二十九条第一項並びに第三十四条第一項（第一号から第四号までを除く。）及び第二項の規定を準用する。この場合において、第二十四条第五項中「製造数量等の製造」とあるのは「製造数量」と、「安定性等の品質」とあるのは「品質」と、第三十四条第一項中「適切に保存」とあるのは「保存」と読み替えるものとする。

附　則

（施行期日）

第一条　この省令は、薬事法及び採血及び供血あつせん業取締法の一部を改正する法律（平成十四年法律第九十六号）附則第一条に掲げる政令で定める施行の日（平成十七年四月一日）から施行する。

（承認審査資料の基準に関する経過措置）

第二条　法第十四条第三項に規定する資料のうち、この省令の施行の前に収集され、又は作成されたもの及びこの省令の施行の際に現に収集され、又は作成されているものについては、第三条第一項中「第二章第一節、第三章第一節及び第四章（第四十八条第一項第二号、第五十条第三項、第五十一条第三項及び第五項、第五十二条第三項並びに第六十八条第三項を除く。）の規定の定めるところ」とあるのは、「第四十九条第一項、第五十四条、第六十四条、第六十七条第一項、第七十条第一項及び第二項の規定の定めるところ並びに薬事法施行規則等の一部を改正する省令（平成十六年厚生労働省令第百十二号）第一条の規定による改正前の薬事法施行規則（昭和三十六年厚生省令第一号）第六十七条の規定の例」と、第七十条第一項中「文書により適切な説明を行い、文書により同意」とあるのは「適切な説明を行い、同意」とする。

（法第八十条の二第一項の厚生労働省令で定める基準に関する経過措置）

第三条　この省令の施行前に治験の計画書であって、第七条第一項（第二号から第四号まで及び第九号から第十三号までを除く。）の規定に適合するものが作成されていた場合における当該治験に係る法第八十条の二第一項に規定する治験の依頼については、第七十七条の規定にかかわらず、薬事法施行規則等の一部を改正する省令（平成十六年厚生労働省令第百十二号）第一条の規定による改正前の薬事法施行規則（昭和三十六年厚生省令第一号）第六十七条の規定の例による。

附　則（平 21・3・31 厚労令 68）

（施行期日）

第一条　この省令は、平成二十一年四月一日から施行する。ただし、第一条中第四十七条の改正規定（同条中第三項を第四項とし、第二項の次に一項を加える部分に限る。）は、平成二十二年四月一日から施行する。

（経過措置）

第二条　この省令の施行前に実施された又はこの省令の施行の際現に実施されている医療機器の臨床試験については、第一条の規定による改正後の医療機器の臨床試験の実施の基準に関する省令（次条において「新令」という。）の規定にかかわらず、なお従前の例による。

第三条　この省令の施行前に治験実施計画書（医療機器の臨床試験の実施の基準に関する省令第七条第一項から第三項まで又は第十八条第一項から第三項までの規定に適合するものに限る。）又は製造販売後臨床試験実施計画書（この省令による改正前の医療機器の臨床試験の実施の基準に関する省令第七十六条において準用する第七条第一項から第三項まで（同項第一号を除く。）の規定に適合するものに限る。）が作成された医療機器の臨床試験（前条に該当するものを除く。）については、新令の規定にかかわらず、なお従前の例による。

附　則（平24・12・28厚労令161）抄

（施行期日）

第一条　この省令は、公布の日から施行する。

（経過措置）

第三条　この省令の施行前に治験実施計画書が作成された治験についての治験依頼者に係る通知（基準省令第二十条第二項の通知をいう。以下同じ。）については、平成二十六年六月三十日までの間は、なお従前の例による。

2　前項の規定にかかわらず、同項の治験依頼者が平成二十六年六月三十日までの間に通知を行う場合において、当該通知については、当該治験依頼者の選択により、第二条の規定による改正後の基準省令（以下「新基準省令」という。）第二十条第二項の規定の適用を受けることができる。

3　新基準省令第二十条第二項の規定は、第一項の治験依頼者に係る通知については、平成二十六年七月一日から適用する。

4　新基準省令第二十条第二項の規定は、この省令の施行後に治験実施計画書が作成された治験についての治験依頼者に係る通知については、平成二十六年七月一日から適用する。

5　前項の治験依頼者に係る通知であって、平成二十六年六月三十日までの間に行われるものについては、第二条の規定による改正前の基準省令第二十条第二項の通知とみなして、同項の規定を適用する。

6　前項の規定にかかわらず、同項の通知については、同項の治験依頼者の選択により、新基準省令第二十条第二項の規定の適用を受けることができる。

附　則（平25・2・8厚労令11）抄

（施行期日）

第一条　この省令は、公布の日から施行する。ただし、第一条の規定、第二条中

医療機器の臨床試験の実施の基準に関する省令第二条第二十項、第二十八条、第五十条第二項、第六十条第一項、第六十三条第二項、第六十八条及び第七十六条の改正規定（「「治験責任医師」とあるのは「当該製造販売後臨床試験責任医師」と、同条第三項」を「「当該被験機器について初めて治験の計画を届け出た日」とあるのは「当該被験機器に係る医療機器の製造販売の承認の際に厚生労働大臣が指定した日」と、同条第三項中「治験機器概要書」とあるのは「添付文書」と、同条第四項」に改める部分に限る。）並びに附則第四条の規定は、平成二十六年七月一日から施行する。

（経過措置）

第二条　この省令（前条ただし書に規定する規定については、当該規定。以下同じ。）の施行前に実施された又はこの省令の施行の際現に実施されている医療機器の臨床試験については、第一条の規定による改正後の薬事法施行規則（以下「新薬事法施行規則」という。）及び第二条の規定による改正後の医療機器の臨床試験の実施の基準に関する省令（以下「新基準省令」という。）の規定にかかわらず、なお従前の例による。

第三条　この省令の施行前に治験実施計画書（医療機器の臨床試験の実施の基準に関する省令第七条第一項から第三項まで又は第十八条第一項から第三項までの規定に適合するものに限る。）又は製造販売後臨床試験実施計画書（第二条の規定による改正前の医療機器の臨床試験の実施の基準に関する省令第七十六条において準用する同令第七条第一項から第三項まで（同項第一号を除く。）の規定に適合するものに限る。）が作成された医療機器の臨床試験（前条に該当するものを除く。）については、新薬事法施行規則又は新基準省令の規定にかかわらず、なお従前の例による。

附　則（令4・5・20厚労令84）抄

（施行期日）

第一条　この省令は、医薬品、医療機器等の品質、有効性及び安全性の確保等に関する法律等の一部を改正する法律（令和四年法律第四十七号）の公布の日〔令和4年5月20日〕から施行する。

医療機器の製造販売後の調査及び試験の実施の基準に関する省令

（平成17年年3月23日 厚生労働省令第38号）

改正　平26：7/30厚労令87　平29：7/31厚労令81、10/26厚労令116　令2：8/31厚労令155　令4：5/20厚労令84　令5：12/26厚労令161

薬事法（昭和三十五年法律第百四十五号）第十四条の四第四項及び第十四条の六第四項（これらの規定を同法第十九条の四において準用する場合を含む。）の規定に基づき、医療機器の製造販売後の調査及び試験の実施の基準に関する省令を次のように定める。

［編注：前文は省令公布時のまま］

医療機器の製造販売後の調査及び試験の実施の基準に関する省令

（趣旨）

第一条　この省令は、医薬品、医療機器等の品質、有効性及び安全性の確保等に関する法律（昭和三十五年法律第百四十五号。以下「法」という。）第二十三条の二の六の二第五項において読み替えて適用する法第二十三条の二の五第三項並びに第二十三条の二の九第四項（これらの規定を法第二十三条の二の十七第五項及び第二十三条の二の十九において準用する場合を含む。第十二条において同じ。）の厚生労働省令で定める基準のうち製造販売後の調査及び試験に係るもの（医療機器の臨床試験の実施の基準に関する省令（平成十七年厚生労働省令第三十六号）に定めるものを除く。）及び医療機器の製造販売業者又は外国製造医療機器等特例承認取得者が法第二十三条の二の五第一項に規定する医療機器について行う製造販売後の調査及び試験の業務に関して遵守すべき事項を定めるものとする。

（定義）

第二条　この省令において「製造販売後調査等」とは、医療機器の製造販売業者又は外国製造医療機器等特例承認取得者（以下「製造販売業者等」という。）が、医療機器の品質、有効性及び安全性等に関する情報の収集、検出、確認又は検証のために行う調査又は試験であって、次に掲げるものをいう。

一　使用成績調査（医療機関から収集した情報を用いて、診療において、医療機器の副作用による疾病等の種類別の発現状況並びに品質、有効性及び安全性等に関する情報の検出又は確認のために行う調査であって、次に掲げるものをいう。以下同じ。）

イ　一般使用成績調査（医療機器を使用する者の条件を定めることなく行う調査（ハに規定する使用成績比較調査に該当するものを除く。）をいう。）

ロ　特定使用成績調査（小児、高齢者、妊産婦、医療機器を長期に使用する者その他医療機器を使用する者の条件を定めて行う調査（ハに規定する使用成績比較調査に該当するものを除く。）をいう。）

ハ　使用成績比較調査（特定の医療機器を使用する者の情報と当該医療機器を使用しない者の情報とを比較することによって行う調査をいう。）

二　製造販売後データベース調査（医療情報データベース取扱事業者が提供する医療情報データベースを用い、医療機器の副作用による疾病等の種類別の発現状況並びに品質、有効性及び安全性等に関する情報の検出又は確認のために行う調査をいう。以下同じ。）

三　製造販売後臨床試験（治験、使用成績調査若しくは製造販売後データベース調査の成績に関する検討を行った結果得られた推定等を検証し、又は診療においては得られない品質、有効性及び安全性等に関する情報を収集するため、医療機器について法第二十三条の二の五第一項若しくは第十五項（法第二十三条の二の十七第五項において準用する場合を含む。）又は第二十三条の二の十七第一項の承認に係る性能、使用目的、効能及び効果に従い行う試験をいう。以下同じ。）

2　この省令において「医療情報データベース」とは、一定の期間において収集される診療録その他の診療に関する記録、診療報酬請求書、疾病登録等に関する情報の集合物であって、それらの情報を電子計算機を用いて検索することができるように体系的に構成したものをいう。

3　この省令において「医療情報データベース取扱事業者」とは、医療情報データベースを事業の用に供している者をいう。

（製造販売後調査等業務手順書）

第三条　製造販売業者等は、製造販売後調査等を適正かつ円滑に実施するため、次に掲げる手順を記載した製造販売後調査等業務手順書を作成しなければならない。

一　使用成績調査に関する手順

二　製造販売後データベース調査に関する手順

三　製造販売後臨床試験に関する手順

四　自己点検に関する手順

五　製造販売後調査等業務に従事する者に対する教育訓練に関する手順

六　製造販売後調査等業務の委託に関する手順

七　製造販売後調査等業務の記録の保存に関する手順

八　その他製造販売後調査等を適正かつ円滑に実施するために必要な手順

2　製造販売業者等は、製造販売後調査等業務手順書を作成し、又は改訂したときは、当該製造販売後調査等業務手順書にその日付を記載し、これを保存しなければならない。

（製造販売後調査等管理責任者）

第四条　製造販売業者等は、製造販売後調査等に係る業務を統括する者（以下「製造販売後調査等管理責任者」という。）を置かなければならない。

2　製造販売後調査等管理責任者は、販売に係る部門に属する者であってはならない。

3　製造販売業者等は、製造販売後調査等管理責任者に次に掲げる業務を行わせなければならない。

一　医療機器ごとに使用成績調査、製造販売後データベース調査又は製造販売後臨床試験の概要を記載した製造販売後調査等基本計画書を作成し、これを保存すること。

二　製造販売後調査等業務手順書及び製造販売後調査等基本計画書（医薬品、医薬部外品、化粧品、医療機器及び再生医療等製品の製造販売後安全管理の基準に関する省令（平成十六年厚生労働省令第百三十五号。以下「基準省令」という。）第九条の三第一項第一号の規定により医療機器等総括製造販売責任者（法第二十三条の二の十四第二項に規定する医療機器等総括製造販売責任者をいう。以下同じ。）又は安全管理責任者（基準省令第四条第二項に規定する安全管理責任者をいう。以下同じ。）が医療機器等リスク管理計画書（基準省令第九条の三第一項第一号に規定する医療機器等リスク管理計画書をいう。以下同じ。）を作成したときは、医療機器等リスク管理計画書）に基づき、使用成績調査、製造販売後データベース調査又は製造販売後臨床試験ごとに、実施方法及び評価方法を記載した使用成績調査実施計画書、製造販売後データベース調査実施計画書又は医療機器の臨床試験の実施の基準に関する省令に規定する製造販売後臨床試験実施計画書その他製造販売後調査等を行うために必要な事項を文書により定めること。

三　医療機器に関する情報の検討の結果、必要があると認めるときは、製造販売後調査等基本計画書又は前号の文書を改訂すること。

四　製造販売後調査等基本計画書又は第二号に規定する文書（以下この号において「製造販売後調査等基本計画書等」という。）を作成し、又は前号の規定により改訂した場合は、当該製造販売後調査等基本計画書等にその日付を記載し、これを保存すること。

五　製造販売後調査等を行うために必要があると認めるときは、製造販売業者等に文書により意見を述べ、当該文書又はその写しを保存すること。

4　製造販売後調査等管理責任者は、基準省令第九条の三第一項第一号の規定により総括製造販売責任者又は安全管理責任者が医療機器等リスク管理計画書を作成し、かつ、これを保存しているときは、前項第一号の規定にかかわらず、製造販売後調査等基本計画書を作成し、これを保存することを要しない。

5　製造販売業者等は、前項第五号の規定により製造販売後調査等管理責任者が

述べる意見を尊重しなければならない。

6　製造販売業者等は、製造販売後調査等管理責任者が製造販売後調査等の業務を遂行するに当たって支障を生ずることがないようにしなければならない。

（製造販売後調査等の実施）

第五条　製造販売業者等は、製造販売後調査等業務手順書に基づき、次に掲げる製造販売後調査等の実施の業務を製造販売後調査等管理責任者に行わせなければならない。

一　製造販売後調査等の実施について企画、立案及び調整を行うこと。

二　製造販売後調査等が製造販売後調査等業務手順書、製造販売後調査等基本計画書（基準省令第九条の三第一項第一号の規定により総括製造販売責任者又は安全管理責任者が医療機器等リスク管理計画書を作成したときは、医療機器等リスク管理計画書）及び前条第三項第二号に規定する文書（以下「製造販売後調査等業務手順書等」という。）に基づき適正かつ円滑に行われていることを確認すること。

三　製造販売後調査等の結果について製造販売業者等（基準省令第九条の三第一項第一号の規定により総括製造販売責任者又は安全管理責任者が医療機器等リスク管理計画書を作成したときは、製造販売業者等及び安全管理責任者）に対し文書により報告すること。

2　製造販売業者等は、使用成績調査、製造販売後データベース調査又は製造販売後臨床試験の実施ごとに、製造販売後調査等管理責任者に調査及び試験の実施状況を把握するための記録を作成させ、これを保存させなければならない。

3　製造販売業者等は、基準省令第九条の三第一項第一号の規定により総括製造販売責任者又は安全管理責任者が医療機器等リスク管理計画書を作成したときは、使用成績調査、製造販売後データベース調査又は製造販売後臨床試験の実施ごとに、製造販売後調査等管理責任者に調査及び試験の実施状況の記録を安全管理責任者に対し文書により提供させなければならない。

（使用成績調査）

第六条　製造販売業者等は、使用成績調査を実施する場合には、製造販売後調査等業務手順書等に基づき、製造販売後調査等管理責任者又は製造販売業者等が指定する者にこれを行わせなければならない。

2　製造販売業者等は、使用成績調査を実施する場合には、製造販売後調査等業務手順書に基づき、当該使用成績調査の目的を十分に果たしうる医療機関に対し、当該使用成績調査の契約を文書により行い、これを保存しなければならない。

3　製造販売業者等は、前項の規定による文書による契約の締結に代えて、第五項で定めるところにより、当該医療機関の承諾を得て、電子情報処理組織を使

用する方法その他の情報通信の技術を利用する方法であって次に掲げるもの（以下この条において「電磁的方法」という。）により契約を締結することができる。この場合において、当該製造販売業者等は、当該文書による契約を締結したものとみなす。

一　製造販売業者等の使用に係る電子計算機と、医療機関の使用に係る電子計算機とを電気通信回線で接続した電子情報処理組織を使用する方法のうちイ又はロに掲げるもの

イ　製造販売業者等の使用に係る電子計算機と医療機関の使用に係る電子計算機とを接続する電気通信回線を通じて送信し、それぞれの使用に係る電子計算機に備えられたファイルに記録する方法

ロ　製造販売業者等の使用に係る電子計算機に備えられたファイルに記録された前項の契約を電気通信回線を通じて医療機関の閲覧に供し、当該医療機関の使用に係る電子計算機に備えられたファイルに記録する方法（電磁的方法による契約を行う旨の承諾若しくは契約を行わない旨の申出をする場合にあっては、製造販売業者等の使用に係る電子計算機に備えられたファイルにその旨を記録する方法）

二　電磁的記録媒体（電磁的記録（電子的方式、磁気的方式その他人の知覚によっては認識することができない方式で作られる記録であって、電子計算機による情報処理の用に供されるものをいう。）に係る記録媒体をいう。）をもって調製するファイルに前項の規定による契約を記録したものを交付する方法

4　前項各号に掲げる方法は、次に掲げる技術的基準に適合するものでなければならない。

一　製造販売業者等及び医療機関がファイルへの記録を出力することにより文書を作成することができるものであること。

二　ファイルに記録された文書に記載すべき事項について、改変が行われていないかどうかを確認することができる措置を講じていること。

5　製造販売業者等は、第三項の契約を行おうとするときは、あらかじめ、当該契約を行おうとする医療機関に対し、その用いる次に掲げる電磁的方法の種類及び内容を示し、文書又は電磁的方法による承諾を得なければならない。

一　第三項各号に掲げる方法のうち製造販売業者等が使用するもの

二　ファイルへの記録の方式

6　前項の承諾を得た製造販売業者等は、契約を行おうとする医療機関から文書又は電磁的方法により電磁的方法による契約を行わない旨の申出があったときは、当該医療機関に対し、第三項の依頼又は契約を電磁的方法によってしてはならない。ただし、当該医療機関が再び前項の規定による承諾をした場合は、この限りでない。

7　使用成績調査実施計画書には、次に掲げる事項について定めなければならな

い。

一　調査の目的

二　調査の対象者の数

三　調査の対象者の範囲

四　調査の方法

五　調査の実施期間

六　調査を行う事項

七　解析を行う項目及び方法

八　その他必要な事項

（製造販売後データベース調査）

第六条の二　製造販売業者等が、製造販売後データベース調査を実施する場合には、前条第一項から第六項までの規定を準用する。この場合において、これらの規定中「使用成績調査」とあるのは「製造販売後データベース調査」と、「医療機関」とあるのは「医療情報データベース取扱事業者」と読み替えるものとする。

2　製造販売後データベース調査実施計画書には、次に掲げる事項について定めなければならない。

一　調査の目的

二　調査に用いる医療情報データベースの概要

三　調査の対象者の数

四　調査の対象者の範囲

五　調査の方法

六　調査の対象期間

七　調査を行う事項

八　解析を行う項目及び方法

九　その他必要な事項

（製造販売後臨床試験）

第七条　製造販売業者等は、製造販売後臨床試験を実施する場合には、製造販売後調査等業務手順書等に基づき、製造販売後調査等管理責任者又は製造販売業者等が指定する者に行わせなければならない。

2　製造販売後臨床試験の実施においては、医療機器の臨床試験の実施の基準に関する省令第七十六条の例による。

（自己点検）

第八条　製造販売業者等は、製造販売後調査等業務手順書に基づき、次に掲げる業務を製造販売後調査等管理責任者又は製造販売業者等が指定する者に行わせ

なければならない。

一　製造販売後調査等業務について定期的に自己点検を行うこと。ただし、前条第二項の規定により例によることとされている医療機器の臨床試験の実施の基準に関する省令第七十六条において準用する同令第三十一条の規定により監査を実施した事項については、この条に規定する自己点検の実施を要しない。

二　製造販売後調査等管理責任者以外の者が自己点検を行う場合には、自己点検の結果を製造販売後調査等管理責任者に対して文書により報告すること。

三　自己点検の結果の記録を作成し、これを保存すること。

2　製造販売後調査等管理責任者は、製造販売後調査等業務手順書に基づき、自己点検の結果を製造販売業者等に対し文書により報告しなければならない。

3　製造販売後調査等管理責任者は、自己点検の結果に基づき、製造販売後調査等業務の改善が行われる必要があると認めるときは、その措置を講ずるとともに、当該措置の記録を作成し、これを保存しなければならない。

（製造販売後調査等業務に従事する者に対する教育訓練）

第九条　製造販売業者等は、製造販売後調査等業務手順書及び製造販売後調査等管理責任者が作成した研修計画に基づき、次に掲げる業務を製造販売後調査等管理責任者又は製造販売業者等が指定する者に行わせなければならない。

一　製造販売後調査等業務に従事する者に対して、製造販売後調査等業務に関する教育訓練を計画的に行うこと。

二　製造販売後調査等管理責任者以外の者が教育訓練を行う場合には、その実施状況を製造販売後調査等管理責任者に対して文書により報告すること。

三　教育訓練に関する記録を作成し、これを保存すること。

（製造販売後調査等業務の委託）

第十条　製造販売業者等は、製造販売後調査等業務（その管理に係るものを除く。以下この条において同じ。）の一部を、その業務を適正かつ円滑に遂行しうる能力のある者に委託することができる。

2　製造販売業者等は、製造販売後調査等業務を委託する場合には、製造販売後調査等業務手順書に基づき、次に掲げる事項を記載した文書により受託者との契約を締結しなければならない。ただし、製造販売後臨床試験の委託に関しては、医療機器の臨床試験の実施の基準に関する省令の規定に基づき契約を締結しなければならない。

一　当該委託の範囲

二　受託業務に係る第三条第一項各号に掲げる製造販売後調査等業務の手順に関する事項

三　前号の手順に基づき当該委託業務が適正かつ円滑に行われているかどうか

を製造販売業者等又は製造販売後調査等管理責任者が確認することができる旨

四　委託した業務について、受託者に対する製造販売業者等又は製造販売後調査等管理責任者による指示に関する事項

五　前号の指示を行った場合における当該指示に基づく措置が講じられたかどうかを製造販売業者等又は製造販売後調査等管理責任者が確認することができる旨

六　製造販売業者等又は製造販売後調査等実施責任者及び受託者の相互の間における製造販売後調査等に関する情報の提供の方法に関する事項

七　受託者が製造販売業者等又は製造販売後調査等管理責任者に対して行う報告に関する事項

八　受託者が当該受託業務について作成した文書の保存に関する事項

九　その他必要な事項

3　製造販売業者等は、製造販売後調査等管理責任者に次の各号に掲げる業務を行わせなければならない。

一　次に掲げる事項について確認し、その結果の記録を作成し、これを保存すること。

イ　受託者において当該委託に係る業務が製造販売後調査等業務手順書等に基づいて適正かつ円滑に行われているかどうかの確認

ロ　製造販売後調査等管理責任者による受託者に対する指示の履行状況についての確認

二　前号の確認を踏まえ、必要があると認められるときは、当該受託者に対し必要な指示を文書により行い、その写し又は当該文書を保存すること。

三　前項第七号の報告について記録を作成し、それを保存すること。

4　製造販売後調査等管理責任者は、製造販売後調査等業務手順書に基づき、製造販売業者等に前項第一号の確認の結果又は第二項の指示若しくは報告の内容について文書により報告しなければならない。

5　次の表の第一欄に掲げる事項に係る文書については、それぞれ同表の第二欄に掲げる規定を準用する。この場合において、これらの規定中同表の第三欄に掲げる字句は、それぞれ同表の第四欄に掲げる字句に読み替えるものとする。

第一欄	第二欄	第三欄	第四欄
第二項の契約	第六条第三項から第六項まで	医療機関	受託者
第二項第四号の指示	第六条第三項、第四項第一号、第五項及び第六項	医療機関	受託者
第二項第七号の報告	第六条第三項、第四項第一号、第五項及び第六項	製造販売業者等	受託者
		医療機関	製造販売業者等

（製造販売後調査等業務に係る記録の保存）

第十一条　この省令の規定により保存されていることとされている文書その他の記録の保存期間は、次に掲げる記録の区分に応じ、それぞれ当該各号に定める期間とする。ただし、第七条の規定による製造販売後臨床試験を実施した場合においては、同条第二項において例によることとされている医療機器の臨床試験の実施の基準に関する省令第七十六条において読み替えて準用する同令第三十四条、第五十三条及び第六十一条に規定する期間とする。

一　法第二十三条の二の六の二第五項の規定による申請に係る法第二十三条の二の五の承認に係る記録　製造販売の承認（法第二十三条の二の六の二第一項の規定により条件及び期限を付したものを除く。）を受ける日又は製造販売後調査の中止若しくは終了の後三年を経過した日のうちいずれか遅い日までの期間

二　使用成績評価に係る記録　再審査又は再評価が終了した日から五年間

三　前二号に掲げる記録以外の記録　利用しなくなった日又は当該記録の最終の記載の日から五年間

2　製造販売業者等は、製造販売後調査等業務手順書に基づき、記録を保存することとされている者に代えて、製造販売業者等が指定する者に、当該記録を保存させることができる。

（製造販売後調査等に係る使用成績評価の資料の基準）

第十二条　製造販売後調査等に係る法第二十三条の二の六の二第五項において読み替えて適用する第二十三条の二の五第三項及び法第二十三条の二の九第四項に規定する資料の収集及び作成については、第三条から第八条まで、第十条及び第十一条の規定によるほか、医療機器の臨床試験の実施の基準に関する省令に定めるところによる。

附　則　抄

（施行期日）

第一条　この省令は、薬事法及び採血及び供血あつせん業取締法の一部を改正する法律の施行の日（平成十七年四月一日）から施行する。

（経過措置）

第二条　この省令の施行の前に開始された使用成績調査、特別調査又は市販後臨床試験については、なお従前の例による。

附　則（平26・7・30厚労令87）抄

（施行期日）

第一条　この省令は、薬事法等の一部を改正する法律（以下「改正法」という。）の施行の日（平成二十六年十一月二十五日）から施行する。

附　則（平 29・10・26 厚労令 116）抄

（施行期日）

第一条　この省令は、平成三十年四月一日から施行する。

附　則（令 2・8・31 厚労令 155）抄

（施行期日）

第一条　この省令は、医薬品、医療機器等の品質、有効性及び安全性の確保等に関する法律等の一部を改正する法律（令和元年法律第六十三号）の施行の日（令和二年九月一日）から施行する。

附　則（令 4・5・20 厚労令 84）抄

（施行期日）

第一条　この省令は、医薬品、医療機器等の品質、有効性及び安全性の確保等に関する法律等の一部を改正する法律（令和四年法律第四十七号）の公布の日〔令和 4 年 5 月 20 日〕から施行する。

付録１　ウェブ上での法令・通知・様式などの入手先例

- 電子政府の総合窓口／法令検索　https://www.e-gov.go.jp/
- 厚生労働省／所管の法令、告示・通達等　https://www.mhlw.go.jp/
- 独立行政法人医薬品医療機器総合機構　https://www.pmda.go.jp/
- 医薬品等承認・許可関係 FD 申請　https://web.fd-shinsei.go.jp/
- 診療報酬情報提供サービス　https://www.iryohoken.go.jp/shinryohoshu/
- 公益財団法人医療機器センター（JAAME Search）　https://www.jaame.or.jp/
- 都道府県庁のホームページ（各自で検索してください）

　例えば次のようなものがあります（各都道府県庁のホームページにあるサイト内検索に下記「　」内の語を入れればたどり着けるはずです)。

　　東京都福祉保健局健康安全部薬務課のページ

　　大阪府健康医療部薬務課の「申請・届出」などのページ

（JAAME Search は有料、他は無料。2024 年 4 月現在）

付録２　登録認証機関一覧

＊医薬品、医療機器等の品質、有効性及び安全性の確保等に関する法律第 23 条の 2 の 23 第 1 項の規定により厚生労働大臣の登録を受けた者。（　）内は住所。2024 年 4 月現在。

- 公益財団法人 医療機器センター（東京都文京区本郷）
- テュフズードジャパン 株式会社（東京都新宿区西新宿）
- テュフ・ラインランド・ジャパン 株式会社（神奈川県横浜市港北区新横浜）
- ドイツ品質システム認証 株式会社（東京都港区西新橋）
- ＢＳＩグループジャパン 株式会社（神奈川県横浜市西区みなとみらい）
- ＳＧＳジャパン 株式会社（神奈川県横浜市保土ケ谷区神戸町）
- 株式会社 コスモス・コーポレイション（三重県松坂市桂瀬町）
- 一般財団法人 日本品質保証機構（東京都千代田区神田須田町）
- ナノテックシュピンドラー 株式会社（千葉県柏市十余二）
- 一般財団法人 電気安全環境研究所（東京都渋谷区代々木）

付録3　アルファベット等の省令通称

▼ **GCP**（Good Clinical Practice）　臨床試験の実施の基準
医薬品の臨床試験の実施の基準に関する省令（平 9 厚生省令 28）／医療機器の臨床試験の実施の基準に関する省令（平 17 厚生労働省令 36）

▼ **GCTP**（Good Cell/Tissue Practice）　製造管理及び品質管理の基準
再生医療等製品の製造管理及び品質管理の基準に関する省令（平 26 厚生労働省令 93）

▼ **GLP**（Good Laboratory Practice）　非臨床試験の実施の基準
医薬品の安全性に関する非臨床試験の実施の基準に関する省令（平 9 厚生省令 21）／医療機器の安全性に関する非臨床試験の実施の基準に関する省令（平 17 厚生労働省令 37）

▼ **GMP**（Good Manufacturing Practice）　製造管理及び品質管理の基準
医薬品及び医薬部外品の製造管理及び品質管理の基準に関する省令（平 11 厚生省令 16）／薬局等構造設備規則（昭 36 厚生省令 2）等－－個々の省令をいうときもあるが、これらをまとめていうときもある。

▼ **GPSP**（Good Postmarketing Study Practice）
医薬品の製造販売後の調査及び試験の実施の基準に関する省令（平 16 厚生労働省令 171）／医療機器の製造販売後の調査及び試験の実施の基準に関する省令（平 17 厚生労働省令 38）

▼ **GQP**（Good Quality Practice）　製造販売品質保証基準
医薬品、医薬部外品、化粧品及び再生医療等製品の品質管理の基準に関する省令（平 16 厚生労働省令 136）。医薬品医療機器等法の施行に伴う省令改正で、医療機器が外れ、再生医療等製品が入った。

▼ **GVP**（Good Vigilance Practice）　製造販売後安全管理基準
医薬品、医薬部外品、化粧品、医療機器及び再生医療等製品の製造販売後安全管理の基準に関する省令（平 16 厚生労働省令 135）。同上の省令改正で、再生医療等製品が対象に加わる。

▼ **QMS**（Quality Management System）
医療機器及び体外診断用医薬品の製造管理及び品質管理の基準に関する省令（平 16 厚生労働省令 169）。品質マネジメントシステム（ISO）、品質管理監督システム（QMS 省令）のことも指す。

▼ **体制省令**
医療機器又は体外診断用医薬品の製造管理又は品質管理に係る業務を行う体制に関する省令（平 26 厚生労働省令 94）＝ QMS 体制省令ともいう／薬局並びに店舗販売業及び配置販売業の業務を行う体制を定める省令（昭 39 厚生省令 3）

本 文 索 引

薬事法令ハンドブック承認許可基準省令 第１５版

２００５年　８月２７日　初版発行
２０２４年　５月３１日　第１５版発行

発行　株式会社薬事日報社　https://www.yakuji.co.jp/
本社　東京都千代田区神田和泉町１番地
電話 03 － 3862 － 2141
支社　大阪市中央区道修町２－１－10
電話 06 － 6203 － 4191

印刷　昭和情報プロセス株式会社